U0219969

20位催眠大师及其经典催眠手法

张伟诗　著

中国轻工业出版社

图书在版编目（CIP）数据

20位催眠大师及其经典催眠手法／张伟诗著. —北京：中国轻工业出版社，2022.3

ISBN 978-7-5184-3481-7

Ⅰ. ①2⋯　Ⅱ. ①张⋯　Ⅲ. ①催眠治疗－基本知识　Ⅳ. ①R749.057

中国版本图书馆CIP数据核字（2021）第072928号

总　策　划：石　铁

策划编辑：戴　婕　　责任终审：腾炎福　　责任校对：万　众

责任编辑：戴　婕　　责任监印：刘志颖

出版发行：中国轻工业出版社（北京东长安街6号，邮编：100740）

印　　刷：三河市鑫金马印装有限公司

经　　销：各地新华书店

版　　次：2022年3月第1版第1次印刷

开　　本：710×1000　1/16　印张：18.25

字　　数：172千字

书　　号：ISBN 978-7-5184-3481-7　定价：72.00元

读者热线：010-65181109，65262933

发行电话：010-85119832　传真：010-85113293

网　　址：http://www.chlip.com.cn　http://www.wqedu.com

电子信箱：1012305542@qq.com

如发现图书残缺请拨打读者热线联系调换

201646Y2X101ZBW

纪念我挚爱的母亲（1952—2018）

推荐序

奥运火炬手、电影形象大使、青年志愿者代表等是我的学生张伟诗在大学时代的荣誉，更令人骄傲的是，他作为队长带领的"研究生西部支教团"荣获"2007年感动福建年度十大人物"。他在学生时代就已无须扬鞭自奋蹄，而且保持旺盛的创造力至今。据我观察，他很少有疲倦状态；而据他所言，改掉午睡习惯是为了不浪费时间。

在专业方面，他沉醉于弗洛伊德的精神分析、荣格的分析心理学和艾瑞克森的催眠研究，这令我印象深刻，比如大一时他将弗洛伊德抽雪茄的经典照片摆在寝室书桌上，后来照片变成了荣格，再后来又变成了艾瑞克森。从他逐渐成熟的思考和表达看，这三位人物对他影响很大，而且并不局限于思维和理论层面。大概便是这样孜孜不倦的经历，加上他个人浪漫的情怀，才使他写出"意识忽明忽暗，生命潮起潮落"这样难得的心理学文学语言。

这几年来，他在催眠领域持续深耕，获得的成绩有目共睹：他因聚焦催眠研究多次荣获嘉奖并荣立三等功，催眠慕课属于浙江省一流精品课，司法催眠方面的实践在国内也是少有的。此外，他还授课"全国新任公安局长班"等。

他在推动科学催眠规范化发展方面的各种努力，值得肯定，也值得鼓励。

本书中催眠人物的选取标准大致为"已故的、贡献大的、温暖积极的"，这体现了他的思考，而基于史料翔实的行文从容与起承转合、独立思考与妙笔生花则凝聚了他的心血。同时，令人喜悦的是，他的思想还积蓄在其他同样浪漫且专业的催眠作品中。

对于本书，我是非常期待的。

连榕

教授，博士生导师，中国心理学会常务理事

2021 年 10 月 1 日

自　序

　　恩格斯精通催眠手法、巴甫洛夫痴迷催眠实验、荣格尝试催眠人桥、"中国三子"引领催眠潮流，这些似乎不为大众所知，陌生的内容还包括古老催眠源于星辰仰望、错误催眠治愈人间疾苦、矛盾催眠并行不悖、当代催眠发展既属情理之中又在意料之外，但本书并不打算停留于历史知识的陈述，而是试图做出这样的努力：给专业读者一个清晰而严谨的催眠概括，给非专业读者特别是对深度沟通和深度影响感兴趣的爱好者一个浪漫而不失严谨的催眠描绘。

　　但这种细分领域的梳理并不轻松。一则少有可仿先例，部分资料缺失，耗时费力，二是催眠研究本身长期存在争议，国内外学者各执己见，亦各不相让，三若将百年催眠变迁以重要人物核心思想这一条线串联起来，除需专业基础外，还需执迷不悟的浪漫空想和汗流浃背的放肆梦想，而这也恰是本书创作的二次冲动：催眠未必属于细分领域或小众群体，相反，它无处不在，生生不息。你看，那 500 年前悄然孕育催眠的漫天繁星今天依旧闪耀光芒，你听，那 300 年前强力推进催眠的纯粹祝福今天依旧饱含深情，再瞧，那 178 年前激动验证催眠的科学猜测今天依旧散发智慧，不妨再领略那 100 多年来并不仅限于眼耳鼻舌身意所见证的催眠传奇，依旧经典。

　　果真如此的话，那么，催眠到底是什么？

　　是一种因凝视而引发的神经疲劳，还是一种因疲劳而导致的特殊睡眠，或是一种因睡眠而激起的相对解离，还是一种因解离而产生的深度恍惚，甚至是一种因恍惚而演绎的具身幻想，或者都不是，它只是一种日有所思、夜有所梦的普通生活罢了。

　　此番种种，在过去一个不算短的时间里经常困惑着我，直到多年前某个秋夜。那时，我同往常一样开车经过西湖杨公堤，内心突然涌上一股不可抑制、不可言状的喜悦。我问自己："眼睛看到的秋意盎然与内心感受到的秋韵萧瑟是一回事吗？现在我开车经过这里和年少跑过这里有什么区别吗？所谓的暗示、解离、恍惚、隐喻等，与建构、流动、意境、自我等，不都形意和合吗？这下好了，眼前看不见的终于看见，以前看不懂的终于看懂。那就这样保持下去吧。不用踩油门，也不用停下来。树上的银杏果、湖里的黑天鹅、路上的晚行人都知道早秋的星会变亮，晚秋的光多微凉。没错，我不只是恰巧经过这里，那就继续这样下去吧。"

喜悦感源源不断地从心底涌上来，以至于回到家后对着镜子刷牙时我还忍不住发笑，对着昨天的诬告指责也能发笑，对着窗帘沙发的讽刺质问也能发笑。此前也有过类似的体验，不过这次它来得更凶猛，淡淡地持续整整一个季节。

我把上述经历凝练成一句话，然后写成一本书，继而整理出样稿发给素未谋面的中国轻工业出版社"万千心理"的编辑们，并忐忑他们是否对此感兴趣。"万千心理"曾经出版过一些经典的催眠著作，而且作为国内顶尖心理学图书的品牌，更是我们这一代心理工作者专业成长的摇篮。

所以，我的忐忑有充足的理由。另外，我的忐忑还出于能否恰当地拿捏个性化的催眠脉络解读与催眠定义阐释。出乎意料的是，"万千心理"的回应让我喜不自胜。

在我的这本至今为止最为重要的著作撰写中，母亲看出我不同以往的努力与坚持，便更加严肃也更加温慈地劝我别太劳累。这也许是天下母亲牵挂子女时一句最普通的叮咛，同时也是一句最直接的问候和最深情的鼓励。我在少年时候就已深深读懂她的这句话，所以这次以一位中年人该有的成熟和担当更加全神贯注地深入历史长河中那些无数个繁华与落寞的角落里去寻访早已落满尘埃的虚幻与真实，以期对她无声的勉励和默默的期待有所回报。

只是，母亲再也看不到这些了。

过去的那几年，对她的观察与治疗、对医生的信赖与怀疑、对生命的祈祷与挽留、对写书的煎熬与困顿、对自己的迷茫与彷徨，以及对未来的不知所措与百感交集，成为我内心深处不可磨灭的深深的体验，而悲伤的巧合正是她患病起点与本书撰写起点重叠，最后她又安然离去于本书完稿后的第

7 小时。

也正因本书与母亲紧密相关，我遂将之视为自己内心深处的圣洁作品并全力以赴，且在母亲走后逐字逐句地修改。不能粗制滥造、定要字斟句酌，因它还是我思念母亲的最好载体。

深深想念你！

张伟诗

于杭州西湖

2021.5.12

目 录

第一章　帕拉塞尔苏斯：传奇催眠先驱 ……………………………… 001

第二章　麦斯麦：前无古人、后无来者的催眠之神 …………………… 009

第三章　布雷德：科学催眠之父 …………………………………… 025

第四章　沙可：偏离催眠方向的神经学界拿破仑 ……………………… 041

第五章　让内：被解离的催眠解离创始人 ………………………… 055

第六章　李厄保：人道之催眠、俗世之圣贤 ……………………… 067

第七章　伯恩海姆：扭转催眠发展的灵魂人物 ………………………… 083

第八章　弗洛伊德：寻不到催眠家园遂亲手创建精神分析王国 … 099

第九章　荣格：看不透催眠黑匣子，同样创建分析心理学王国 … 115

第 十 章　巴甫洛夫：伟大的具身催眠开拓者 ………………………… 133

第十一章　赫尔：完美主义之催眠先锋与黄金十年之催眠人物 …… 145

第十二章　希尔加德：实验催眠之集大成者 ……………………… 157

第十三章　艾瑞克森：悟透天机的荣耀王者 ……………………… 169

第十四章　艾尔曼：大道至简的催眠家 …………………………… 191

第十五章　萨宾：催眠之清新空气制造者 ………………………… 203

第十六章　巴伯：童心未泯的催眠巨匠 …………………………… 213

第十七章　奥恩：司法催眠权威 …………………………………… 223

第十八章　陶成章：中国催眠先驱 ………………………………… 237

第十九章　余萍客：中国催眠之父 ………………………………… 243

第二十章　鲍芳洲：中国催眠巨擘 ………………………………… 251

参考文献 ……………………………………………………………… 259

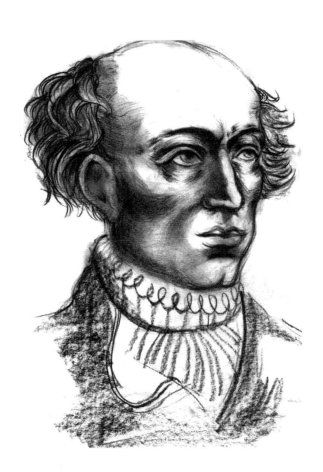

第一章　帕拉塞尔苏斯*：传奇催眠先驱

---

* 帕拉塞尔苏斯（Paracelsus），1493—1541，瑞士医生，炼金术士，占星师，早期心理治疗师。

催眠滥觞

500 年前的星空和今天一样璀璨、一样迷人，但是帕拉塞尔苏斯（Paracelsus，1493—1541）眼里看见和心里感受的，未必与同时代的人们一样。

这位被誉为比哥白尼更具革命性的寂寞先师，便是最初摘得催眠星光的传奇先驱，虽然"他长相丑陋，身高仅五尺，上唇还包不住牙齿，被认为具备神经质的明显特征（Jung，2011）"，但后世的人们却尊称他为新科学运动领袖。

他曾有旧名，自己换了新名。姓名前半部分 Para 是超越的意思，后半部分 Celsus 是古罗马医学家塞尔苏斯。当时的人们认为塞尔苏斯已经足够伟大，然而后世的人们再提起他的时候，或许因为他的医学贡献，但更有可能因为他的名字镶嵌在 Paracelsus 的名字里面。

帕拉塞尔苏斯喜欢从流浪的吉卜赛人、上了年纪的劫匪、熟悉咒语的铁匠、神秘的巫师以及古老的谚语那里发现治疗良方，更善于从自然世界的幽暗里收集材料去制造出人类精神蒙昧处里少见的灵丹妙药，比如把树叶制成药丸，让沙子变成珍珠，用毒素去攻击毒素，而且"常用焚烧古代医学权威著作作为开讲仪式，就像路德烧掉罗马教皇训谕一样（周雁翎，1991）"。1527 年，当巴塞尔大学学生们正庆祝"圣·约翰"节日时，他将医学权威阿维森纳（Avicenna）的教科书《医典》（*The Canon of Medicine*）和其他经典医学文本扔进了火里，并宣告"科学不能回首反顾，过去并没有什么黄金时代（杨足仪，1994）"。他还豪言"我脖子上的每一根毫毛都比你们所有的抄写员懂得多，我的鞋比你们的盖伦（Galen）更有学识（Allen，1977）"，虽然"盖伦的著作在古代无可替代，他的学说支配医学界直到文艺复兴时期，即使在继文艺复兴之后几十年的伟大科学革命时期（即帕拉塞尔苏斯所处的时期），大多数医学教科书特别是那些解剖学的都以承认盖伦的权威地位为开端（Hothersall，郭本禹，2011）"。

帕拉塞尔苏斯这些颠覆性的医学思考和尝试在一定程度上带来更为精

准的治疗，比如他因此治好那位受感染正准备截肢的巴塞尔著名人文主义者、印刷商 J. 弗罗本（Johannes Froben）的腿，并从此名声大噪。当然，他也治死不少病人。这是传统医生猛烈批判他的地方。但帕拉塞尔苏斯对此置若罔闻，依然我行我素，而且经常变本加厉地给予反击，比如"猪宁可去吃垃圾也不愿意去听污秽的废话——蒙比利埃学派[1]粗制滥造的谬论（Jung，2011）"，加之其部分言行不入世俗之风，常有举止不符医生身份，因此激起无数相关利益者的强烈回击与打压。他不仅因收费问题被判处入狱，还一再被驱逐而流浪。在流浪中他"和学生狂欢作乐、追蜂逐蝶，浪迹天涯（杨足仪，1994）"，也常"食不果腹、衣不蔽体，甚至靠行乞度日（周雁翎，1991）"，但依然不改初衷：医生不应屈服于传统权威，而应凭借自己的直觉、经验和判断以及不停地试验才能更好地治病救人，而这些是难以从冠冕堂皇的高等学府和滴满蛀虫的古旧书籍里学到。对此，他的门徒们证实过，他曾十年未读一书，亦不用备忘录或便签（Hartmann，1896）。

自成体系

帕拉塞尔苏斯认为医生不能仅仅是医生，还应同时是占星师和炼金术士，否则就是庸医。在他眼里，占星才能更好地认识宇宙星体的运行规律，从而更加了解人体生理规律；而炼金，能让医生更了解生命的化学组合及其过程，从而更好地治病。比如，盖伦认为人体之所以生病是因为体液失调，医生的职责是将之恢复平衡，常用的手段包括放血、诱发呕吐等，但效果不太理想，且对黑死病、性病和肺病等流行传染病也束手无策。帕拉塞尔苏斯则认为人体之所以生病，并非体液失衡，而是体内生命力被破坏，因为疾病种子随食

---

[1] 蒙比利埃学派（Montpellier school）是欧洲古老的医学学派，在 15 世纪至 16 世纪期间（也就是帕拉塞尔苏斯生活的年代）主要传播阿维森纳和盖伦的医学观点，少部分传播希波克拉底的医学观点。在一些观点上，帕拉塞尔苏斯与他们不同。比如，对于黑死病（鼠疫）的防治，盖伦认为人们不应洗澡，因为洗澡会让身体毛孔张开，这样便给黑死病病毒提供进入身体的机会，反之，如果人们不洗澡则将在皮肤上形成一层污垢，这样就能阻挡黑死病。帕拉塞尔苏斯认为这种观点荒谬。

物进入体内，侵蚀本应起着分离有毒物质与营养物质的人体炼金器官。人体炼金与化学炼金一样，都是为了分离有毒物质，为了提纯。在他眼里，万物均有毒，剂量决定毒性（Gantenbein，2017）。所以，当毒素越聚越多并得不到排泄时，疾病就会产生。基于此，医生的职责是制药以治之，所以帕拉塞尔苏斯并不给病人放血，也不引发他们呕吐，而是采用炼金的方式对天然矿物进行蒸馏、分离和提纯，并将它们重新组合去治疗梅毒、痛风、癫痫和麻风等疾病。他的这个理念为现代医学、病理学和药理学带来了重要启示。不仅如此，他还言行一致，劝告人们应当卖掉土地、房屋、衣服和珠宝，焚毁书籍……去群山旅行，去探查溪谷、沙漠、海滨和最深的凹地；仔细留心动物间的区别和植物间的差异，各种矿物以及一切存在之物的性质和产生方式；不要对勤勉研究天文学和农业的世俗哲学感到羞躁；最后，购置煤炭，建造炉台，不厌其烦地注视并用火操作；用这种方法而不用其他方法，你们将获得对事物及其性质的认识（Debus，1987）。

就在这种痛苦与浪漫交织的颠沛流离中，帕拉塞尔苏斯将他的医疗探新、占星观察、炼金术和哲学思考等整合成一个全新的、朴素的、自然的化学哲学体系（Chemical Philosophy），即"通过炼金、自然法术和神秘哲学对自然做另一种解释，尽管表面上充斥着一些相互矛盾的论证，但这种化学的哲学却在当时的整个欧洲产生了广泛而强烈的影响。它实际上已经涉及新的世界观的形成、新科学的建立、新的实验方法的探寻以及教育改革、农业改革等一系列重大的问题（周雁翎，1990）"。

为什么是他

在这个化学哲学体系（Chemical Philosophy）中，充满神秘主义和宗教色彩的祈祷（Prayer）、信仰（Faith）和想象（Imagination）是它的三根支柱（Debus，1966）。恰是这三个重要心理内容让帕拉塞尔苏斯成为一名早期的心理治疗师。

第一是祈祷。

祈祷是一种积极的、强烈的渴望，是存在于人类内心深处的强大力量，假如被心怀纯洁而真诚的人们恰当利用起来，人们将得到他们想要的和他们所追寻的（Hartmann，1896）。帕拉塞尔苏斯还告诉人们，不要迷恋仅限于口头的祈祷，也不要止步于无聊的仪式，应当要有真正的信仰和想象，唯有这样，人们才能拥有真正自我疗愈和疗愈他人的能力。

第二是信仰。

帕拉塞尔苏斯认为滥用信仰将使身体生病（Weeks，2008）。所以，医生除了常规的治病外，还应唤醒病人内心深处的信仰或者给他们带去正确的信仰。虽然今天的我们未必清楚帕拉塞尔苏斯本人是否清晰意识到它们包含着强烈的自我暗示和自我催眠，但从他"叛逆"的治疗实践中大致能看出端倪。比如，对于战场上受伤士兵的伤口，传统做法是先泼热油再用牛粪、蝰蛇脂肪、鸟羽毛和蜘蛛网等混合而成的"药膏"敷上。军医们的"信仰"是：感染和化脓在愈合过程中必不可少。这导致很多士兵受感染、截肢或死亡。帕拉塞尔苏斯反对这种"信仰"，认为"只要伤口保持清洁，它就会自愈，并发症也将同步下降（Vincent Di Stefano DO，1994）"。当然，在与病人的交流中，医生如果给予他们足够的怜悯、诚实和慈爱，他们的伤口和病痛也将恢复得更快。

第三是想象。

帕拉塞尔苏斯以骄傲的口吻说道：信仰是一种神圣的想象……想象具备超凡脱俗之力，以某种未知的方式跨越精神与身体之间的鸿沟并使前者超常地影响后者（Weeks，2008），想象不是幻想……想象存在于完美的精神中，幻想存在于身体之中，不具有完美的精神……有的医生没有想象力，没有信仰，这种人叫作狂想家……能够想象的人，可以把药草原本隐匿的性质挖掘出来……我们所有的悲欢离合都因想象而生……这种想象将穿透天空，游走于星辰之间……强大的想象，是善厄之因（Waite，1967）。这个观点后来深刻影响他的炼金术老乡、伟大的分析心理学家荣格（Carl Gustav Jung）。在荣格那里，帕拉塞尔苏斯的"想象"创造性地变成了"积极想象"，并且成为沟通无意识的经典方法（参阅第九章）。

　　除了祈祷、信仰和想象外，帕拉塞尔苏斯之所以成为催眠先哲的更为重要的原因在于，他在低头凝望炼金火花的同时也抬头仰望星空，并把地上的火和天上的光连接在一起。这一观点深刻影响催眠发展史上不可或缺的人物：麦斯麦（Franz Anton Mesmer）。换句话，帕拉塞尔苏斯认为星体射线（Astral Emanations，也译作精气放射）影响人体健康，因为它连通自然的外在大宇宙和人体的内在小宇宙，尤其通过空气中的硝酸钾和硫磺等。对此，我们不妨来看中国催眠之父余萍客（第十九章）的精彩总结。

　　瑞士有名的医士帕拉塞尔苏斯曾经说过，整个宇宙之内，完全充满了磁气，人体内的磁气，便是得自天星所分给的，因此人体与天星相互间是能发生影响的。人类的生存，不单要摄取食物的营养；更要靠磅礴宇宙全体的磁气的营养。又不单是星与人之间有相互影响，即人与人之间，因体内磁气的关系，也能相互影响的。所以，倘能运用自己的意志而努力，便能发动于别人的意志上，把别人的意志征服了。帕拉塞尔苏斯又有过精神状态的研究，他主张一个人的精神能够察知未来和辽远的事情。这种精神状态的原理，帕拉塞尔苏斯把它归入天星与人相互的作用之上。

　　而同样深谙炼金乃炼心的荣格深刻指出：炼金术士的火花应该转变成群星闪烁的内心天穹的壮丽景象；帕拉塞尔苏斯认为幽深黑暗的灵魂恰如群星灿烂的夜空，各种天体和星系因他们的光芒和神秘而代表着各种原型……占星术和炼金术这两个无意识心理学的古代代表，至此便握手言欢了（Hannah，1998a）。

　　从这个角度而言，占星星光和炼金火光被帕拉塞尔苏斯演绎成具有疗愈作用与雏形性质的催眠，只不过后来炼金火光在催眠领域中越来越少有人提及，而占星星光则被不断重新解读，乃至远离最初的占星功能，发展成为与想象、暗示、激活等息息相关的催眠内容。当然，星体射线所具备的穿越时空的特点在一定程度上也为以隔空催眠等为代表的巫术催眠提供新的热土。这一点常被人们忽视。

休止符

为信仰而死实乃人生幸事，这是帕拉塞尔苏斯生前所言。1541 年，这位终生未婚、嗜酒如命的催眠先哲在一次宴会上神秘地被坠石砸中头部，几天后英年早逝于萨尔斯堡的白马旅馆内并被悄然葬于 Sebastian 的一个济贫院里。

虽然在文艺复兴、宗教改革和近代科学革命错综复杂的暴风骤雨里，他的离场十分黯淡，但世人对他的狂热才刚刚开始，那些以搜集他的原著（有些著作乃他人杜撰）和轨迹为荣的人们始终有增无减，乃至百年。

"他的墓地成了千百万病人络绎不绝的朝圣之地。"（周雁翎，1991）

帕拉塞尔苏斯催眠手法之惊鸿一瞥

本小节内容原汁原味地呈现了各个催眠大师的催眠手法。

虽然帕拉塞尔苏斯时代尚未有催眠一说，但用今天常用的状态论和过程论（也称非状态论）去归纳他的催眠手法却是合适的，因为状态论和过程论的关系如同身与心的关系，始终一体。状态论视角的催眠手法强调被催眠者意识状态发生改变，而过程论视角的催眠手法则弱化意识状态改变，转而坚持催眠是一种正常的意识过程，并在诸多治疗（或影响）方面与意识状态改变等效，比如重构解释可实现催眠镇痛，注意转移亦能达成催眠解离等（后续章节讨论较多）。

因此，催眠并不仅限于面对面坐下来遵照特定流程开展的介绍或引导、加深或保持、治疗或影响、唤醒或再次引导等，而是具备跨越时空的可能性。按照过程论所强调（社会）认知在催眠中的作用，那些对被催眠者或后来者产生深刻影响的催眠大师的诸多言行亦可视为其独有的催眠手法，比如特立独行，学术追求，人格魅力等。

请看，帕拉塞尔苏斯的催眠手法：

- 磁疗。用磁石吸出包括黄疸等疾病，还可治疗骨折、癌症和妇科出血等。
- 积极暗示，可借助自然力和精气。
- 自信。能自善者勿为他人所治。

传承

磁气，在帕拉塞尔苏斯眼里，是星辰赐予人类的治愈礼物，但它在那个时代更多属于天上，属于人间的则是两百多年后对磁疗深信不疑且同样毕业于维也纳医学院的师弟，被视为"第一个心理治疗师（Lockert，2001）""第一个心理学家（Zweig，2000）"的神一样的男人：麦斯麦。

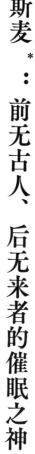

第二章

麦斯麦＊：前无古人、后无来者的催眠之神

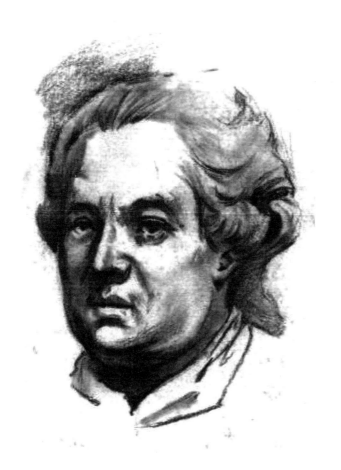

＊ 麦斯麦（Franz Mesmer），1734—1815，奥地利医生，精神治疗师，麦斯麦术创始人。

时代娇宠

这是一个深受帕拉塞尔苏斯影响的人，也是一个被时代造就、注定要留名的神，即便他的名字不叫麦斯麦（Franz Mesmer，1734—1815），也会有一个叫斯麦斯的人物站到他的位置上去履行他的职责。

上至王公贵族、下到平民百姓，无一不被他的神磁手法所折服，甚至启蒙运动的终结，都与他及他的追随者们纠缠不清，而以他名字命名的麦斯麦术，还盖过占星术、炼金术、面相学和转世论等诸多非理性暗流，成为人类精神深处和思想发展不可或缺的一部分。

茨威格（Stefan Zweig，2000）在《精神疗法》（*Mental Healers*）中这样描述他：

人们从远近各地赶来朝拜这位多瑙河畔的魔术师，谁都想让他用那块创造奇迹的磁铁触摸一下自己。高贵的豪绅巨富们请他到自己的府上，报纸上刊登了这一新方法的报道……最主要的是，每个人都想证实或了解这种方法。

抽搐、耳鸣、瘫痪、胃痉挛、月经紊乱、失眠、肝痛——什么乱七八糟的疾病，曾经被任何一种治疗方法愚弄过，如今都被他的磁铁石治愈了。奇迹一个接一个地在朗特街 261 号那所至今仅用作娱乐的宅院里出现。

青出于蓝而胜于蓝

现代催眠始于麦斯麦（Ljubomir Radovancević，2009）。

如果说磁疗在帕拉塞尔苏斯那里并未被清晰意识到，在麦斯麦这里则被有意识地体系化。麦斯麦在他的博士论文《星体对人体的影响》（*The Influence of the Planets on the Body*，1766）中顺着帕拉塞尔苏斯的逻辑和思考，认为运行的星体不断发射出的细微磁流是物与物之间信息交换的基本载体，也是影响人体神经系统特别是交感神经的重要物质，而人类的健康正是基于这些细微磁液在身体内的自由流动。如果它们受阻或变差，人类就会生病，而用磁石或磁化的项链手镯等去疏通身体内成千上万的微小通道或者输进新鲜磁液都能带来治愈。说话的声音、演奏的旋律，特别是身体的触碰等都是很好的传播方式。

简言之，只要掌控这些磁流，就可掌控人类健康。

麦斯麦这种不断细化的方法比帕拉塞尔苏斯的炼金丹药更加无形也更加靠近心理层面。当然，麦斯麦并不止步于从身体外部进行磁疗。他有时也会要求厄斯特林（Oesterlin）等病人吞下含有少量铁成分的"药剂"（Ellenberger，2004a），继而通过磁石在病人身体里引发人工潮汐。这种内外打通的磁疗收效良好，以至于人们开始谣传他在无意间发现一种失传两百多年的神秘巫术。

对此，麦斯麦处之淡然。他既是一位哲学博士，也是一位医学博士，装神弄鬼并不符合他的科学思维和高贵身份，何况他对星空和大自然一直心存敬畏。后世的人们若要追究起来，他最多只是一位带着神秘色彩的科学家而已。但是，神秘并不直接等同于迷信，神秘也并不直接等同于非科学。

不妨来看看那被人们称为巫术而麦斯麦自称为治疗艺术（Healing Art）的催眠过程：麦斯麦常用紫色长袍的双膝去触碰病人的双膝，然后用温暖有力的手指去按着病人的手指，继而用星光熠熠的双眼锁住病人的双眼，这样一来，病人们很快就会有异样感。接着，来自外太空的神奇磁石被派上用场，病人们的病情往往会因此好上一大截。倘若有些病人没什么感觉，麦斯麦便会坚持几个小时耐心等待他们临界状态的出现，也就是说，必须见到他们开始叹息、哭笑、悸动、抽搐或者声嘶力竭才肯撒手。

这种出奇制胜的方法，不仅不用放血，而且明显无副作用，更重要的是病人们的恢复往往立竿见影，因为"麦斯麦用来协调与重新分配磁液所引发的抽搐发作本身属于治疗性危机（Gezundhajt，2007）"。

1775年，麦斯麦因"毫无争议的磁疗试验"被授予巴伐利亚科学院院士。他还被邀请到慕尼黑科学院发表关于加斯纳（Gassner）驱魔的演讲。

加斯纳是麦斯麦的老乡，一位擅长通过宗教仪式治疗患者的牧师，被认为是"现代催眠疗法领域的真正先驱……因为他在'驱魔'的同时，也将日常生活中如何改变行为的知识一并传授给被催眠者，以防他们的症状再次出现（Burkhard，2005）"。不过，麦斯麦坚定地认为加斯纳的治疗并非驱魔，本质仍是生物通磁，只不过加斯纳本人未必明白其中原理。最后麦斯麦宣称可以将加斯纳的治疗方法纳入自己的磁疗体系。

在这个体系里，有些病麦斯麦是不肯授磁的，比如伤口裂开的、精神错乱的、躯体不全的，等等。麦斯麦深知自己无法、也不会像帕拉塞尔苏斯那样制造出传说中的"人造人"，就目前而言，磁疗无法超越自然规律，也无法改变生理结构，但可作为辅助手段直接或间接地弥补传统医疗的不足，虽然传统医学并不这么认为，反而视磁疗为洪水猛兽，对它的抵制和蔑视在不断升级。1780 年（麦斯麦抵达巴黎的第三年）9 月 18 日，巴黎皇家医学会（Royal Society of Medicine of Paris）颁发法令将吊销任何从事生物通磁术（麦斯麦术）的医生的文凭（Ince，1920）。

所以必须牢牢把握的原则是：非器质性病变的病人才是磁疗的真正对象。

升级换代

就在麦斯麦首战告捷并引发广泛关注的时候，热衷磁石的爱好者和其他医生在不同时间、不同地点纷纷开始效仿他的做法，并不约而同地获得了成功。这给麦斯麦带来一个重大的错觉：磁疗效果好，而且可重复验证。另外，他还医者自医，用磁疗治好自己的肠管梗阻。这些事实说明一个重要问题，磁疗理论是正确的，生物通磁疗法信仰是值得的，虽然有人曾指责他的博士论文存在抄袭，更多的人认为他是一个厚颜无耻的骗子和傻瓜。

质疑归质疑，潮流已经声势浩荡，不可阻挡。一场难辨真假的戏剧与巫演正悄然上演。据文化史学家罗伯特·达恩顿（Robert Darnton，2010）在《催眠术与法国启蒙运动的终结》（*Mesmerism and the End of the Enlightenment in France*）中的考察，1783—1784 年间，催眠术在《巴黎日报》上所占的篇幅远远超过任何其他话题。而同期出版的磁疗著作也都摆在书店最显眼的位置。

　　虽然模仿者数不胜数，但麦斯麦的创新与领先短时间内并不被任何人超越。

　　当病人骤增时，麦斯麦觉得单块磁石既费时又费力，于是发明了大型磁疗装置：磁疗桶。磁疗桶边上有很多触枝，只要拿它们碰触病人生病的地方，病人病症就会改善，比如慕尼黑科学院院士 E. W. 奥斯特瓦尔德（Friedrich Wilhelm Ostwald）的瘫痪和弱视在磁疗桶魔法般的触碰下有了明显好转。这位激动的老人盛赞麦斯麦从大自然那儿学会了一种最神秘的驱动装置。而与奥斯特瓦尔德态度形成鲜明对比的是葡萄牙神父 A. 法里亚（Abbe Faria）的批评。这位被认为是南锡学派真正创始人的催眠暗示先驱"训斥这种装置荒诞不经，追逐它的人们愚蠢透顶，用被磁化的麦斯麦树做实验，以此证明他与它的荒谬虚伪（Sharma，1974）"，不过，他的指责在滚滚潮流之中连一朵小浪花也激荡不起。

　　正是这种实用主义的换代升级一夜之间带来了人间治疗史上的奇迹。如果说多年以后南锡学派的李厄保（第六章）和伯恩海姆（第七章）联手治疗超过30000人（Piechowski-Jozwiak，Bogousslavsky，2014）已经超群绝伦了，那么，这一数字在麦斯麦直接或间接的治疗人数面前几乎可以忽略不计，至少在气势上麦斯麦完胜催眠史上任何一个人。当时的人们已经开始对这样的场景熟视无睹了：马路上随处可见一些排着长队、牵着绳子、迫不及待想要体验那棵麦斯麦磁化过的树所传导出来的神奇疗效。

狂妄自大

　　此时的麦斯麦，已然登峰造极。人们对他及神奇装置亢奋的追逐一刻未曾停歇，且有星火燎原之势。如果说，催眠史上有两位非凡的人物，都站在了前无古人的起点上，那么，这第一位的麦斯麦，不仅前无古人后必无来者，因为他看似偶然、实则必然地成为时代的娇宠，而第二位凤凰般的人物却是要被后人所超越的，因为在麦斯麦奏响的神曲曲终人散后，人们眺望未来催眠发展的起点，是他瘦弱的肩膀而非麦斯麦高傲的肩膀。

喧嚣之下，麦斯麦虽然心花怒放，却还不至于完全丧失理智，他毕竟尚以科学家身份自居，探究事物本质的动力始终未减。所以他在治疗中悄悄拿掉磁石，看看发生作用的到底是磁流还是他自己。更准确一点，发生治疗作用的到底是僵死的、干燥的、毫无生命力的磁石磁流，还是鲜活的、红润的、具有强大生命力的生物磁流。

结果出乎意料同时令他大喜过望的是，病人同触碰磁疗装置一样获得有过之而无不及的治疗效果。于是，欣喜若狂的麦斯麦公然宣称他双手的神经末梢能发出品质更好的磁流（病人之所以生病，是因为他们的磁流品质偏低或者变差），而磁石则纯属多余。

从这一刻开始，尽管在物理化学层面麦斯麦越走越偏，但在催眠治疗层面麦斯麦却无意识地、真正意义上的超越帕拉塞尔苏斯：他并不只是让遥远星辰变得触手可及，而是直接在人体内再造一宇星辰，并让星光传递或真或虚的温暖，继而在人们信任或崇拜的目光中物尽其用。换言之，即便未有主观上的明显觉知，但在实际操作层面，与前辈帕拉塞尔苏斯更多借助外来工具去疗愈相比较，继承者麦斯麦更多走向内在资源的利用。后世催眠两大阵营之一的状态论者的核心坚持更足以说明问题：认知或社会认知影响催眠发生及其疗效。医患之间的关系和谐（Rapport）就是一种社会认知。它对催眠的发生与发展起着重要作用。本章之后将多次提及。不过，当下，麦斯麦及其嫡系门徒对此并不了解（Carpenter，1853）。换一种角度，麦斯麦或许未必不了解医患和谐的重要性，而是认为这种必不可少的强弱势之间互动是另一种合乎情理的关系和谐（它在一定程度上带来疗愈，特别是对崇尚权威式治疗的病患而言）。当然，还有另外一种可能，那便是麦斯麦有意无意地认为这种和谐关系也可由磁液制造。虽然现有资料为发现麦斯麦明确宣称这一点，但从他毕生坚持的方向与逻辑上看，可能性不小。

磁流从此不再是帕拉塞尔苏斯化学哲学体系里的星体射线，而成了麦斯麦磁流。在他的举手投足间，朗特街宅院里的水、花、树、瓷杯、衣服以及天才神童莫扎特最爱的那架钢琴上的玻璃琴键都被磁化了。生病的人们则更加争先恐后地前来朝拜，一则瞧瞧他说话时空气是怎样震动的，二则将他们裸露的脚丫浸入那被磁化了的、颤动的水里感受"危象状态"[1]（催眠状态）带来的神奇。人群里那些假装生病的贵族也一并体验到了强大的震撼力，这成了他们披上臃肿华服之后的骄傲谈资。

盛极而衰

17 岁盲人少女帕拉小姐（Maria Theresa von Paradis）的出现进一步证明了麦斯麦磁疗的心理影响力，却也同时成为麦斯麦磁疗及其人生的转折点。

在众医无门之下，帕拉小姐接受麦斯麦磁疗，视力[2]得以改善。磁液的"疏通"与麦斯麦的温暖让两人关系更加亲密。两人也为此付出沉重代价。如果将帕拉小姐的视力转好归于麦斯麦磁疗的成功，那么反过来就证明维也纳医学院和科学院权威们的治疗失败，更重要的是，这也同时意味着帕拉小姐的父母将失去女皇每年赐予的 200 金币和她本人每年音乐深造的费用。

最终，在多重压力之下，麦斯麦被驱逐出维也纳，独自前往巴黎。

之后，在巴黎麦斯麦又遭到驱逐，返回维也纳。

继而又在维也纳遭到驱逐，前往瑞士，直至终老。

敲山震虎

在巴黎时，麦斯麦的声望依然不断高涨，著名医生 C. 德斯朗（Charles Deslon）成为他的门徒。据传，德斯朗是法国国王路易十六兄弟 D'Artois 伯爵的医学顾问，在医学界拥有相当的影响力。

敲山震虎的对象正是他。

---

[1] "危象"一词来自茨威格撰写的《精神疗法》（沈锡良译），通常表现为抽搐性的痉挛、大喊大叫、手舞足蹈、叹息等。在麦斯麦时期，危象可理解为催眠状态的一种表达。

[2] 帕拉的失明，不排除生理原因，但很有可能与过往创伤有关，否则麦斯麦磁流带来的暗示难以改善其视力。

1784 年 3 月，鉴于多方诉求，法国政府决定让狂热的人们冷静一些，于是责令调查委员会对德斯朗的磁流进行调查。委员会成员包括物理学家富兰克林（Benjamin Franklin）、化学家拉瓦锡（Antoine-Laurent Lavoisier）、天文学家贝利（Jean-Sylvian Bailly）、医生吉约坦（Joseph-Ignace Guillotine）等。虽然委员会调查对象并非麦斯麦本人，但麦斯麦却非常主动地试图影响委员会成员的态度。据说麦斯麦为了说服富兰克林，主动将花园中的一棵树磁化以观察病人走过去的反应，结果虽然一如麦斯麦所预期，但富兰克林甚觉无聊（Waite，1899）。有意思的是，两百多年后以富兰克林名字命名的"本杰明·富兰克林奖"成了催眠领域的最高荣誉。

敲山震虎的方式是科学验证。

委员会接纳拉瓦锡的建议，采用单盲、个体和群体等多种方法开展测验（Duveen，Klickstein，1955；Pattie，1994）。比如说，递给病人的是一杯经磁化的水和一杯未经磁化的水。结果发现，如果由磁疗师来递这杯水，病人的病症将有所改善，而由非磁疗师来递这杯水，即便该水经过磁化，也不会发生作用。其他单盲法还包括告诉病人眼前的这五杯水中有一杯水被磁化过，然后让病人随机喝下。结果，病人常常出现误判，即在不明就里的情况下，喝了被磁化的水也毫无反应。

调查持续将近半年。在这期间，情绪复杂的麦斯麦还出席帕拉小姐在巴黎举行的音乐会。不过，今非昔比，物是人非。

8 月 11 日，委员会向路易十六递交三份报告，描述"被磁化"后的个体在认知、情感、意志和状态等方面的变化，以及磁疗发生机制、疗效主因及男女差异表现等。所谓的麦斯麦磁液对人体健康几乎没有影响，甚至对体弱者亦无影响……磁液并无物质支撑，麦斯麦理论纯属多余（Franklin et al.，1784/1997），患者的想象或对磁化的预期是疗效的真正原因（Franklin et al.，1784/1997；Lanska J.T.，Lanska D.J.，2014）。委员会这样的立场在很大程度上反映了诸多自然科学家和上层人士对麦斯麦术嗤之以鼻的态度。事实上，提交上去的秘密报告中还有这样的表述：女性更易受磁器影响，她们进入恍惚后的状态令人担忧，因为磁化后的女性痉挛与（未经磁化的）性高潮反应具有某种相似性（Bailly，1784），以及鉴于此前麦斯麦和帕拉小姐之间的爱情故事，报告还指出，"（在治疗中）长时间的身体接触可能会导致施磁者（男性）占患者（主要是女性）的便宜（Franklin et al.，1784/2002）"等。

　　总而言之，调查委员会的报告在自然科学层面是客观而准确的，即生物通磁并不直接影响疾病疗效，但"在诋毁和嘲讽层面却是毁灭性的（Lanska，Lanska，2007）"。如同一颗跃跃欲试的心脏被狠狠揪住一样，风靡一时的麦斯麦术现象戛然而止，而德斯朗和麦斯麦等磁疗师在醒悟过来的病人和看热闹的普通民众面前瞬间失去神磁之力。追随者们开始保持沉默，德斯朗在被医学院除名之后也自立诊所去了。达恩顿（Darnton，2010）搜集的一幅漫画形象地描绘了当时的情景：皇家委员会的调查报告在富兰克林的手中挥舞，让催眠师们乱成一团。他们像一群江湖骗子一样带着劫来的财物逃跑，身后留下一只破"桶"。

　　这个"桶"就是麦斯麦发明的磁疗桶。

先行者

　　如同帕拉塞尔苏斯一样，先行者这三个字充满了祭奠的味道。当他们向社会表达自己基于实践而得某种"超越"性质的结论时，他们就已经注定要成为先行者。虽然并未有人规定这些尝试必须完全科学，或者即便蕴含着非科学成分却也能在某些时候起到医治人间疾苦的作用，但这也并不直接代表他们的努力要被当下认可并接受，后来的布雷德（James Braid，第三章）也是如此，即便他们真诚、勇敢、骄傲且理性，但照样因创新失败而被惩罚，照样因过早前行被后来者遗忘。

　　不管怎样，在文艺复兴、启蒙运动和法国大革命交叉重叠、纷繁复杂的大背景下，麦斯麦的成功源于同时代人们对光明和理性的狂热而盲目的崇拜，而他的失败同样因为同时代人们对于光明和理性的科学而正确的追求，或者说，麦斯麦及其麦斯麦术的起起伏伏从一开始到结束就注定身不由己，因为他和它不可避免地成为各方关注的焦点。激进分子利用他和它表达诉求，人文工作者因他与它而灵感不断，传教士指责他及追随者们将灵魂卖给魔鬼，警方则加强对催眠聚会的关照，因为催眠聚会上"有两个走火入魔的人企图通过催眠磁流将不当思想'印'到国王意识里，并且使警察相信他们是隐形不被看见的（Darnton，2010）"，当然，也不乏受磁者对施磁者的反施磁并上演莫名其妙的闹剧等。此番种种早已超出个人认知范畴和能力范围，即便磁疗初衷并非如此。

所以，麦斯麦只能继续逃亡、继续流浪。他在逃亡中继续追寻内心神圣的磁疗使命，也在流浪中继续书写心中不灭的灿烂诗篇。有一首诗是献给麦斯麦的，不妨一阅（Darnton，2010）。

一千个妒忌的灵魂

试图伤害你

但没有成功

麦斯麦

由于你慷慨的关照

我们的疾病消失了

人类又有了生息

追求你光辉的使命吧

尽管嫉妒会嘟哝抱怨

为整个世界带来幸福

激起别人的羡慕

该是多么美好

多么伟大

追随者

麦斯麦的追随者众多，除了上述的德斯朗，还有 N. 伯格加斯（Nicolas Bergasse）和布里索特（Jacques-Pierre Brissot）等激进分子，以及傅立叶

（Charles Fourier）、雨果（Victor Hugo）、巴尔扎克（Honoré de Balzac）和马克·吐温（Mark Twain）等思想家。虽然他们很多时候对麦斯麦术的本质内容不太了解或者不感兴趣，但他们对麦斯麦术现象及其与自身所在学科的交叉影响却十分感兴趣，比如巴尔扎克在《邦斯舅舅》（*Cousin Pons*，2000）中就提到"古代最伟大的科学之一，生物通磁学就是从神秘学脱胎而来，就如化学源于炼金术士的熔炉，颅相学、面相术、神经学头也脱胎于占卜星相。这些科学显然是新兴的，创建这些科学的伟人们跟所有发明家一样，只犯一个错误，那就是把孤立的事实绝对系统化，而其生成的原因至今还难以分析……"，而作为"灵学研究社成员"的马克·吐温对催眠更情有独钟，不仅在小说中广泛融合催眠手法，还在期刊（*Harper's New Monthly*）上多次发表催眠状态下的思想转移（Thought Transference）文章，即"思维电报"（Mental Telegraphy）。

在催眠领域里，埃利奥特森（John Elliotson，1791—1868）和埃斯代尔（James Esdaile，1808—1859）值得一提。他们是麦斯麦术的忠实信徒，命运遭遇也与麦斯麦相似。

首先是埃利奥特森，他是伦敦大学医学院教授兼医生，伦敦皇家医学与外科协会前任主席，也是伦敦大学医学院创办者之一。他和麦斯麦一样强势而激进，在面对批评和讽刺时，喜欢以牙还牙、以眼还眼，甚至指责传统医疗的荒谬与脆弱，以至于最后与正统医学的裂痕越来越大。当他意欲在医学院强势推行麦斯麦术治疗，不仅被医学院院长建议放弃这种"声名狼藉的技术"，还被伦敦大学董事会通过议案禁止从事麦斯麦术治疗。最终，埃利奥特森选择主动辞职。辞职后创建麦斯麦术医院并讲授催眠与千里眼、催眠与颅相学等主题直至终老（Gezundhajt，2007）。达尔文（1868）对他的评价是，这是一位才华横溢的心脏专家，可惜对颅相学和催眠术的痴迷，毁了他的事业。

其次是埃斯代尔。他与埃利奥特森惺惺相惜，最大敌人也是时代环境和人们的刻板认知。虽然他在一定程度上得到印度政府和患者的支持——印度政府曾于1846年为他创立了麦斯麦术医院供其研究和诊疗，但他的行为始终受到印度媒体的讽刺，而他的论文也被印度医学杂志拒刊。虽然他的医疗成就卓著，堪比埃利奥特森，但也始终缺少引领风口浪尖的必要条件。

普伊赛古尔（Marquis de Puységur）可视作为麦斯麦众多追随者中对催眠发展影响最大的人物。同样对催眠感兴趣的法国生理学家里歇（Charles Robert Richet，1913 年诺贝尔生理学奖或医学奖获得者）这样评论道：普伊赛古尔是生物通磁术（催眠）的真正鼻祖，而麦斯麦只是推广者；如果没有普伊赛古尔，生物通磁术将只会昙花一现，留给人们的也将只剩围绕着磁疗桶的转瞬即逝的精神流行病记忆（Ellenberger，1970）[1]。这位拥有物理实验室的侯爵在给家族用人、23 岁的 Victor Race 进行磁疗时，意外发现他出现一种类睡眠的恍惚状态，这种状态与麦斯麦术诱发的抽搐状态不太一样。普伊赛古尔将之命名为"人工梦游症"，也称为"磁性睡眠"。在磁性睡眠状态下，普伊赛古尔与其交谈、促其内省，发现竟比单纯的磁疗效果好，"从此把麦斯麦的想法引到一个意想不到的方向去了（Crabtree，2019）"。屡试不爽后，普伊赛古尔向社会大众推出了生物通磁公开课。需要注意的是，普伊赛古尔并不盲从麦斯麦，他与麦斯麦的重要区别在于他更多关注底层百姓而麦斯麦更多关注贵族。后来，普伊赛古尔关于人工梦游症的引发及其状态下的治疗在伯恩海姆等人那里得以延续，并浩浩荡荡引发催眠之状态论与非状态论的百年之争。从这个角度而言，普伊赛古尔和本书第五章的让内（Pierre Janet）都是改变催眠历史的巨人，只不过他被自然遗忘了，而让内被历史及自己有意解离了。

返璞归真

生命后期，麦斯麦曾有机会重返巴黎世界大舞台，但他拒绝了。他更喜

---

[1] 关于谁是催眠疗法真正的开创者这一问题，研究者多有争议。本书认为在未有定论之前，言之有理论之有据的学术观点都值得鼓励乃至重视。百家争鸣也。比如从普伊赛古尔被称为新麦斯麦磁疗师（neo-mesmerist）的这一表述看，研究者似乎更倾向于麦斯麦是真正的开创者，而从承帕拉塞尔苏斯的前、启布雷德和弗洛伊德等的后这一脉络看，应是麦斯麦，而非普伊赛古尔。

欢隐居在这里。也许有人听闻他曾热烈追逐过真理，但大部分前来接受催眠治疗的人们更在意它实际的神奇。这对一个老人来说，实在没有更好的了。

最近还有一件事情令他欢欣鼓舞，"柏林大学开设了催眠术课程（Darnton，2010）"。这是一个十分重要的信息，至少在一定程度上表明主流医学中的部分人士对待催眠的态度与众不同，或者也有可能是部分人士改变此前的看法，至于究竟是磁液、想象，还是想象引发的幻觉，抑或是其他未知因素带来了疗愈，留待时日罢。反正他本人不相信，想象与他的治疗有什么沾边（Oon，Zhihao，2008）。他也坚信事实终归是事实，往前是，往后也是。

尾声时，我们不妨再来回首德国国王特派员沃尔法特（Wolfart）教授的回忆。

与磁气说发现者的初次相识，超出我的期望。他在他的工作领域里忙碌着，思想广博而敏锐。他那向人推心置腹的不知疲倦而又栩栩如生的热情，他那高尚的道德以及和蔼可亲的待人方式，在他这样的高龄似乎更值得钦美。另外，他对各门学科拥有连学者都难以拥有的丰富知识，而且在他的全部生活、言行举止以及周边环境中都表现出他的心地善良，再有他的透彻目光或者仅凭举起一只手便能对病人产生积极的甚至是神奇的效力，而这一切又是通过一个让人肃然起敬的高贵形象完成的，这就是我从麦斯麦本人身上看到的主要画像。（Zweig，2000）

1815年3月，在瑞士初春的康斯坦斯湖畔，麦斯麦因膀胱癌而辞世。
他有两个墓碑。
第一个是远近赶来的朋友们为他竖立的（如下图）：光之眼。

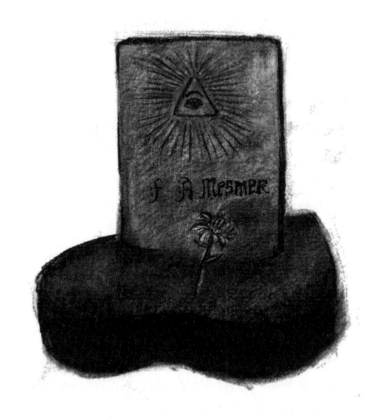

这样的符号在今天看来依然深蕴简洁与温暖之意。

第二个是英年早逝的莫扎特提前赋予的 [1]：这块磁石，向你们证明，麦斯麦曾经需要过它。他出生于德意志，使法兰西赫赫有名。

麦斯麦催眠手法之惊鸿一瞥

- 磁疗。

- 昏睡。

- 相信和希望（兼来自普伊赛古尔）。

---

[1] 麦斯麦曾于 36 岁时资助过 14 岁的音乐神童莫扎特。20 年后，34 岁的莫扎特在歌剧《女人心》颂扬这位时年 50 岁并于 5 年前离开法兰西、定居维也纳的忘年交。

- 坦坦荡荡，不惧冰霜无畏凄凉，肩挑山高水长。

批判继承

麦斯麦之后，催眠发展有两个重要分支。

其一是沿着神秘主义的小路继续越走越远，其二是沿着实验性质的大道越走越宽。那神秘主义的小路延伸到波林根造就真实而又虚幻的炼金塔楼，而实验性质的大道则迎来一个毫不起眼的外科医生。他是科学催眠的真正创始人。

第三章

布雷德*：科学催眠之父

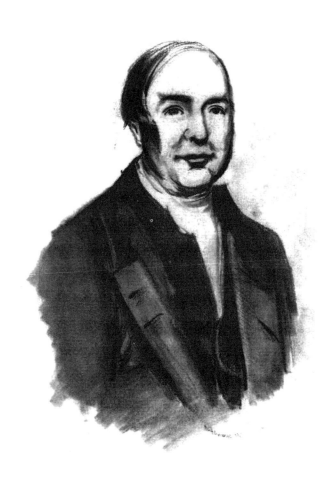

* 布雷德（James Braid），1795—1860，苏格兰外科医生，科学催眠创始人。

宿命对手

在布雷德（Braid，1795—1860）创造催眠历史的勋章中，应有宿命对手拉方丹（Charles Lafontaine）的一席之地。

一次偶然的机会，这位瑞士人磁化了某位女性梦游者，从此一发不可收拾。就在成为施磁者那一天，他被家人、朋友及旧识所摒弃，并被视为犯罪，但他依然献身于磁液论，这成为他漂泊而艰苦的一生中唯一的兴趣；他四处表演，令人叹为观止；他曾在伦敦动物园磁化过狮子[1]（Ellenberger，2004a），也曾在 13 分钟之内通过眼睛固定技术将一只青蛙杀死（Laurence，Perry，1983）。在对人的施磁表演中，用小物件鞭打受磁者手脚，将蜡烛滴在对方手上或用火焰去撩拨手指尖，用浓烈氨水去测试其反应，给予电流刺激等均是日常项目。为了出彩，拉方丹还经常邀请现场观众上来体验。观众们的惊慌失措和"被磁化者"的镇定自若形成鲜明对比往往更具轰动效应，而这正是他所乐意看见的。在观众对他的表演失去兴趣之前，他所到之处尽是鲜花掌声。这可从他高昂的催眠表演报酬看出来。曼彻斯特的几场巡回表演下来，除了媒体争相报道外，他还赚了 3 万法郎[2]（Waite，1899）。

但拉方丹始终认为自己并非只是一个商业化的磁液推广者，同时也是一个追求科学真理的磁疗师。1841 年 8 月 5 日，他给《时报》（The Times）编辑写了一封信（Lafontaine，1841），说道：

我努力通过广泛宣传来证明磁液及其疗效，这是对科学的探究，因为

---

[1] 布雷德也催眠过动物，包括狮子、豹子、狗，以及一只吵到他的鹦鹉等，而且他发现老虎不容易被催眠，因为老虎经常习惯性地烦躁不安（Anon，1842a，1842b）。后来匈牙利催眠师沃尔杰希（Völgyesi，1966）于 1936 年采用布雷德催眠手法催眠狮子也引起广泛关注。

[2] 粗略换算一下，3 万法郎约为同时期 1000 两银子，折算成今天人民币约 150 万元。这样的数字未必真实可靠，但拉方丹想强调的是，半克朗（half-a-crown，即 2 先令 6 便士）的门票虽然不贵，购买门票的观众却极多。不过后来他的磁化专场门可罗雀，他也因此负债累累。按照他自己的说法是，几近入狱。

它可缓解人类的痛苦，虽然我并不认为它是能治愈所有疾病的万能药……我曾治好几个聋哑人的失聪[1]，对此，我有足够的证据，也愿意接受你们的审查……在这个开明的时代，事实不应当被简单否认。那些从未见过（磁疗）实验的人往往是最大声谴责我的人。为了真相，我恳请你公开这封信，并且热烈地期盼我的这些建议能被接受。

类似这样的信和表达，在他周游欧洲各国的催眠表演生涯中并不少见。当时各类报纸、期刊和研究者对他的关注及评论一般分为赚取噱头的追捧和毫不留情的批判。追捧自不必说，泛滥如海。批判也很直接，比如《柳叶刀》（The Lancet）（1841 年 11 月 6 日）就指出：像拉方丹这类人居然在这里表演磁化术一个月，这对这个国家而言简直是耻辱；请问，谎言、轻信和愚蠢的时代何时结束？

总体而言，这是一位特立独行、长袖善舞的催眠表演者。当然，不可否认的是他也治愈过不少病患，但更重要的是，他在与苏格兰外科医生布雷德的论战中为布雷德提供了真实而又典型的素材，继而不断激发出布雷德的创造力和灵感。

眼见为实

那是 1841 年 11 月 13 日的夜晚，46 岁的布雷德带着怀疑，饶有兴趣地第一次光临拉方丹磁液演讲现场，观看他那被教会定性为"亵渎基督奇迹的模仿（Gezundhajt，2007）"的麦斯麦术表演。

这是拉方丹在曼彻斯特的第三次表演[2]。观众们对他的反应十分热烈。布雷德此前也曾听闻过多个自称是麦斯麦术家的海口自夸，但他始终保持冷静并告诫自己要小心这些人的故弄玄虚。就在 1840 年，法国医学院曾专门悬

---

[1] 拉方丹曾改善过耳聋女威尔库克（Elizabeth Wilcock）的听力（Anon,1841）。

[2] 前两次分别是 1841 年 11 月 9 日和 1841 年 11 月 11 日。

赏 5000 法郎给那些不用眼睛即可阅读的催眠师，结果没人成功（Darnton，2010）。可见，招摇撞骗之中不乏江湖猫腻。在后来的演讲中，布雷德还就此多次重申应当让掌握其间知识、熟悉运作机制的人来操作，否则可能带来灾难性后果。

拉方丹准备先让他的翻译（拉方丹不懂英语）林尼尔（Lynill）磁化那位上周六曾被拉方丹磁化过的女性。布雷德当即站起来表示反对，因他知道起作用的可能是"想象"或"赞许"而非磁液。如果被磁化者此前从未参与磁化表演，也不知道什么是磁化现象，便能在源头上减少一些不必要的干扰，进一步而言，（不管哪种因素）如果减少了干扰因素以后还能发生明显效用，就能让拉方丹的磁化术看起来更具说服力。

不过，这是科学家的思维，不是商业者的逻辑。拉方丹深知自己首先必须最大程度保证磁化效果，或者说最大程度减少磁化的不稳定——那些经过挑选的受磁者的反应总是优于未经挑选的——吃饱饭以后才能考虑催眠科研。

果然不出意外，有人随即站起来表示反对，并让布雷德坐下来，不要打扰现场演示，也有人让布雷德立即出去。

台上的拉方丹似乎胸有成竹，他决定让布雷德等长期质疑他的人见识见识磁液的强大。于是，当他看到林尼尔的磁化对象进入让他较为满意的状态时，遂表示允许两三位医生上来检验她是否真的失去了知觉。

布雷德、米勒（Miller）医生和伊格（Eager）医生上去了。

来自曼彻斯特大学的自然历史学教授威廉森（William Crawford Williamson）见证了这一重要历史时刻：布雷德用针去刺被催眠者女孩的指尖，发现她毫无痛感（Bramwell，1921）。而当她的眼睑被掰开时，布雷德发现她的瞳孔收缩成点（睡眠的特征之一），与此同时她的脉搏飙升到每分钟 150 次（Yeates，2013）。对此，布雷德（1843）表示，这些现象很真实，自己开始急于想要找到它们的生理原因。当然，他始终不认为这是磁液所致。

在观看过程中，布雷德敏锐地发现，受磁者似乎总是在持续的凝视后才进入麦斯麦状态。他突然想起当年帕拉塞尔苏斯曾提到某修道院僧侣们用闪光物体去分散病人的注意力。难道是这位先哲在冥冥之中暗示什么。

布雷德不禁为这个念头激动起来，并迫不及待地在亲朋好友身上验证这个大胆的猜测。

反复验证

布雷德（1843）首先邀请年轻的沃克（Walker）紧紧盯住酒瓶。

3分钟后，沃克不受控制地合上眼睑、流出眼泪、垂下脑袋，脸部开始抽搐，手臂不由自主地颤抖。一声短促地呻吟后，他陷入沉睡状态，呼吸平缓而深沉。布雷德见此兴奋不已。

接着，布雷德也让自己的夫人进入类似状态。布雷德夫人此前曾全程观看过沃克的表现。她对这样的结果表示震惊。因此，当布雷德引导她盯着糖罐子上一个点缀时，差不多2分钟后，她的表情就大变，眼睑痉挛、口腔扭曲、胸部起伏，往后倒退时出现了"歇斯底里"症状，布雷德立即将之唤醒，测了下脉搏，达到每分钟180次。对此，布雷德自然且喜且怜之。

接下来，为了避免所谓的磁石或磁流的干扰，布雷德改用玻璃漏斗去影响被催眠者。先是通过凝视，将之导入状态后，然后用绷带缠住眼睛，结果被催眠者居然能对玻璃漏斗做出敏感跟随反应，这也让布雷德惊讶不已。当然，凝视催眠能让感知觉由正常变得敏锐，也能让敏锐变得迟钝。

在另外一个嗅觉试验中，被催眠者对自己平时所钟爱的绅士鼻烟盒也表现出敏感的追随反应，不过也同时对冰冷桌子表现出畏惧情绪。这些神奇现象布雷德虽早有耳闻，但若不是在自己手上产生，他实在难以相信，何况还是按着自己创造的新方法实现的。

布雷德还重复了经典的手臂僵直实验。

实验对象是一个女孩。布雷德让她通过凝视墙壁进入状态。她出现的情况是握住钢笔的手指完全僵住无法打开。此后，虽然该女孩被温柔地唤醒，但她早就将此事遗忘了。

在另一例催眠后遗忘实验中，布雷德让埃利斯（John Ellis）在催眠状态写下自己的名字和地址，但小伙子在醒来后无法回忆此事，除非再导入催眠状态。

有意思的是，一位年轻人因麦斯麦术失效，前来寻求布雷德的帮助。当时布雷德另有他事，于是让沃克来催眠这位年轻人。沃克按照布雷德所示的凝视法让年轻人盯着自己的手指看。过一会儿，当布雷德返回时，发现年轻人没有进入催眠状态，倒是可爱的沃克出现全身僵直，难以移动。

除了成年人外，布雷德也在儿童身上尝试凝视催眠，效果也不错。被邀请来的 32 名儿童，此前都未曾听过麦斯麦术，但在布雷德的凝视引导下，十多分钟后他们全都进入催眠状态并且出现手臂伸展等类僵状态。

此外，布雷德还做了其他诸多试验，虽然未能次次成功，但大致符合自己的预期，特别是拉方丹手法与自己手法的比较。来自曼彻斯特卫报 1841 年 12 月 11 日的报道，被催眠者科普（Cope）在体验这两种操作后，表示并无差异。更重要的区别是，他的凝视无须医患相触。这样就在很大程度上减少了不必要的麻烦与误解——麦斯麦术被调查一事在公众心里记忆犹新。

当然，布雷德并不认为自己的这一方法完美无瑕，它对心智发育不成熟或注意力集中有困难的孩子难有成效。成年人有进入状态快的，也有进入状态慢的。当然，还有人几乎没什么感觉。他的现场催眠失败并不少见，观众对此也很困惑（Waite，1899）。不仅如此，凝视催眠还可能带来一定的副作用，比如患者的眼睛有可能出现疼痛或轻微炎症等，尤其对于特殊体质者而言更需重视。有些人则可能会有短暂的恶心感。另外，当进入状态过深时，对方可能会产生一定程度的身体机能失调。查理先生在深度催眠醒来后无法正常说话，最终在催眠师的轻敲并灌了大半杯松子酒后才恢复正常。

值得注意的是，如同催眠被简单误解为睡眠一样，凝视催眠也是布雷德被研究者和大众误解的对象。按照布雷德的初衷，它应该是一种眼睛固定技术，但后来者不断称其为凝视催眠，加上凝视催眠在很多时候也能达成与眼睛固定技术类似的效果，何况布雷德本人也不完全否认凝视催眠，那在很长一段历史时期中代表催眠师与众不同身份的水晶球就是他发明的，因此这个称呼被一直沿用下来。

成功之心理条件

1879 年，冯特（Wilhen Wundt）在德国莱比锡大学建立心理学实验室，这标志着心理学作为一门独立的学科正式登上历史舞台。与这位伟大的心理学家相比，1843 年出版《神经性催眠学》（*Neurohypnology*[1]）并被公认为科学催眠创始人的布雷德，显然渺小得多。即便与耀眼的麦斯麦相比，这位"英国第一位为瘫痪畸形足施行肌腱缩短术的外科医生（Elwood，Tuxford，1984；Braid，1840a）"的成绩，似乎也不足为道。

然而，这却是一位足以担当科学使命、改写催眠历史的睿智之人。那些历史创造者所共有的心理特征，在他身上清晰可见，虽然他的学历[2]并不高，对颅相学还颇感兴趣，但当各种机缘巧合到来之时，布雷德却顺应时势地给予麦斯麦术最致命的一击：《神经性催眠学》的应运而生标志着催眠成为一门独立学科的开始。也就是说，从这一刻开始，催眠开始步入科学研究时代。换句话，如果说现代催眠始于麦斯麦，那么，"现代科学催眠始于布雷德（Weitzenhoffer，1989；Yeates，2013）"。

创造催眠历史的第一个心理条件是科学精神。

虽然那个年代麦斯麦术横行，看似疗效明显而且神乎其神，但布雷德始终对其持批判态度，认为不仅不存在磁液，他本人也不相信人类肉眼能看见脑后时钟、透视自己的五脏六腑、阅读未开封的信件，或者看穿未来甚至与亡灵交流等，虽然他也曾尝试过让人在那种状态下蒙眼"看"贴在脖子后面的玻璃管或摆在前面的玫瑰花，但这种尝试只作科学验证之用，不做商业表演之用，同时给出的解释是被催眠者之所以对物体保持敏感，是感觉的结果，

---

[1] Neurohypnology 是书名主标题，副标题是 The Rationale of Nervous Sleep, Considered in Relation with Animal Magnetism, Illustrated by Numerous Cases of its Successful Application in the Relief and Cure of Disease. 后来者把主标题修改为 Neurohypnology，维持副标题不变。

[2] Yeates（2013）在其博士论文《詹姆斯·布雷德：外科医生、绅士科学家和催眠师》（*James Braid: Surgeon, Gentleman Scientist, and Hypnotist*）中指出，布雷德在爱丁堡医学院接受学徒训练，但未获得医学学士学位（M.D.），因此也没有资格成为爱丁堡皇家外科学院成员。

而非视觉的结果，即异常兴奋的感官有可能通过捕捉空气流动和物体热量来感知刺激并做出相应行为。

这种科学精神及其实验尝试使得他与拉方丹在对待学术争议或应对挑战时形成了鲜明对比。

拉方丹经常拒绝观众提出使用对磁化术不熟悉的人作为试验对象的要求，而布雷德却欢迎和接纳半信半疑甚至带着挑衅的医学同行。比如对于那位经常打断别人演讲的卡特罗（Catlow）医生，拉方丹拒绝他作为试验对象的理由是卡特罗不易受影响，而卡特罗在布雷德的引导下保持固定姿势将近半个小时且不认为这样举手抬脚有什么不舒服的（布雷德认为个体若是在意识清醒状态下不太可能实现）。最后，卡特罗表示自己对拉方丹的方法失去信心并坚称拉方丹的表演是一种骗局。

科学精神还表现为充分地调研。

所谓知彼知己，百战虽有殆，胜终为己。在出席拉方丹表演现场之前，布雷德对拉方丹及其思想了如指掌。除了经常阅读报纸期刊外，布雷德还从医学同行那里听过大量关于拉方丹麦斯麦术表演和专题演讲的讨论与评价。这为他之后在与拉方丹的多次论战中逐渐占据上风乃至赢得决定性优势奠定了基础。

改写催眠历史的第二个心理条件是动机纯粹。

布雷德在曼彻斯特第五次演讲（1841 年 12 月 28 日，刊载于 1842 年 1 月 1 日的曼彻斯特卫报）中表示，自己致力于催眠研究，纯粹是为了科学探索，而非为了医学、外科手术或其他治疗应用，即用最简单的方式，消除神秘，发现真相。他在其后的演讲中又加重语气表示，并不在乎别人如何看待自己，只是担心这种有价值的治疗方法被偏见所掩盖掉。这种少与利益挂钩的行为使他能更加专心致志。反过来，拉方丹则不太熟悉布雷德，或者说，出于受观众的热烈欢迎使得过于自信的他在很大程度上对布雷德持有轻蔑态度。这也是拉方丹不能成为创造历史的人物的重要原因之一。

改写催眠历史的第三个心理条件是仁慈宽容。

布雷德经常免费给穷苦病人看病（Yeates，2013）。虽然正统医生可能会有意无意地回避他，但他并不缺少朋友。当他去世后，城里穷苦的人们说他们失去了一位很好的朋友（George Fletcher，1929）。宽容也是布雷德的重要心理优势。对于同行卡特罗，布雷德曾言，你我之间虽有争论，但相信我们会成为好朋友（听众报以热烈掌声）。当然，布雷德的包容并非一味妥协。他在曼彻斯特的第二场演讲（The Manchester Guardian，1841 年 12 月 4 日）中指出，有些人来听他的演讲是为了让他难堪，而不是探究科学真相，对于这种敌意，他会用温和的语言和硬核证据给予回应。

创造催眠历史的第四个心理条件是智慧。

布雷德有意识地利用一些相对成熟的学科去推动一门即将成形的学科的发展。比如在《神经性催眠学》一书中，布雷德以自然科学论调阐述催眠理论，其间糅合大量医学术语并文笔优美地借用音乐创作、雕塑绘画、物理器官、物质世界、宗教灵魂和文化哲学等元素来类比催眠原理，包括大脑是心灵的器官，灵魂与大脑本质上完全不同，二者的关系就像音乐家与乐器的关系等。因为他别无选择，需要一定程度地参考磁疗家们的神秘沉思和具体化隐喻并借助当时的解剖学、生理学和光学去解读和推广他的发现，使之既不过也不过时（Yeates，2013），即采用社会大众认可的实验方去引领他们的思考方式，继而引出属于自己的科学催眠体系。对此，不妨对比下麦斯麦咄咄逼人的做法。当年麦斯麦也试图自证，扬言邀请二十名患者，其中十名交给对方，另外十名交给他自己，比试下谁的医疗效果更好。对此，法国医学院给予拒绝。之后当反对麦斯麦术形成合力的时候，掌握话语权的传统权威们自然对之毫不留情。

智慧还体现在合作层面。布雷德总是尽一切可能与医疗机构、媒体等合作，不仅在其他医生面前完美演示凝视催眠及其疗效，还建议对方按照他的方法去尝试。比如，面对 16 岁女孩被试，曼彻斯特卫报记者采用布雷德的方法，结果与布雷德本人的操作一样，也跟（作为催眠者的）该女孩同伴的结果一致；这种情况与麦斯麦磁化中受磁者只对施磁者做出反应截然不同（Yeates，2013）。

创新未必都要逆风强行，水到渠成或更具力量。

此外，心理史学家博林（Edwin Boring）还指出，坚定地与大众站在一起，且无较大名声，也是布雷德成功的重要因素。

"催眠"一词与布雷德式催眠

在布雷德之前便有人创造性地使用催眠（Hypnosis）一词。

研究者（C. A. Simpkins, M. A. Simpkins, 2012）发现，根据格拉维茨（Mel Gravitz）的研究，在 1809 年时即可找到 Hypnosis（催眠）一词，之后法国退役军人屈维莱斯（Etienne Felix d'Henin de Cuvillers）广泛使用 Hypnosis，使之广为人知。

布雷德催眠体系中与 Hypnosis 相关的词语有 Hypnotic（催眠状态或催眠的）、Hypnotize（催眠）、Hypnotized（被催眠）、Hypnotism（催眠术，或神经性睡眠）、DeHypnotize（解除催眠）、DeHypnotized（被解除催眠）、Hypnotist（催眠者）等。其代表作书名是《神经性催眠学》(*Neurohypnology*)，布雷德指出用它来区别于麦斯麦术或磁化术，并强调前缀"Neuro"用来表达催眠与神经系统之间的紧密联系，且与自然睡眠不同。

虽然催眠一词非布雷德首创，但这无妨他被后来者尊称为科学催眠创始人，因为他在反对磁液说的过程中将催眠拉回科学正轨并严格遵循医学原则，身体力行地给予验证和实践。这才是他对催眠的最大贡献，虽然同样的逻辑放在麦斯麦身上也成立，但麦斯麦不够彻底，也为盛名所累。

1843 年以前，如果人们还习惯于将催眠术称为麦斯麦术，那么今后人们或将习惯于将催眠术称为布雷德术。英国科学促进协会曼彻斯特分会负责人、著名植物学家赫伯特（William Herbert）在布雷德演讲会上玩笑式地给予盛赞，今后这一技术或可用更具科学内涵的 Braidish hypnopathy（布雷德式催眠）来命名（The Manchester Times，1842 年 7 月 2 日）。从更长远的眼光来看，人们或将慢慢习惯于把催眠术中的术字拿掉。虽一字之别，意义却不同：催眠若只停留于术，则未必会有当下蓬勃发展的生命力。

跑得最快的未必跑得最远，跑得最远的一定是一直在跑。此后布雷德又出版了一系列著作和发表相关文献。这些更加固了他作为科学催眠创始人的地位与形象，也在意识层面和无意识层面更加深了人们直接将布雷德式催眠视为催眠的情感和意愿。

主要观点

在《神经性催眠学》中，布雷德指出，催眠现象主要通过大脑—脊髓中枢以及循环、呼吸、肌肉等系统原有的状态重置而取得……状态重置是注意力集中及与注意力集中相伴随的呼吸抑制所共同产生的结果……催眠现象，绝不是催眠者的意志或操控，也不是什么磁场或激活一些神秘的无所不在的流体或媒介。

催眠本质可理解为内在形式的睡眠和外在形式的梦游。这种状态与清醒状态相对应。而与之相关的催眠特征判断主要有：最初脉搏的下降和肌肉的松弛，但进入强直状态后，脉搏会上升，肌肉将绷紧，呼吸也会加快。同时，在催眠状态下，能有效地激发被催眠者的某些潜能，比如一个具有战斗力或破坏力的病人，被导入催眠后会表现得更有战斗力或破坏力，而对于他们的缺陷或缺点，在进入催眠状态后，也会出现夸张性质的萎缩。

催眠开始时，眼睛斜视内上与直视前方对催眠的发生速度是不同的。前者最快，程度也最激烈，后者最慢，效果自然也最弱。是否蒙上被催眠者的双眼对实验结果似乎并无影响。当然，如果被催眠者不停地转动眼睛，那么他（她）就很难达成催眠效果。这背后的生理原因可归结为神经系统的衰竭，同时，这种衰竭是属于完全正常的自然反应。

催眠过程是一种正常的本能反应，催眠状态是一种正常的生理状态。知觉丧失、嗜睡、脉搏加快、出汗和偶尔的呼吸困难等"通磁现象"虽然很真实，但应给予生理学解读，而非神秘主义夸耀。

在影响催眠的因素方面，布雷德认为人际关系是第一个重要因素。如果被催眠者（病人）相信催眠者（医生），那么催眠将很顺利，否则难度较大。第二个重要因素与被催眠者顺从的、暗示性的人格或性格有关。那些较少服从他人或暗示性较低的被催眠者也往往难被催眠。

不恰当地使用催眠可能会带来伤害。除了前面所说的，催眠使用者应当熟悉催眠、善用催眠外，潜在的风险也值得重视。对此，布雷德用了酒醉时的骨折作为类比：被催眠者当时也许没什么感觉，但酒醒以后疼痛和其他消极影响就会显现出来。

颅相学思想及其他批评

值得注意的是，颅相学思想贯穿在布雷德的催眠体系里。

在《神经性催眠学》中，共有 22 次颅相学（Phrenology）和 13 次颅相学家（Phrenologists）的表述，比如对颅相学的控诉导致对唯物主义的信仰，是完全毫无根据的……正如催眠所示，颅相学还有更多作用——它证明了大脑可以将其特定部分作为一个器官使用，以达到爱慕或崇拜的特殊目的。此外，布雷德还经常强调被催眠者对颅相学一无所知或毫无兴趣，以此表达他所行的催眠恰能证明颅相学某些结论的正确。

这是布雷德频遭后人批评的地方。

但我们要记住，任何超越周遭的眼光和思考本就是一件较为艰辛的事情，即便当时的人们认为他所创造或发现的催眠方法比较奇怪，但这就是他之所以成功而别人难以成功的地方，何况"颅相学在当时并不被视为伪科学，更多是一门前科学（Proto-science）（Weyant，1980）"。同时，布雷德的骨子深处依然是自然科学家的姿态，尽管颅相学由于种种原因曾经一度风行并被部分学者认为是科学的，但"颅相学（多多少少）也可能对心理学发展做出了一些积极贡献：既强化脑是心理的器官这一信念，也强化了心理机能可定位于脑（霍瑟萨尔，郭本禹，2011）"。

至于其他批评，比如著名传教士尼尔（Hugh Boyd M'Neile）指责"布雷德现象乃魔鬼撒旦所行，布雷德与拉方丹同为一类"等实在不足为道（Yeates，2013），而外科医生邓恩（Patrick Gordon Dunn）等人所言的"布雷德的神经性催眠并不科学，也非新鲜事物，没有证据显示病人的病症得到了改善，布雷德只是一个江湖郎中"等的指责与诬告，布雷德并不予理会，虽然报纸期刊等对他和拉方丹等人的宣传都还使用"Animal Magnetism（生物通磁）"等词语。

恩格斯也催眠

就在布雷德发表《神经性催眠学》的同一年冬天，有一件事情值得记录：23 岁的恩格斯和他的朋友对一个 12 岁的活泼男孩进行了催眠。

这位中学时代就对实验心理学感兴趣的少年（萧灼基，2008），多年以后在《自然辩证法》中写道：

静静地凝视或轻轻地抚摸就毫无困难地使他进入催眠状态。但是，因为我们对这玩意不像华莱士先生那样虔诚，那样热情，所以我们也就得到了完全不同的结果。除了很容易产生的肌肉僵硬和失去知觉，我们还发现了和感觉的特殊过敏联系在一起的一种意志完全被动的状态。

……

使加尔颅骨器官起作用，在我们看来简直是太不足道了。我们的花样还更多：我们不仅能使这些器官互相置换，并把它们安置在整个身体的任何地方，我们还能制造出任何数量的其他器官，唱歌、吹口哨、吹笛、跳舞、拳击、缝纫、补鞋、抽烟等等的器官，并把这些器官安置在我们所要的任何地方。如果说华莱士用水使他的被催眠者酩酊大醉，那么我们却在大脚拇指上发现了醉酒的器官，只要摸它一下，被催眠者就会演出最妙的喝醉酒的滑稽戏。

……

这个被催眠者正好有双重的记忆，一种是清醒时候的记忆，第二种是催眠状态中的完全特殊的记忆……只要被催眠者同催眠者开个玩笑，就是最有魔力的催眠术家也毫无办法了。

这样，我们不过开玩笑似的怀疑了一下，便发现催眠颅相学的江湖骗术的基础是许多和清醒状态的现象大半只在程度上有所不同的、无须任何神秘解释的现象，可是华莱士先生的热情却使他一再地自己欺骗自己，由此他在一切细节上证实了加尔颅骨图，确定了催眠者和被催眠者之间的神秘联系……

　　恩格斯写下这段话的时候，时间大致为 1883 年，也就是 63 岁的恩格斯在回忆 23 岁时的催眠，前后相隔整整 40 年。此时，恩格斯的思想已经足够成熟，对灵学和神秘催眠的批判也已足够成熟。上述文段便是出自辩证法之《神灵世界中的自然科学》一章。

　　很显然，恩格斯对催眠的检验并非批判催眠本身，因为他并没有把催眠术、颅相学和降神术等混为一谈，而是借由催眠这一对象批判肤浅的经验论和神秘的唯灵论等。这样的批判犀利而深刻，理性又科学。

　　关于恩格斯正确的催眠观察、试验与态度，无论出于生理学角度、心理学角度还是社会认知学角度，包括高暗示状态的引发、双重记忆系统的解离或者催眠状态下的意志服从等，本书都将在之后催眠人物的介绍中一一给予佐证。事实上，无论催眠研究发展到何种程度，作为一名严谨的研究者都应具备年轻的恩格斯所应具有的基本素养。

自我修正

　　随着研究的深入和声望的高涨，布雷德对催眠治疗的理解和感悟不断突飞猛进。在生命后期，他所受的阻力已越来越小。这一方面得益于他科学的观察和检验，另一方面得益于人们对麦斯麦术表演的厌恶。虽然法国科学院也开始对他的观点给予热烈的关注，但他并未因此骄傲不前，而是继续秉持批判精神对自己此前提出的凝视催眠表示怀疑。

　　通过对催眠实验和催眠治疗的不断认识，布雷德发现凝视并非进入催眠状态的唯一途径，即不通过凝视也能将被催眠者导入催眠状态。如果说凝视的目的是为了疲倦，那么，直接暗示被催眠者困了，岂不是更简单、更有效。

所以，布雷德开始重视催眠之暗示思想。让内（1976）称之为接纳并推广暗示。

此外，布雷德认为"催眠"一词对那种状态的描述并不准确，因为自己的催眠与睡眠有重要区别。所以，布雷德准备用"单一观念（Monoideism[1]）"来替代"催眠"。

所谓的单一观念是指被催眠者在注意力高度集中的情况下大脑中只出现单一念头而非多种念头或矛盾念头。后者常见于正常清醒状态中。单一观念有时也可称为注意力高度集中，"是一种出神或注意力集中的状态（Erickson，Rossi，1981）"。但布雷德的这一尝试并未如愿。此后，西方诸多科学家亦尝试为催眠正名，但均以失败告终。中国催眠三子之陶成章欲用"化人"取代催眠也未能成功。

"催眠"二字似乎早已深入大众骨髓，即便它没那么准确，或者某种程度上也表明社会大众被催眠本身给催眠了。这里似乎还可多一种理解，即催眠二字已成为象征性符号，尽管其"所指"和"能指"[2]存在较大出入。这要延伸至语言学与精神分析的领域了。

盖棺定论

1860 年，65 岁的布雷德突然病故。据说他前一天的身体状况尚良好，第二天早上醒来身体出现侧边痛，之后起来喝了一杯茶，重重呼吸了三两次之后便撒手人寰。

有研究者认为他死于中风，也有研究者认为他死于心脏病。究竟何种死因，由医学研究者回答便是。对于他的努力，催眠研究者这样评论道：布雷

---

[1] 参考艾尔曼的《催眠术》（*Hypnotherapy*）第 119 页，同样表述在朱光潜所著的《朱光潜美学文集》（上海文艺出版社，1982）第 342 页。两处所要表达的意思一样，但英文单词相差一个字母"i"，艾尔曼用的是 monodeism，而朱光潜用的是 monoideism。结合上下文之意，采用 monoideism 一词。

[2] 所指与能指，属于结构语言学范畴。催眠的所指，指代催眠概念；催眠的能指，指代催眠的对象或意义。所指与所能存在较大出入，说明社会大众心中的催眠与专业研究者心中的催眠，虽然在词语音形方面是一样的，但在本质内容方面却存在很大差异。

德将催眠术视为一种科学研究工具，并创造性地使用催眠术治疗癔病性麻痹等，深刻影响了 19 世纪 80 年代至 90 年代期间关于暗示疗法和催眠术性质的争论（Kravis，1988），最近的实验研究与布雷德的催眠概念（1843 年发表）表达一致（Noemi，Felix，Gabor，Istvan，2016）。

布雷德之后、南锡学派之时，催眠学与灵学携手跨过山海传至东方。一时之间，那里波涛汹涌、人心躁动。

布雷德催眠手法之惊鸿一瞥

- 凝视。亦可闭眼心视。
- 专注。病人的注意力越集中，催眠效果越好。
- 除了拍掌、扇风和按摩眼睛外，提出尖锐问题亦可作为催眠唤醒方式。
- 智慧与执着并存，温暖与冷静一致。

薪火相传

在布雷德去世的同一年，乡野医生李厄保再次对催眠产生浓厚兴趣。之后，他向前来讨教的大学教授[1]伯恩海姆演示催眠手法，并与伯恩海姆携手共同领导南锡学派向巴黎学派发起催眠史上最著名的"南巴之争"。

不过，巴黎学派的领军人物，绝不可小觑。

---

[1] 伯恩海姆（Bernheim）于 1871 年被聘为临床教授，他与李厄保（Liébeault）于 1882 年首次见面。

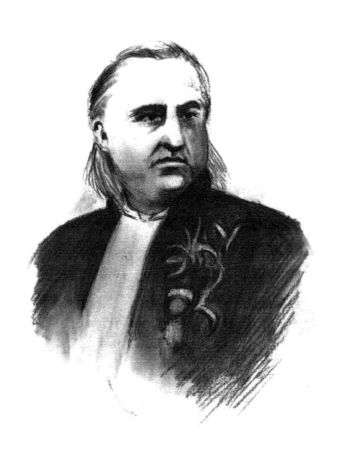

第四章

沙可 *：偏离催眠方向的神经学界拿破仑

* 沙可（Jean-Martin Charcot），1825—1893，法国医生，神经学家，催眠之巴黎学派代表人物。

沙可其人

催眠发展史上有四棵树，两棵属于艾瑞克森（Milton Erickson），两棵属于沙可（Charcot，1825—1893）。前者生机勃勃，后者令人困惑。

这位拿破仑三世及其王子的医学顾问，据说对人体的探索，相当于伽利略对天体、哥伦布对海洋、达尔文对动植物的探索，因为从人类的大脑往下，沿着神经系统，波及关节和肌肉，直抵脚底，一路上都留下他不可磨灭的医学功勋，诸多病症还以他的名字命名。人们赋其现代神经病学奠基人、法国神经病学之父和世界神经病学先驱等称号，更称之为神经学界的拿破仑。

这样一位伟大的人物，对催眠的研究和贡献也很了不起。

除了人们所熟知的歇斯底里研究，还有一点似乎更重要，那就是他通过

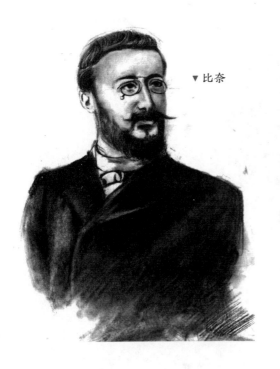

▼比奈

个人极其权威的医学身份和医学实践，"第一个将催眠与正统精神医学相联结（Ellenberger，2004a）"，并且"将之恢复到一个体面的地位，掀起一场热情洋溢的伟大运动（Hothersall，郭本禹，2011）"。

这里，"体面的地位、伟大的运动"等赞誉之词，来自沙可的学生、世界第一份智力测验量表编制者[1]、法国第一间心理学实验室创始人比奈（Alfred Binet），意指催眠治疗的科学性、严肃性与合法化。在此之前，催眠术主要由江湖术士或表演者把持，尽管布雷德的努力被认为是科学催眠

----

[1] 第一份智力测验量表被称为"比奈-西蒙量表"。西蒙（Theodore Simon）是比奈的合作者。

的开始，但人们真正懂得它的意义还要往后推迟几十年甚至上百年。当下，人们热衷的依旧只是催眠与灵学的纠缠：被催眠的通灵人如何与鬼神对话，通灵期刊是否报道外星人，以及神秘仪式中桌子怎样自行运转等。所以，在这一领域的影响和努力，沙可足与100年后在司法领域为催眠证词提供强大支撑的奥恩（Martin Orne，第十七章）相提并论。虽然，他的方向偏了。

当布雷德发表《神经性催眠学》时，18岁的沙可即将成为巴黎医学院的一名学生。此时，他对催眠的理解和其他大部分同学一样，认为那是一种经常用来表演的技术。不过，内心腼腆的他却拥有独到的优势——一双触感精妙的手。这为他今后医学职业成长起到相当重要的作用。另外，熟悉法语、德语、英语和意大利语等语言也为他今后的博览群书和前卫思考打开了广阔通道。

所谓善术者手巧，善医者心灵，它们在沙可身上可谓珠联璧合。

沙可医院

5年后，沙可从医学院本科毕业。在继续研究生学习的同时他开始在萨尔贝蒂耶医院（Salpêtrière Hospital）实习。这里成了他医学生涯波澜壮阔的起点。之后，人们将之称为"沙可医院"。

沙可医院，最初因路易十三为储存火药而命名。文字"Saltpeter"的意思是硝石，乃火药成分之一。17世纪时，它被改造成为一家大型公立医院并收容包括私生子、乞丐、疯癫者、疑难杂症者以及"被魔鬼附身的邪灵"等大量病人。后来，法国政府将之定位为主要治疗风湿病与神经系统疾病的医院。年轻小伙子沙可的优秀毕业论文主题，就是慢性风湿病。

医院里有些无人认领的病尸，沙可将之拿来解剖，从中发现了肌萎缩侧索硬化症（Amyotrophic Lateral Sclerosis，亦称 Charcot 病），脑出血患者的粟粒状动脉瘤（Miliary aneurysms in patients with cerebral haemorrhage，亦称 Charcot 综合征），以及多发性硬化（Multiple Sclerosis）和帕金森病（Parkinson's disease）等。这些都是他在没有精密仪器辅助下解剖出来的，对很多病理的认识放在今天依旧精准。

沙可这种行为触怒教会，长老们抨击他无视神祇，而沙可却认为他在追求真理。最终，在沙可强势的领导下，这所本来充斥着癫狂与混乱的病乱之地变成"人类痛苦的避难所"和"一个拥有取之不尽的活病理学博物馆"，以及世界神经病学研究圣地。随后，沙可基于患者的神经系统表现，创造性地给予其临床分类，比如动态性瘫痪（Dynamic Paralysis）与器质性瘫痪（Organic Paralysis）的区别，动态性失忆症和不可恢复的器质性失忆症的区别等。同时，对脑和脊髓的功能定位研究，也成为其重要贡献之一。

从别人看得见的地方看到不一样，从别人看不见的地方看到更多的光。这是沙可的高明。

歇斯底里研究

医院里有些病人病症比较奇怪，不仅难以治愈，还反复发作，包括突然情绪失控、捶胸顿足、痉挛抽搐，或功能正常却听不清、看不见、动不了，而且以女性居多。在早些时候，患上这些病症的人一般会被认为是魔鬼附身，相对应的驱魔方式是将她们绑上锁链，扔进地牢或当众烧死。但是，沙可医院的一位老前辈冒着生命危险给她们松了绑并用成功治疗案例告诉世人：她们并非魔鬼附身而是生病了，应该得到更多的关怀，在适当的改善之后应当允许他们回到家里甚至重返社会。这位松绑的老前辈，正是伟大的精神病学先驱皮内尔（Philippe Pinel），卒于沙可出生的第二年。沙可继承皮内尔医生的解放精神，在自己擅长的病理解剖和伤寒天花领域里，不断腾挪出时间给催眠观察。

沙可用"一棵树上的不同树叶"来形容歇斯底里症状和"催眠症状"，因为它们看起来的确很像。是什么让她们长时间保持固定姿势，装腔作势还是引人注意，欣喜若狂还是分裂幻想。另外，不只是她们，男人们也有。按照传统观点，词根带着"Hyster"的歇斯底里（Hysteria）和子宫（Hystero）有着天然的紧密联系，那些患了歇斯底里的都是有子宫的女性。男性患者没有子宫怎么位移，没有位移怎么会歇斯底里。出于科学精神和好奇，沙可开始尝试他的催眠疗法，并在随后的奋斗中同样将沙可医院变成催眠研究圣地。虽然它与神经病学圣地比起来，十分的短暂。

1872 年，已是巴黎大学病理解剖学教授的沙可，在沙可医院专门开设一个非精神病女性与"子宫癫痫"的特殊病房，用来观察催眠和治疗歇斯底里。随后，沙可迎来了一位重要的歇斯底里女病人：格莱兹（Louise Augustine Gleizes）。格莱兹年少时曾被多次性侵，14 岁时因歇斯底里发作被送来。沙可结合布雷德术和麦斯麦术对其进行催眠，并将之用在教学演示中。但随后这位女病人拒绝沙可的教学演示，逃离了医院。另外一位"歇斯底里女皇"维特曼（Marie Wittmann）18 岁时因癫痫病发作被送来。沙可在尝试催眠治疗的同时，也于每周二上午例行将她导入催眠状态进行教学演示。演示场景后来被一位年轻的画家画下来。这幅画也后来一直被弗洛伊德悬挂在那张举世闻名的精神分析躺椅上方，而"正是躺在这张躺椅上的病人让弗洛伊德观察到了催眠或类催眠现象，并对之一目了然（Kluft，2019）"。

在弗洛伊德前来学习期间，沙可也曾当着他的面演示催眠手法在男性身上的使用并严肃地告诉弗洛伊德，歇斯底里并非女性专利病。一位 25 岁的男性马车夫博尔泽（Bolze）在一次摔伤后，身体部分瘫痪，右手臂无法动弹，无疼痛亦无冷热感。沙可对其的检查结果是博尔泽肌肉反射正常，属于癔症性瘫痪，即歇斯底里瘫痪。最为重要的是博尔泽没有子宫。可见歇斯底里病因来自子宫并不正确。沙可认为，它的真正病因很有可能来自神经损伤（生理性质）或者神经脆弱（遗传性质），再加上心理创伤（悲剧性质），有时候也可将之溯源至大脑皮层的部分病变。但不管男女性别，也不管病因如何，他们的歇斯底里都需治疗，否则将恶化，乃至不可逆转。这件事情对弗洛伊德触动非常大。

沙式催眠

沙可的催眠教学示范与当时流行的催眠表演并无太大差异。来自福里斯特（Forrest，1999）在《催眠演变》（*The Evolution of Hypnotism*）中的记录：

通过言语暗示，沙可让维特曼和另外一名被催眠者整条手臂都出现僵硬麻木状态，其后又通过语言使它们松弛。最后，沙可还使用催眠后暗示，在被催眠者醒来后，拍了拍其后背，她们就又重新僵硬麻木了。

类似驾轻就熟的示范表演，还包括让"手套变成蛇""空白纸变成她的裸照"以及"水变成毒药"等。而维特曼的反应也很出色：手套变成蛇的时候，她会惊吓不已；空白纸变成裸照的时候，她会冲过去抢过来直接撕掉；水变成毒药的时候，她也会按照指令送给在场的人喝。这些真实的反应，无疑带给慕名前来的学习者们惊艳和新鲜，但也不可避免地招致批评。批评者们认为维特曼从病人升级为表演明星，是被操纵的女机器人等。沙可却不为所动。类似在濒死病人面前肆无忌惮谈论死亡或无动于衷地宣布其死亡等都是家常便饭，何况催眠演示也是出于传道授业。

这里不难看出沙可性格中的冷酷和不容置疑。这也将为他今后的失败埋下伏笔。

值得深思的是，维特曼的部分歇斯底里症状——痉挛，在沙可死后似乎完全消失。后来，维特曼前往居里夫人的放射实验室做工，因受辐射过度，双腿和左手被截肢。再后来，人们纪念沙可的时候，总会拿出雕刻着沙可和她的闪光的铜质纪念章。因此，从某种意义上来讲，维特曼对催眠的贡献，并不仅仅限于医学或生理学角度，还有传播学角度。

1881 年，沙可带着他的研究前往伦敦参加国际医学大会。他的闪耀逐渐拉开序幕，直到 1889 年著名的国际催眠大会的召开。

从伦敦回来之后，沙可首先成为法国神经系统疾病首届临床主任（Tan，Shigaki，2007），次年又成为法国神经系统首位教授，并担任沙可医院院长。1883 年，他当选为法国医学科学院院士。这段时间前后，虽然有不少反对者声称他的催眠影响可视为一种"法国流行病"，但沙可在学术界依旧炙手可热，如同闪耀的星辰照亮神经病学的黑暗领域并吸引来自全世界追随的目光。除了前述的沙可的首席发言人比奈，还有大西洋彼岸的美国心理学之父威廉·詹姆斯[1]，奥地利维也纳的弗洛伊德，以及堪与弗洛伊德比肩的精神病学家、催眠解离创始人让内（第五章）。此外，法国国内目力所及的神经科医生大都出自沙门，学生们都尊称他为共同的老师，而欧洲与亚洲的学生亦不在少数，病人还包括巴西皇帝佩德罗二世[2]这样的人物。

在沙可即将淡出世界催眠舞台之前，我们有必要仔细梳理他的催眠观点。虽然，这不是他对世界的主要贡献，但他因此而被催眠研究者和普通民众所铭记。

沙可认为：

第一，从症状上来看，催眠引发的麻痹和强直收缩等症状与歇斯底里症状十分相似，或可等同。沙可用"近亲（very near of skin）"来表达。荣格对此有过评论，来自《精神分析理论》（*The Theory of Psychoanalysis*，1913）：沙可很有可能受英国心理学家赫伯特·佩奇（Herbert Page）"神经休克"理论影响进而从催眠这种新技术的实践中发现，歇斯底里的症状是可以被制造，也可以通过暗示消除的。接着，荣格在《纪念弗洛伊德》（*In Memory of Sigmund Freud*，1939）中又指出，催眠使沙可发现了歇斯底里的症状是某种想法占据病人大脑的结果。

所以，在沙可眼里能被催眠是歇斯底里特征，而能被催眠的人都可视为歇斯底里患者，他（1890）的原话是："在我看来，这一观察无可辩驳，那些容易被催眠的人，无论男女，都属于神经质的人（Nervous Creatures），即便一开始并非如此"。

第二，症状分为两种。一种是小催眠或不完全催眠，即轻微的歇斯底里，或可称为正常人的催眠；另一种是大催眠，即严重的歇斯底里，表现为昏睡、强直和梦游，这三种状态的表现各异，对医生的言语反应亦不同。

---

[1]　詹姆斯（William James）于 1882 年夏前来沙可处学习。

[2]　1887 年，佩德罗二世（Dom Pedro II）访问法国期间，接受沙可治疗，并与之成为亲密朋友。4 年后，佩德罗二世因肺炎病逝于巴黎。死亡证明书为沙可所签署。

　　第三，在原因方面，催眠与歇斯底里一样，产生于生理方面而非心理方面，即便只是较小的神经兴奋转移，或者轻微的神经系统损伤，催眠后暗示所引发的歇斯底里症状都能够给予完美说明，即便"癔症（歇斯底里）在那个时代是一个宽泛的术语，指神经系统的一般性损伤，没有明确的定位（Skues，2011）"。

　　沙可对此有一个经典比喻：心理疾病和神经系统看起来像是两棵树，地上的部分各自生长，地下的部分根连根（如下图）。

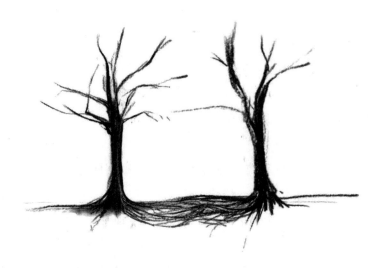

　　第四，既然催眠引发的症状与歇斯底里类似，那么可认为催眠本身是一种类歇斯底里症状，即催眠是一种病态，而非健康态。沙可（1890）原话为，"催眠是一种真正的神经症，而不是一种生理状态"。

　　第五，既然催眠是病态的，那么李厄保（第六章）和伯恩海姆（第七章）等人所宣称的纯心理角度的催眠暗示，就是一种玩笑话，而且还是危险的玩笑话，因为"引发症状的暗示，如同植入大脑的寄生虫（Charcot，1887）"[1]。反过来，按照沙可的逻辑，也正因为某种寄生虫存在的想法入侵大脑，病人

---

[1] 让内赞同沙可把南锡学派的暗示比喻成"寄生虫"，并且认为患者自己并不能通过任何努力来了解被解离的思想的发展，因为它们根本没有被注意到。这种见解后来在弗洛伊德和荣格那里得到较好的发展和处置。弗洛伊德认为可通过自由联想触及，而荣格认为可通过积极想象来改变。

才能被催眠。

最后，上述结论可重复验证，符合科学的基本原理。

1882年2月13日，沙可将他的催眠观点《论歇斯底里症患者为催眠所引发的各种神经状态》（*On the Various Nervous States Determined by Hypnotization in Hysterics*）报告给巴黎科学院。百年前该学院曾拒绝过麦斯麦的磁流报告。如今，基于社会大众对催眠的狂热，以及沙可本人的医学实践和个人的强势推动，科学院基本认可沙可的催眠观点并给予正式刊发。这是沙可对催眠的合法化发展所做出的具有开创性质、也是最了不起的贡献。值得注意的是，紧接的第二年，伯恩海姆在南锡医学会发表"催眠是经由暗示所引致的睡眠状态，具有实际疗效"，对沙可"催眠和睡眠完全不相同"的观点发起挑战。

南巴之争

1889年8月，首届国际生理心理学（沙可是该届大会的最初发起人之一）、首届国际实验性和治疗性催眠大会在巴黎召开。世界学者济济一堂，冯特、高尔顿、龙勃罗梭和詹姆斯[1]等重要人物都来了。49岁势头正盛的伯恩海姆和33岁年轻的弗洛伊德也来了。

探讨催眠的科学性，以及生物通磁、睡眠、梦游、木僵、意识和无意识等内容，是这两届大会的重要论题。从这一角度看，可以说本届大会在很大程度上属于南锡学派与巴黎学派的辩论：催眠到底是一种病态，还是一种暗示？

根据图基（Tuckey，1921）考察，会前发下来的问卷调查只有三个选项："A. 生理催眠，来自布雷德和沙可；B. 暗示催眠，来自南锡学派；C. 二者综合"。虽然参会者并非尽属这两个学派，有些还远远超越这两个学派的影响，但催眠疗法的科学本质，却是他们所共同关注的话题。经过热烈的发言和陈

---

[1] 詹姆斯于会后第二年（1890）出版科学元典《心理学原理》，在这本耗时12年的著作中，詹姆斯论及催眠，读者可参阅本书第十一章《赫尔》。

述后，与会者基本认可催眠在本质上可用科学的暗示和自我暗示来阐释，而不应简单归之于病态，即神经症与催眠。

这个结论，直接否定了本届大会名誉主席——沙可的催眠观点。所以在召开之前，沙可就拒绝出席这两届大会，并且在随后的日程——参观沙可医院的催眠演示，也拒绝亲自示范。两个月后的 21—26 日的生物通磁国际研讨会上，"与会者同样对沙可的理论做出极为尖酸刻薄的批评（Ellenberger，2004d）"。

至此，催眠史上著名的"南巴之争"大致算尘埃落定，沙可关于催眠是一种病态的观点开始加速退出历史舞台，而伯恩海姆关于催眠是一种暗示的观点则获得国际性认可。当然，与会者同样对伯恩海姆提出问题：催眠疗法等同于暗示疗法？暗示既然作为一种言语影响，如何看待巴黎学派的生理影响？如果暗示是催眠的唯一原因，那么请用足够的证据证明。另外，对不同病人所使用的催眠暗示都相同？如果不相同，那么，什么是可重复验证性？

不管与会者对伯恩海姆提出怎样的质疑，伯恩海姆都是本届大会的最大赢家，也成为扭转催眠历史发展走向的灵魂人物。

反对者在沉默中爆发

64 岁的沙可，是一位身材短小的老人，在催眠学术界的质疑下，他转身离去的背影十分萧瑟。

事实上，萧瑟的尚不止这个夏天。反对他的声音从未消停，只不过这次联结成意料之外、情理之中的一致。按照身边人对沙可的评价，他们通常会在"天才"的后面加一个"庸才"。前者指他的学术，后者指他的人品。有报纸曾嘲笑道，那些患有歇斯底里的女人，都应该去找沙可。Ellenberger（2004a）指出，"他受到医界同僚无尽的仇视，尤其是原为他的弟子、比他年轻 12 岁而野心勃勃的布沙尔（Charles Bouchard）。更糟的是，某些表面上忠实的弟子欺骗了他，与病人事先排练后，向他展示出种种愈来愈不寻常的症状。事实上虽然还有许多人参与这样的作为，但显然地，没有任何人胆敢对他提出警告"。严厉的批评还来自柏林精神病学家、神经学家和法医学教授门德尔（Emanuel Mendel）。沙可的病人已经接受好了培训，并做好了摆拍准备，虽然他也同时反对南锡学派成员莫尔（Albert Moll）关于催眠和暗示是无害的治疗方法（Maehle，2014）。而比奈也于1892年痛苦地总结道："自那（伟大运动）以后，我们不妨也承认，这股热情已经降低了。这些研究显露出许多错误的原因已经得到人们的公认，这些错误往往会歪曲实验结果，即使是极为谨慎的实验者，在缺乏一定知识的情况下也会犯错，（但是当时）没有人敢说他从未犯过一次错误（Hothersau，郭本禹，2011）"。

在批判的潮汐之中，尤为突出的是巴宾斯基（Joseph Babinski）。这位戴着眼镜、时常站在沙可后面扶着歇斯底里女皇帮助沙可进行催眠教学展示、曾言"如果抹去沙可在神经病学领域的所有功绩，这个学科将面目全非、难以辨识"的沙可门徒现在站到了南锡学派那一边。巴宾斯基在巴黎神经学会的纪念演讲中宣读了《歇斯底里之定义》（*Definition of Hysteria*，1901），认为"歇斯底里能为暗示所引发，且可以用相反的暗示［巴宾斯基将之称为说服（Persuasion）］将之消除……歇斯底里不过就是一种特别容易受暗示的倾向（Ellenberger，2004d）"。与其说这是对恩师关于催眠与歇斯底里观点的直接否定，不如说是对学派领军人物的直接宣战。

别有深意的是，1892年，接近人生尾声的、曾经不可一世的沙可在新书《信心疗愈》（*The Faith that Heals*）中的观点，被认为更偏向南锡学派的暗示理念。

1893年，也就是催眠大会召开后的第4年，这位对旧医疗和旧传统毫不手软、亲手缔造欧洲第一家神经内科的伟大科学家，在与学生斯特劳斯（Isidore Straus）和德博夫（Georges-Maurice Debove）一同外出旅游时，突病身亡[1]，时年68岁。法国为之举行国葬。

---

[1] 有研究者通过研究认为，通过沙可生命晚期的步态和姿势等推断他由于脑血管疾病导致"下半身帕金森症"。最后的死因是肺水肿和心肌梗死。

沙式催眠反思

逝者已矣，生者如斯。著名心理史学家博林（Boring，1982）指出，沙可为催眠的实质涂上医学色彩，赢得赞同，并为当时年轻的、开业的神经病理学家创造机会，使之得以踏上大致正确的征途。当然，博林也用了"表演"两个字来形容沙可的催眠教学。

事实上，在肯定沙可催眠贡献的同时，偏离二字必不可少。我们只要大致思考这样一个普通的事实就知道，那些能被催眠的未必都是歇斯底里患者。相反，大部分正常人都可以被催眠。倘若按照沙可的逻辑，大部分人都成了歇斯底里患者。显然，沙可应该不会同意这个观点，虽然他的催眠样本大都是来自农村的年轻女性，且病因与性侵紧密相关。那么，是沙可没有看出来？恐怕也未必。科学家秉持的原则是，从客观事实中总结出客观规律，至于结论是否与人们的常识相符，那倒是其次，而且很多时候人们自以为是的常识往往是错误的，诸多伟大的医学观点常常诞生于常识的批判中。前辈皮内尔不就因此把病人从魔鬼手里抢回来，布雷德不也因此把催眠从迷信中区别开来。错误的偏执和正确的执着，虽然一线之隔，但科学家只相信自己眼睛看到的和自己双手验证的，不相信人们相传的。荣格后来也有形似神异的观察，包括《早发性痴呆心理学》（*The Psychology of Dementia Praecox*，1907）中的"痴呆的异常意识，常常被拿来与歇斯底里或催眠相比较，比如意识出现窄化迹象，包括清晰地限制在某个观念上……睡眠暗示很容易变成歇斯底里式催眠或进入歇斯底里衰退状态"，《精神分析理论》（*The Theory of Psychoanalysis*，1913）中的"从某种意义上说，创伤性休克可视为催眠时刻，因为它所产生的情绪会暂时导致意志完全瘫痪。在此期间，创伤可以被固化成一种自我暗示"，以及《精神分析中的一些重点问题——荣格与罗伊医生的通信》（*Some Crucial Points in Psychoanalysis——A Correspondence between Dr.Loy*）（1916）中的"神经症来自创伤，创伤被宣泄掉。如果这种宣泄是在被催眠的状态中或是在其他魔法装置（如黑屋子、特殊的灯光）中发生的话，我会立即想到我那智慧的老婆婆，她不但能够让我看清楚催眠术在过去的魔法影响，而且能够让我认识到催眠本身的本质"等。

另外，与科学献身相比，即便催眠观点偶有偏离，也不算什么。等事实自己来表达，用事实本身去说话，坚持事实逻辑去思考，如此而已，这是沙可对年轻弗洛伊德来访时的忠告。当然，这也是沙可最致命的地方：只描述事实而放弃实验逻辑，用相同病理解释相似症状。让内也指出沙可在方法学上的几个错误，包括选择性忽略相关症状，过分简化疾病描述以及忽略病人的伪装性等（Ellenberger，2004a）。何况，对手伯恩海姆的催眠暗示观点，也存在较大的争议。退两步言，即便持有偏离的催眠观点，也并不直接代表催眠手法的错误，更进三步言，持有偏离的催眠手法，也未必不能引发出正确的催眠状态（特别是坚持将催眠用于临床治疗，虽然沙可固执地利用催眠表演思路及逻辑去行驶临床催眠的权利）。对此，博林（Boring，1982）直言不讳地指出，沙可的（催眠）目的后来还要稍加修正；错误的学说推动真正的进步，科学史上是有很多先例的。麦斯麦、李厄保等便属此列。看透本质的高人，对事物的领悟自然能长驱直入，即便与他人针锋相对，却也能缓慢而有力地推动事物往积极的方向发展，无论粗糙还是精致。

境由心生，催眠如梦。

沙可去世近百年之后，这届带给他复杂情感的催眠大会，将被希尔加德（Ernest Ropiequet Hilgard）（第十二章）和奥恩（第十七章）等人改组成国际临床催眠学会，并在全球范围内持续发挥影响力。而冥冥之中似乎一脉相承，布雷德影响沙可和巴甫洛夫，沙可和巴甫洛夫影响让内和艾瑞克森，让内和艾瑞克森又影响希尔加德和奥恩等。他们中的任何一位，在催眠的合法化过程中都做出了重要贡献。

沙可催眠手法之惊鸿一瞥

- 轻轻按压眼球或按摩头部，可加深催眠。或可混合使用强迫睁眼法、放松、昏睡和暗示等。

- 离抚（非物理接触地抚摸）或物理接触。在歇斯底里患者面前喃喃自语，双手不断上下推抚，有时轻触其额等。
- 专心看，耐心等，仔细引，直到催眠状态自己产生。
- 强势推动，冷酷追求。

合作者

沙可之后，他的合作伙伴——一位几乎被历史遗忘的心理学巨人，博采巴黎学派与南锡学派之长的催眠解离创始人，成为弗洛伊德一生最强有力的劲敌。

这位仁兄，让内不让外、让患者不让弗洛伊德。

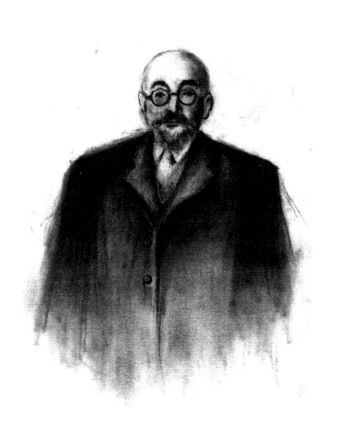

第五章

让内*：被解离的催眠解离创始人

* 让内（Pierre Janet），1859—1947，法国医生，心理学家，精神病学家，解离催眠代表人物。

让内其人

在催眠治疗方面，皮埃尔·让内（Pierre Janet，1859—1947）毫无疑问比弗洛伊德等同时代众多研究者走得更早，也走得更远。国际催眠协会专门设立一个以他名字命名的终身成就奖——"皮埃尔·让内临床领域杰出贡献奖"（The Pierre Janet Award For Clinical Excellence），以纪念这位被公认为"催眠史上核心人物（C.A.Simpkins，A.M.Simpkins，2012）"的重要贡献。

这是一位虔诚、古板、恪守内心准则的老头，也是一位勇于革新的心理学家和精神病学家，还是一位充满激情却时常表现出异常冷静并在 22 岁被聘为哲学教授的哲学家。他是"潜意识（Subconscious）"名词的缔造者，是一位有世界影响力但时运不济的催眠解离创始人。他在被历史解离的同时，把自己也解离了。

让内出生于巴黎，和父亲一样温文尔雅还带点神经衰弱，喜欢独来独往。15 岁患上抑郁，17 岁时出现宗教信仰危机，23 岁时从沙托鲁文化宫（Lyceum of Chateauroux）转岗至法国勒阿弗尔学院（College of Le Havre），并在那里工作生活 6 年多。期间，他目睹过热闹繁华的催眠秀表演以及人们对它的狂热。据说有一回，有位教授试图当场揭穿催眠表演的伎俩，结果被观众的嘘声赶下舞台（Ellenberger，2015）。布雷德也曾有过类似的待遇。

1893 年，34 岁的让内跨学科地拿到医学学士。一位哲学教授选修医学本科学位，足见他对心理学和心理治疗的热情与追求。当然，这样的理想在很大程度上早有烙印：童年时父亲神经衰弱带来深刻的影响，以及自己早年出现但治疗不彻底的抑郁和宗教危机等。所以，当他在有能力探索精神病学世界的中年和壮年时期，便毫不犹豫、极有耐心地去观察和治疗出现精神分裂的病人，特别对出现宗教妄想的病人马德琳（Madeleine）进行了长达 25 年的长期追踪。这在某种程度上，似乎也在小心翼翼地验证和探索自己的内在精神世界。如果荣格同事宾斯万格（Binswanger，1958）所言的"让内的大部分个案都可以被视为精神分裂症患者"属实的话，那么这是否也从侧面说明让内的精神深处可能存在某种裂痕。

初涉催眠

让内系统研究催眠大致始于勒阿弗尔学院。这一期间，让内经常结伴喜欢催眠术的弟弟米尔斯（Jules Janet）同去诊疗病人。也就是在这个时期，让内遇见女病人莱奥妮（Léonie）。莱奥妮对让内的重要性，如同维曼特之于沙可。

莱奥妮是一位从小有过梦游经历的乡下妇女。在最初的催眠治疗中，让内（1968b）惊讶地发现，莱奥妮能够在远近不等的距离被催眠，且能精确执行各种心灵暗示，但当她不想被催眠时，催眠效果便会急剧下降，比如当她将手放进冷水里，或与人聊天，同行吉贝特（Gibert）的催眠指令便会无效。让内也给予莱奥妮催眠后暗示：让她在明日中午 12 点准时把门锁上。结果莱奥妮不仅把门锁了，还告诉让内，锁门的原因是不想让他进来把自己催眠。同时，让内还对多重催眠次人格（Hypnotic Subpersonalities）展开实验，他发现莱奥妮在催眠状态下会出现三重人格，其中的第一重乃为取悦催眠师而发生的角色扮演，而如果赋予次人格名字，则有助于其明确相对应的心理特质等。这一发现或为今后催眠的社会认知学派带来灵感，尤其是代表人物萨宾（Theodore Sarbin，第十五章）把催眠直接视为一种角色扮演。

从这个时期开始，让内保持对所谓的磁化和心灵感应等现象的严谨解读，比如对于莱奥妮所谓的心灵感应，让内认为她只不过是在实验中重复过去的磁化动作而已。之后，当沙可学生比奈和费雷（Féré）等津津乐道催眠的"金属诱发"（Metalloscopy）与"症状传递（Transfer）"等神奇现象[1]，且认为"它们完全是由于磁铁的作用，怀疑它们就是怀疑包括物质世界磁现象在内的所有磁现象（Hothersall，郭本禹，2011）"时，让内碍于微妙的人际关系，不予

---

[1] 1885 年，比奈和费雷等人通过磁铁，将被催眠者（大都患歇斯底里）的感觉和运动现象（例如幻觉或麻痹等）转移到身体另一侧（Alvarado，2013；Bernheim，1885）。

置评[1]。事实上，这就是一种否认。这里微妙的人际关系主要与沙可有关。当让内前来沙可医院工作时，作为让内曾经的论文答辩主考官以及沙可医院的领导，沙可给予让内重要支持，不仅让他参与"圣·沙可病房"（Salle Saint-Charcot）里的诊疗，还鼓励他建立自己的心理学实验室。

与弗洛伊德的恩怨

1892 年 7 月，让内被邀请参加在英国伦敦举行的国际实验心理学大会。在这次大会上，让内发表了有关失忆与无意识固着意念关系的研究。此后，就与催眠紧密相关的"无意识固着意念和宣泄疗法"的首先发现权，他与弗洛伊德争论不休。后世研究者亦以此相争，但始终未有公认答案。

弗洛伊德的忠实追随者琼斯猛烈指责让内所言不实，对精神分析一无所知、胡乱编造，法国精神分析师凯夫（Madeleine Cave）也指控让内剽窃布洛伊尔（Joseph Breuer）和弗洛伊德的论文，因为让内在 1889 年的治疗中还不清楚病人为什么会痊愈，直到弗洛伊德和布洛伊尔于 1893 年发表《论歇斯底里现象的心理机制》（*On the Psychical Mechanism of Hysterical Phenomena*）。

对此，让内传记的权威作者埃伦伯格（Ellenberger；2015，2004d）指出："这与事情发生的先后顺序显然不符"，"1886 年间，让内发表了对其病人露西的治疗经过及其结果，是有案可查的第一个以宣泄疗法治愈的个案"，"如果让内在那时候就将他治疗露西、玛丽和 D 夫人等个案发表出来，那后来到底谁是第一个使用宣泄疗法的人，绝不会有所争议……弗氏（弗洛伊德）一贯记事不精确，又过于感情用事"。弗洛伊德研究权威车文博老师（2004）指出，"弗洛伊德对此日期的表述令人困惑"。另一重要研究者 Skues（2011）在《弗洛伊德与安娜·O：重温精神分析的第一个案例》（*Sigmund Freud and the History of Anna O: Reopening a Closed Case*）中也指出，"弗洛伊德对于日期和细节记忆力的差劲臭名昭著"。而弗洛伊德本人在《精神分析引论》

---

[1] 后来，让内（1976）指出，流体磁疗受到"灵论"影响，被认为更多是一种精神或道德影响。

（*Introductory Lectures on Psycho-Analysis*，1984）中似乎也有所默认：

让内比布洛伊尔早 10 年发表相关研究结果（神经病症候的意义）……我承认自己向来很重视让内对于神经病症候的解释，因为他曾将这些症候视为占据病人内心的"隐意识观念"的表示。但是后来让内的态度异常慎重，好像他以为"隐意识"一词只是一个名词，一个权宜的名词，并没有明确的意义。从此，我就未能了解让内的学说；但是我相信他已无缘无故地丢掉了自己伟大的地位。

弗洛伊德从来不肯轻易将"伟大"一词用在对手身上，当年阿德勒（Alfred Adler）、荣格等人的离开以及阿德勒的早逝，弗洛伊德均予甩手式的冷嘲热讽。另外，弗洛伊德在《自传》（*The Standard Edition of the Complete Psychological Works of Sigmund Freud*，1987）也提及：

我向他（布洛伊尔）建议合写一本书。他开始坚决反对，后来总算让步了，主要是因为让内的著作已经抢先一步，发表了与他类似的一些研究成果，例如将癔病症状追溯到病人以前的生活经历，以及通过催眠再现的途径，将症状消除在最初状态之中。

荣格对此也有类似佐证。在 1907 年 9 月 4 日阿姆斯特丹的第一届国际精神神经学大会上，与弗洛伊德还处在蜜月期的荣格发表主题演讲并宣称："弗洛伊德研究走向的理论假设（精神分析基本概念），源自让内的实验性发现（Ellenberger，2004d）"。

现在，要完全客观真实反映让内和弗洛伊德谁才是时间上的第一位，难度较大。本书认为，弗洛伊德计较的可能不是真正的时间顺序，而是他和让内关于论点的理解。在弗洛伊德眼里，即便更早，但不被认可，你让内就是后到的；即便再晚，但更深刻，那么，我弗洛伊德也将成为先来的。

文人相轻，文字相敬。让内的反击显然温和得多。在为数不多的批评中，他总是保持情绪内敛而且直到老死都坚持弗洛伊德是一个死皮赖脸的抄袭者，就像伯恩海姆对"侵占者"杜波依斯（Paul Dubois）医生的憎恨一样。弗洛伊德则充分发挥他作为德语大师的语言优势，个性鲜明地给予嘲讽。尖酸而刻薄。对此，我们不妨从反面来勾勒下让内的优雅与彬彬有礼。这是将要获得歌德文学奖[1]的弗洛伊德，在 69 岁古稀之年依然保有的弗氏火力：

> 那些认为精神分析的精义都是剽窃让内学说的传言不攻自破……精神分析和让内的学说完全风马牛不相及，就是精神分析的内涵也和他的学说大异其趣，远非让内的学说可望其项背的，让内的学说绝没有使精神分析成为心理科学中重要一环的内涵，也没有能耐使精神分析吸引全世界的兴趣……可惜当精神分析在法国成为主要论题的时候，让内的表现极差，处处表现出对事实的抹杀和无知，并且常强词夺理做卑鄙的争论，最后原形毕露，并且扬言他提到下意识的心智行为时并没有特别的意旨，顶多不过是一种表达的方式而已。他这样做，无异是在诽谤他自己的学说和著作。

多年以后，78 岁的让内前往维也纳拜访诺贝尔生理学与医学奖获得者、弗洛伊德的好友尧雷格（Wagner von Jauregg）时，81 岁的弗洛伊德拒绝与其会面。在此之前，弗洛伊德还拒绝了在维也纳街头正准备向他打招呼的曾经的战友布洛伊尔。

生不逢时

与弗洛伊德对弈，是幸运也是痛苦的，让内还是够格的。

生不逢时之一，尽管晚于弗洛伊德 3 年出生，且在弗洛伊德发表《梦的解析》（*The Interpretation of Dreams*）之前，让内就已经享誉多年。但弗洛伊德的光芒实在耀眼，特别是当精神分析在全世界广为流传时，人们在少有直

---

[1] 弗洛伊德于 1930 年获歌德文学奖，时年 74 岁。

接证据比对的情况下，更倾向于逻辑推理和情感比对，或不乏猜测。而在这几个方面，让内显然一败涂地。人们有意无意将万千宠爱集于弗洛伊德一身自不必说，让内习惯性的向内思维及行为模式就注定他先败三分：孤僻，特立独行，没有门徒，没有追随者，不接受记者访问，在热闹的人群中也难得一笑，乃至后来1956年沙可医院为弗洛伊德举行百年诞辰并立碑纪念弗洛伊德对恩师的来访时也没人提及这位沙可重要合作者的贡献。

生不逢时之二，是让内的思考和性格似乎与新时代格格不入。本来按计划出版的《心理治疗：历史与临床研究》（*Psychological Healing:A Historical and Clinical Study*）因为第一次世界大战而延迟至1919年才出版。而战后的人们更渴望新生活、新精神和新观念，像让内这样一位天天绷着脸的老学究的学术，不仅不重要，实在也没那么必要。

生不逢时之三，是他的去世与他生前难以捉摸的治疗和形影孤僻的生活一样静悄悄：当天巴黎报业的工人们罢工，没发行任何报纸。

治疗管窥

虽然生不逢时，但让内始终孜孜不倦。

在病人资料记录方面，比起弗洛伊德常用的"自我报告"或"主观臆断"，让内的铅笔记录显得更加详细，也更加严谨。这或许与他们的专业轨迹以及由此带来的个性影响有关。与弗洛伊德早期受过严谨的医学训练、后来迫于生计转向精神病学并以哲学思考享誉四海相反，让内早期受过严谨的哲学训练，后来立志成为心理学家，此后专心致志于临床医学并以精神治疗闻名于世。让内也因此被人们称为"铅笔博士"（Dr. Pencil），他的诊疗也被称为"铅笔哲学"（Philosophy of the Pencil）。遗憾的是，在最后关头让内自废武功。这位带着偏执和神经质的老头在离开这个世界前立下遗嘱让家人将其耗尽心血翔实记录的整整占满一个房间的5000多个病例档案焚毁。这种"愚忠"式地保守患者秘密的方法，令人动容，亦令人扼腕。如Haule（1986）所言："让内一次又一次地为我们阐释病人的历史、痴迷、幻想以及诸如此类的内容，但他的催眠疗法似乎总是令人难以捉摸。"或许，这就是他的个性和他的人生。

在病人关系处理方面，内心丰富细腻而又敏感的让内十分注意，有时给予病人的关心照顾竟达到无微不至的地步。马德琳因此给他一个无上的称呼：父亲[1]。虽然让内给人整体的感觉太过内敛，但他不动声色的关怀中同样透着温暖，比如"你看到病人正遭受精神创伤[2]，因此必须用心研究，才能找到疗愈根源（Ellenberger，1970）""没有花大量时间与病人单独相处，你就不可能与他们建立良好关系，更不用说影响了……如果你希望病人适应你的个性，那就从你自己的个性开始吧（Janet，1976）"，以及"通过治疗来增加他们的力量，对他们来说是最好的方式（Kerr，2013）"等。

解离思想

让内师承沙可，但并不拘泥于沙可。从表面来看，他与沙可都属于巴黎学派，但实际上，如朱光潜（1982）所言，"他的学说可以说是集巴黎学派和南锡学派之大成"。让内（1930）本人的表述则是，"我完全独立于这些不同学派，并对他们的作品进行批判"。比如，沙可认为催眠是一种病态，与歇斯底里相似，而歇斯底里本身属于生理疾病，但让内认为歇斯底里更多是一种带有道德性质的心因性疾病，是在解离状态下进行的一种活动。

让内（1976）认为催眠是经由他人引发的个体精神状态的瞬间改变，并使记忆发生解离。这种被解离了的记忆通常不被患者知晓，除非再被导入到催眠状态。如 Ellenberger（2015a）所观察，让内所用主要方法是催眠，这样病人将在阻抗较小的情况下找回遗忘的记忆。两种状态下的记忆，未必总相互融合，因为人类许多的内在运作本来就是意志和意识一无所悉的。让

---

[1] Madeleine 之所以如此信任让内，除了让内本人的尽职尽责让病人产生好感外，还很有可能来自病人自身歇斯底里之解离与转移的结果。

[2] 让内原用 "persecuted" 一词，直译为迫害，这里翻译成精神创伤。

内以梦游状态下的自动书写为例，认为"它用了人格的一部分来完成，而人格的另外一部分对此并不知晓，它有可能正在和实验者进行对话（Haule，1986）"。

让内常用自动书写来检测或辅助催眠解离，因为"自动书写是一种心理分析方法，是深入梦游思想的重要手段（Alvarado，Evrard，2013）"，并用"人工梦游"（Artificial Somnambulism）来类比和深化催眠理解，认为诸如呓语、梦中行走等现象可由催眠师人为诱发，即催眠过程可视为"影响梦游"（Influence Somnambulique）的过程，这种过程便是沙可此前一直声称的歇斯底里过程。但是，让内认为它们并不仅限于病患，普通人也时常拥有这种过程。

至于催眠功能，让内认为可以让歇斯底里病患意识到自己的多重解离状态，并让其接纳自身病症，因为"平时没有使用的倾向是萎缩的，但是在深度催眠状态下，它们能够被整合到清醒的人格中去（Simpkins C.A.，Simpkins A.M.，2012）"。只要整合发生，歇斯底里便可能同步改善。当然，让内并不止步于此。他继续拓展催眠解离效用：那被解离的潜意识[1]尚有其他重要用途。这句广为人知的名言表达了他的深刻见解（1976）："潜意识是一个仓库，存储着意识觉察不到的、未被开发的潜能。"也正是这种积极心理学视角的催眠解离探索，使他完美超越沙可。

另外，让内对催眠解离范畴的扩展还表现在其与心理学体系的相关解读上，并深刻地影响了后来者。让内的思考是这样："人们第一次用这种催眠术被迫研究起集中与分散、疲惫、注意力、催眠、神经质的危象（麦斯麦状态）以及伪装等现象，而将这些东西汇合起来就是现代心理学"（Zweig，2000）。后来希尔加德（Hilgard，1977）的表述是这样的："我个人偏向于将催眠'驯化'，将之视为普通心理学的一部分，因为我设想如果我们认真看待催眠，并同感知、学习、动机以及其他普通心理学中现有的理论结合起来，将会加深我们对人类正常心灵的理解"。

---

[1] 催眠状态不可简单等同于潜意识状态。反过来亦如此。

与之相似的还有，让内认为"精神分裂是一种比歇斯底里更严重的疾病，它既可以通过歇斯底里表现出来，也可以通过其他形式表现出来（Alvarado，Evrard，2013）"。而希尔加德认为，"当人们使用'恍惚状态'这个词的时候，他们应该用它来代表非常严重的解离状况，也就是说你可以感觉到对方的人格发生了变化，或者说他对于现实的整个定向都出现了一定改变（Yapko，2015）"。除此之外，隐秘观察者的提出也具有穿越时空（半个世纪）的类似逻辑，以至于很多研究者都认为希尔加德是让内最正宗的接班人，读者不妨参阅本书第十二章。

在暗示方面，让内也有与南锡学派不同的理解。让内并不赞同伯恩海姆关于"催眠本质上是一种暗示、暗示是催眠的核心要素"的说法，而认为"催眠与暗示是两种截然不同的表现"，同样也不赞同李厄保关于"催眠是一种睡眠状态"，因为在催眠状态下，被催眠者的身心发生了深刻变化，特别是脑也发生了深刻变化。

了不起的评价

虽然在与弗洛伊德的对弈中，让内给人的印象并不深刻，甚至大多数人怀着对弗洛伊德朦胧而美好的情感而刻意冷落或贬低他，但历史并没有遗忘这位真正的大家。

1959 年，法国当代精神医学领导者巴鲁克（Henri Baruk）在让内百年诞辰上给予了客观而富远见的评价：让内奠定了现代生理心理学发展的临床基础，并且在未来他的研究成果将在神经心理学方面引领出新的发现（Ellenberger，2015）。埃伦伯格（2004b）本人也指出：让内是第一代动力精神医学的代表，他的学术成就是弗洛伊德、阿德勒和荣格等人的重要思想的来源……从中亦能窥见启蒙主义精神和浪漫主义精神的差异。

上述评价，足以让那些多年来愤愤不平的埋怨者平心静气，也让那些郁郁不乐的期待者满心惊喜。与之形成鲜明对比的，则是曾经不可一世的沙可的稀疏的影子。

最后，是让内对催眠的评价：没人否认催眠，也没人拒绝承认暗示的力量，但人们已经不再讨论它们（Rosenfeld，2008），催眠已死……但有一天它会再度复活（Ellenberger，2004a）。

不知让内所指的"有一天"，是指今天吗？

或者，不远的明天。

让内催眠手法之惊鸿一瞥

- 分散与引导。初期通过分散病人的注意力，慢慢使用简单话语或肢体动作引导病人接受催眠，继而在可唤起被压抑记忆的状态下了解发病根源，并将之引至意识状态，病人病症即得到改善。
- 利用自动现象，包括自动书写、占卜杖、强迫性冲动和自动谈话等。可使用言语或肢体，或同步进行。
- 梦游和年龄退行，可用感觉缺失来验证，继而在该状态下联系二者，或转移至催眠式睡眠，继而完成催眠治疗。
- 带着症状生活，带着神经质创造。

折子戏

除了影响弗洛伊德外，作为"传统心理分析创始人（Haule，1986）"的让内，对分析心理学创始人荣格的影响也是巨大的。

荣格曾于1902—1903年到沙可医院师从让内。这里不妨先剧透三两语：荣格的情结概念一开始也不过就是让内的无意识固着理念，荣格的外向型和内向型人格分类，灵感和源泉亦来自让内的神经症分类的歇斯底里和神经衰弱（Ellenberger，2015），其中歇斯底里主要表现为心理张力的减少，而神经衰弱则表现为人格自我的分离（Janet，Corson，1901）。另外，让内通过自动书写和类睡眠等去探索无意识，或多或少影响了荣格的积极想象和梦的理解等。

所以，介绍完让内这位大师，沿着催眠的旅程，我们理应先到一如我梦中模样的波林根塔楼去拜访浪漫的荣格。但是，当下，同时代的南锡人物早已候场多时，准备登台唱戏了。

他们一个厚德载物，一个自强不息。

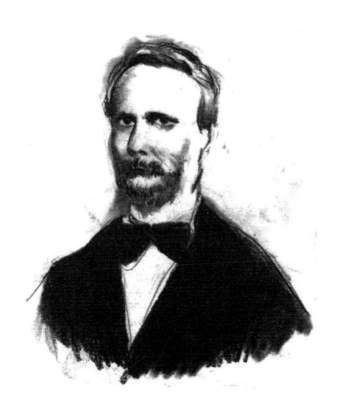

第六章

李厄保 * ： 人道之催眠、 俗世之圣贤

---

* 李厄保（Ambroise-Auguste Liébeault），1823—1904，法国医生，催眠治疗师，催眠之南锡学派代表人物。

李厄保印象

用一个人的名字去命名一颗星星、一座铁塔、一样症状或一份奉献，是后人纪念先人的一种饱含深情的方式。Saint，乃圣，是献给南锡学派和催眠暗示疗法创始人李厄保（Ambroise-Auguste Liébeault，1823—1904）的。

弗洛伊德（1987）在回忆李厄保时，描述了一个充满温情的画面：我于1889 年夏天前往南锡，在那儿待了几个星期，亲眼看见了年迈的李厄保为下层贫苦妇女儿童治病的动人情景。他那孩童般的欢乐和牧师的权威交织，看起来既戏谑又严肃、既温柔又坚定（Carrer，2002）。

这个场景似曾相识，在瑞士康斯坦斯湖畔的隐居之地，老人内心平和，话语平静，目光意味深长。我们难以确认李厄保是否有意模仿晚年麦斯麦的催眠风格，但可以肯定的是，当名利与尘土相近的时候，善良医人的言谈举止不仅天然相近，而且令人由衷地敬佩。

李厄保最初学的是神学，后来转到法国斯特拉斯堡大学学习医学，博士毕业之后在法国南锡城附近的乡村开了一间私人诊所。虽然初来乍到，医术算不上高超，但他天性善良，且医德精诚，前来就诊的病人亦源源不断。这是他执业初期的大致样子。

此时，与他年纪相当的沙可正在为医学博士论文而努力。之后，他们一个行医于江湖，成为世俗之圣贤，一个执教于殿堂，成为学术之权威。

蹉跎十年又踌躇十年

在治疗中，李厄保发现除了药物和传统医疗方法外，医生的话也发挥着重要作用。按照新南锡学派鲍德温（Charles Baudouin，1921）的说法是，李厄保重新发现期望是催眠的主要原因，易感性的增加是催眠状态的主要特征，暗示施予者的影响，更多是通过心理这个渠道，而不是身体。

也就是说，与药方一同开出去的医嘱——积极暗示，如果能触动病人，那么药方所起的作用将大大增强，相反，与药方相反的医嘱——消极暗示，则会让病人病症延迟恢复，甚至恶化。李厄保坚持了前者，而沙可无视了后者。

这样尝试一段时间，屡试不爽后，李厄保开始不断增加暗示成分乃至接近睡眠。这是他一直所热衷的。他在学生时代便已通读布雷德的催眠之书，自然也知晓那位云游四方的催眠表演者拉方丹，尤其深信法里娅（Faria）关于暗示引发催眠的观点。所以，李厄保也给自己的方法一个名称，催眠睡眠（Hypnotic Sleep）。它与正常睡眠类似，只不过非由正常睡眠引起，乃经他手产生。

这种方法疗效似乎不错，李厄保也逐渐胸有成竹甚至意气风发。然而现实却很打击，当时人们认为的催眠术是一种丑陋的巫术还是一种迷信的通灵始终萦绕在耳畔，特别是那些身体健康无求于他的农场主每次都带着嘲笑的眼光盯着他，而那些通过测量门前粪堆大小来判断农民税收是否如实上缴的国税局员工也都加重了异样眼光。

这些显然让这位初出茅庐的年轻人承受着巨大的生存压力和名誉焦虑。所以，他很快就隐藏起这个念头，并且更多使用传统疗法，虽然其间不乏有病人一再恳求他使用催眠治疗，并且声称责任自负。

这种状态持续了大致 10 年的光阴。其间，他与比他小 3 岁的玛丽（Anne Marie）结婚，有了孩子，也有了一定的积蓄。这些积蓄让他较为从容地从乡下搬到城市——南锡[1]，并在那里继续他的治疗。而南锡，也将成为他一生最为重要的转折点。李厄保之所以重拾催眠术，是因为他听了阿藏[2]（Azam）医生的一场关于布雷德术的讲座。这次讲座上所传播的医学催眠的理念和勇气让他热血沸腾。

所以，在南锡这个更加开放的城市里，李厄保索性放开了手脚。他的双重收费标准引人注目：使用传统疗法的，正常收费；使用催眠疗法的，完

---

[1] 李厄保搬到南锡的时间，存在一定争议。这里采用曾拜访过李厄保的 Bramwell 的描述，即 1864 年。

[2] 阿藏乃布雷德好友。布雷德去世前三天，将自己最后的手稿送给阿藏。

全免费。当然，鉴于他的大胆和无知，心怀不满的南锡同行们送给他一个新绰号——不收钱的笨蛋、使用催眠的庸才。有的还攻击他师出无名，讹人钱财。对此，李厄保自然很受伤，也很赌气，遂默默拿掉自己门牌上的"医生"二字。

不过，此时的他早已不似从前。虽然同行保持着倾轧的态势，但他也保持着锲而不舍的韧劲，对催眠的摸索亦保持每日精进。

待到 1866 年，李厄保出版了他的第一本专著《类睡眠论》，即"从心对身的作用看睡眠及其类似状态"（*Induced sleep and analogous states particularly considered from the point of view of moral action over the physical*），不过，阅读这本书的人，少之又少。据不确切的流传，在最初的几年里，《类睡眠论》只卖出一本，比后来弗洛伊德《梦的解析》还惨烈百倍。好友法学教授利埃茹瓦（Jules Liégeois）对此幽默地回忆道，没读到它，是因为它太贵了，买不起（Carrer，2002）。

客观而言，这本书是有自己的特色。它更多强调心理对生理的影响，而非布雷德的生理对心理的影响，相当于布雷德术的改良与升华，这也算是李厄保在催眠研究领域跨出的重要一小步，虽然他思考的逻辑和判断的框架依旧停留在睡眠和类睡眠上。

书中，李厄保大量地阐述他对正常睡眠及催眠的观察，并得出二者可类比的结论，比如与唤醒正常睡眠中的人一样，突然唤醒催眠状态中的病人，他们也会睡意蒙眬、头晕目眩，有些还出现恶心症状，有些则继续恍惚，好似喝醉等。而李厄保推荐的催眠治疗方法也很简单：经由身心暗示，导入到所期待的催眠睡眠状态后，不断重复积极语言，病人就很容易恢复健康。

在这里，我们可以明显地发现前辈法里娅暗示手法与普伊塞格（Puységur）磁性睡眠的痕迹，另外它也与麦斯麦的先诱导再宣泄后置入的催眠方法大同小异，或博采他们之长。

有意思的是，这本书的书名并未使用"催眠"一词，而从李厄保后续出版的书籍与发表的论文来看，他对"催眠"二字似乎保持着某种小心翼翼的敏感，除了那本《催眠犯罪暗示——来自论据与事实的支持》（*Hypnotic criminal suggestions: Arguments and facts in their support*）使用催眠二字之外（此书的催眠还与犯罪捆绑在一起），其他的公开发表大都使用暗示或睡眠二字。

可见，李厄保的思考虽然有别于前面，且能引领后来，但始终难以超越自己，更难以超越时代。这或许与他的性情温润有关。

《类睡眠论》出版的时候，李厄保 43 岁。虽然他很用心，但这本书的出版犹如石沉大海。此后虽然有两位重要人物先后走进他的世界，与他一起创造具有国际影响的催眠学派，但当下的他像所有孤独的行者一样，默默无闻、孜孜不倦。他的确还需要积蓄力量。很快，他就因战争前往南锡神学院，帮助医治那些从战场上送来的德国俘虏，而对他们身心创伤的观察与治疗，恰好也为其新书《心理学初稿》（*Ébauche de psycologie*）的撰写储备了丰富的第一手素材。但不幸的是，第二本书的出版，同样不受重视。而此时，他巴黎的小伙伴沙可，已被聘为教授，并且小试牛刀，在欧洲神经病学界初露锋芒。他们两人对世界影响的差距在不断拉大。

李厄保这种踌躇满志与抑郁不得志，又交替持续了大约 10 年的宝贵光阴。在这 10 年里，他在病人身上大量实践关于暗示与催眠睡眠的思考，而病人们显然也乐于接受他的免费治疗，并不断传颂他的善举和催眠术的神奇。他因此获得"好医生"（Good Doctor）称号，而他那所毫不起眼的小房子也开始成为病人们心中了不起的所在。

有一个"神秘"个案的治疗，向我们展示了李厄保得心应手的暗示手法（Myers，1895）。一位 19 岁的年轻人，被亡灵巫师预言一年之内他的父亲将要过世，而他本人不久也要去当兵，之后结婚生子，有两个小孩，并准时在 26 岁那年死去。除了当下他本人未死去之外，亡灵巫师的其他预言尽皆实现。绝望的年轻人前来向李厄保求救时，李厄保找来自己的一位病人，通过催眠睡眠将其导入梦游状态，并在该状态下预言该年轻人可以多活 22 年，直到 41 岁。该年轻人遂心满意足地回去了。

神秘验证

正是这样的坚持，让李厄保赢得越来越多底层百姓的支持，也让他获得了主流人物的关注。之后，对心灵神秘现象甚感兴趣的他被推荐为精神研究学会[1]会员。这是一个专门研究超自然现象的非营利性机构，云集了众多自然科学家、哲学家和诗人等。事实上，以催眠为核心的神秘验证一直是李厄保所关注的。他与同时代其他医生一样，对神秘的探索尽量保持着一种客观中立的态度。

首先是催眠状态下的感受性增强和透视等。感受性增强的实验是催眠状态和清醒状态的视力比较，李厄保用眼睛和书页之间的距离来测量。结果发现，导入催眠状态后，对方视力的确增强了（Alvarado，2009）。增强的还有听觉和触觉。当然，如果将被催眠者导入越深的催眠状态，效果便会越好。透视实验则放在花园里进行。藏在土墩里的催眠师博尼（Beaunis）医生与被催眠者卡米尔（Camille）相互看不见，彼此相距 29 米。18 分钟后，卡米尔照例陷入催眠梦游状态。此外，还有来自利埃茹瓦的电话催眠与隔空催眠等尝试。李厄保（1891）对此的解释是，远处的震动能被处于深度催眠状态的人接收到。

其次是催眠过程中悄然展开的磁力验证。李厄保传记作者卡雷尔（Carrer，2002）通过大量考证指出，李厄保从未完全放弃他关于磁力的想法。李厄保好友莫尔（Moll，1890）也从反向角度指出这一事实，近来李厄保似乎又放弃对生物通磁的信念了。而李厄保本人在《生物通磁术研究》（*Study of Zoomagnetism*，1883）中则这样写道，人与人之间的神经传递是能够恢复

---

[1] 英文 The Society for Psychical Research，简称 SPR。当时，类似的心灵研究会遍布世界各国，旨在探索人类心灵未知领域，包括创造力、催眠、梦、心灵感应、预知未来以及其他意识状态等，组建和参与的人物不乏超一流的哲学家、自然科学家和心理学家。比如詹姆斯等人创立的美国心灵研究会（The American Society for Psychical Research，简称 ASPR），除了电子照相发明者卡尔森（Chester Floyd Carlson）、量子物理学家博姆（Davidc Bohm）、心理学家霍尔（Stanley Hall）和墨菲（Gardner Murphy）等人外，弗洛伊德和荣格等都是荣誉会员。心灵研究在今天依然活跃。

器官的生理功能的。

李厄保之所以对磁力保持不竭的热情是有一定原因的。当时的磁疗依然流行于欧洲大地，趋之若鹜者并不少，而他所交往的朋友或同行们对此似乎也很热衷，特别是超越常识的心灵研究，当然，病人对免费磁疗的在乎也带来了一定影响，更为重要的是，解开神秘是所有科学家所共同追求的。

最后，如果把催眠犯罪也视为一种神秘的话，那么李厄保及其好友也丝毫不放过。将一个病人导入深度催眠状态，暗示他到另外一个病人的家里偷窃，并在不久之后将之归还；这位病人成功做到了（Liébeault，1895；Liegeois，1889；Maehle，2014）。不断的试验之后，李厄保得出大致的结论，人群中约有 4%~5% 的人被导入到催眠状态后可以成功施行犯罪（Bramwell，1921）。

催眠画面

当病人逐渐增多，超过每人次 15 分钟的临界点时，李厄保便会叫上亲戚朋友前来帮忙，或者一人同时催眠几个病人。这里，根据比利时人德尔伯夫（Joseph Delboeuf）和荷兰人伦特盖姆（Albert van Renterghem）等的描述，我们且来一睹李厄保的催眠画面。

在询问病情后，如果有必要，李厄保也会听听病人的诉苦，然后让其坐下来，将手置其前额，有时候他也不看病人一眼，直接说道"睡吧"，然后顺势合上病人的眼睛，直到他睡着为止。

接着，李厄保会抬起病人的手，告诉他"手不能放得更低"。假如病人能放得更低，李厄保假装没看见，又继续要求病人转动他的手，不停地转动（李厄保自己的手也跟着转动起来）……在一定的时候，李厄保便将他惯用的暗示语使上：你将被治好，你的消化很好，你的睡眠也很好，你不会再咳嗽了。（Rosenfeld，2008）

这里，我们也顺带感受下中国催眠三子之鲍芳洲（1916）的描述。

反复与以"君眼重了……手足疲了……君次第恍惚起来了……眠了……已然眠了……"等暗示。如斯被术者有多少感应时。李厄保以手当于被术者之额。次第诱导深催眠状态。

简言之，就是：好，很好；好，做得很好；好，你做得非常好。

另外，不妨也附上深刻影响李厄保的法里娅（1819）的催眠方法。其中异同，读者自辨。

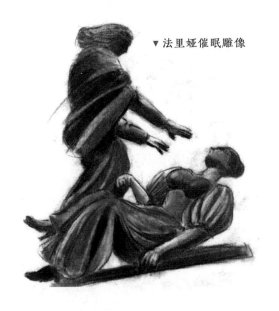

▼ 法里娅催眠雕像

我（法里娅本人）让他们舒服地坐着，大声念出"睡着"这个词，或者让他们在一定距离内盯着我张开的手掌，使他们的眼睛不能随意转向，也不必克制眨眼冲动。随后，我会告诉他们闭上眼睛，并且强力地给出"睡着"指令。这时，他们会感到全身颤抖，随后就睡去了。

待到治疗得差不多的时候，李厄保便将病人轻轻唤醒。此前他也与布雷德一样，采用摇晃病人或者在病人耳边用力拍掌的方式，但随之而来的副作用让李厄保决定将暗示催眠一贯到底：用言语唤醒即可。

勠力同心

到 1882 年，当伯恩海姆教授带着病人来访时，李厄保的催眠暗示手法已经足够完美，并且其当场娴熟的演示让伯恩海姆佩服得五体投地。他们两人的相逢，因喜而动、顺势而生，而他们亲密的联手也直接推进南锡学派的诞生，更开启了法国催眠研究的黄金时代。之后，伯恩海姆不断向医学界介绍李厄保这种纯心理的催眠手法，并引起了沙可的不满。此时，沙可已是沙可医院院长，志得意满，在首府巴黎人尽皆知，俨然神经病学权威。更为重要的是，他依据自己独立的医学观察，得出与李厄保完全相反的观点：那是一种纯生理观点，而非纯心理。沙可背后的一大批追随者均持同样观点。他们被称为巴黎学派。

巴黎学派与南锡学派的论战，一触即发。

但很显然，李厄保虽与沙可年岁相当，但学术研究存在差距，所以这个重任自然而然落到伯恩海姆肩上。即便同样是教授，伯恩海姆所要面对的仍然是巨人般的对手。更何况沙可无法容忍不同意见，无论这些意见如何微小；只要有人胆敢反对他的理论，他会变得残忍、卑鄙，极尽所能地摧毁这鲁莽的反对者的事业，除非后者撤回意见并且道歉（Ellenberger，2004a）。不过，伯恩海姆也非善茬（请阅第七章灵魂人物）。

伯恩海姆之后的第三年，年轻的库埃（Émile Coué）姗姗来迟。

走在大街上，很少人知道弗洛伊德是谁，相反，很少有人不知道库埃……库埃刚一到美国，就遇上护送他下船的警察，还有大批接船的美国民众……他走到哪里都会引来媒体的跟随（Coué，2016）。这是多年后，新南锡学派代表人物在美国演讲时所受到的礼遇。从百年前法里娅对催眠与

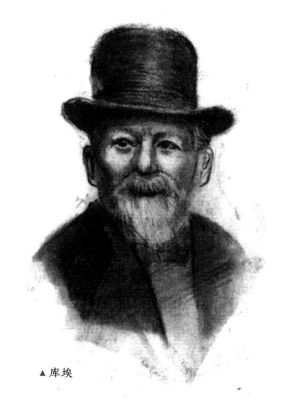

▲ 库埃

暗示思考的尝试，到布雷德晚期对催眠与暗示学说的提倡，以及李厄保和伯恩海姆对催眠与暗示疗法的推进，催眠与暗示之间的双螺旋缠绕在库埃这里，终于九九归一，呼应着伯恩海姆的"没有暗示，只有自我暗示（Baudouin，1921）"。库埃指出催眠的本质是自我催眠，暗示的本质是自我暗示。

如果说用心血浇灌出来的花朵没有被创始人李厄保适时摘取而是遗留给了后来者，那么毫无疑问，对它的探索与开拓，新南锡学派代表人物库埃和鲍德温（Baudouin）比他及伯恩海姆，有过之而无不及。库埃的经典名言"日复一日，方方面面，我都越来越好（Day by day, in every way, I am getting better and better）"及其变式"对着镜子大喊'你很优秀'21 遍"，犹如"好运来，祝你好运来"一样，深入人心、余音缭绕。

库埃之后，年轻的弗洛伊德也从奥地利赶到南锡向李厄保和伯恩海姆学习催眠。这次学习，弗洛伊德对催眠依然存在误解。来自车文博老师（2004）的翻译，弗洛伊德原话如下：

我听老前辈李厄保说，设法使每个病人处于梦行症状态，催眠治疗最有效……催眠作用很轻，甚至是否存在尚有疑问……不久我便放弃了用各种测试来表明病人所达到的催眠程度，因为在相当多的情况下这样做引起许多病人的抵抗，并动摇了他们对我的信任，而这恰恰是我实现更重要的心理治疗所需要的，况且我很快厌烦起发号施令，诸如"你打算睡觉！……睡觉吧！"厌烦听到病人对我的抗议。这些抗议经常发生在催眠程度很轻时，病人抗议说："但是，医生，我并不困啊。"也厌烦其后对病人所做的高度规劝性的解释："我不是指正常的睡眠，我指的是催眠，正如你见到的，你在被催眠，你不能睁开你的眼睛"，等等。

弗洛伊德虽然未得到他想要的答案，但是对非意识状态的探索，却由此敞开新世界的大门。多年以后，当他推出焕然一新的精神分析时，催眠也随之被拥护它的人们淡忘，虽然"他（和布洛伊尔）也曾被认为南锡学派在奥地利分支的代表人物之一（Renterghem，1898）"。

就在弗洛伊德前来学习期间，他与李厄保、伯恩海姆等一起参加在巴黎举行的首届国际实验性和治疗性催眠大会。作为南锡学派的领军人物，李厄保（同时为本届大会的名誉主席）和伯恩海姆自然对本届大会做好了充分准备：他们首先反驳沙可的观点，其次将催眠暗示疗法推向全世界。遗憾的是，沙可并未出席。

待到第二年第二届大会的召开，67岁的李厄保继续担任名誉主席，沙可亦照样未出席。此后，年轻一辈的伯恩海姆继续高歌猛进、锐不可当。李厄保则被该会（该会后被改组为国际催眠协会）追认为现代催眠之父。他江湖游医的形象不仅没有被遗忘，反而更凸显其勤勉奋斗的传奇，加之慈悲心肠与博施济众，乃成催眠圣贤。

虽然学术地位存在差距，但在催眠实践方面，毫无疑问，完胜的是站在第一线治疗患者的李厄保，而非辉煌教室里摆弄患者的沙可。前者为服务，后者为演示，这本身也是一种差距。另外，与以沙可名字命名症状类似，追随者也以李厄保名字命名其诊所：1887年，埃登（Frederik Van Eeden）和伦特盖姆（Van Renterghem）将坐落于阿姆斯特丹的心理治疗诊所，更名为"李厄保研究所（Liébault Institute）"。是年，李厄保64岁，尚健壮。类似的追随和肯定还包括：1891年5月25日，当李厄保正式退休时，荣退仪式在南锡举行，依惯例有一连串的演讲、赠礼及餐会……在会上，与会者提议设立一个李厄保奖，以鼓励催眠领域中的研究（Ellenberger，2004d）。

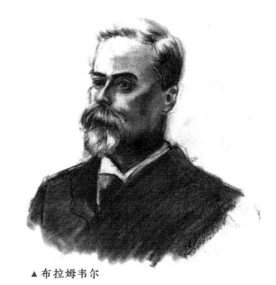

▲ 布拉姆韦尔

1889年夏，除了弗洛伊德，前来拜访的还有37岁的、日后将成为继承布雷德和埃斯代尔（Esdaile）等诸多名家手法的催眠学者——布拉姆韦尔。

与弗洛伊德的体验完全两样，布拉姆韦尔（1921）在李厄保那里看到的、学到的和领悟到的，却是另外一番景象：李厄保坐落在城市角落里的催眠诊室干净整洁，屋里摆放着木头板凳，屋外紧接着花园草坪。等候接诊的病人忍着风湿、风寒、肺病等苦痛，带着憧憬和向往，纷至沓来。不修边幅的小老头，抬手催眠时，精神矍铄，目光如炬，放手暗示时，思维敏捷，语言流畅，而且总能在 10 分钟内迅速将病人导入催眠状态，并且燃起无限希望。李厄保告诉布拉姆韦尔，像这样的情景，从 1887—1890 年，他大致催眠了 1756 个病人，失败率仅 3% 微多（Bramwell，1921）。至 1880 年，1014 个患者接受催眠治疗，只有 27 人不被影响（Marks，1947）。那些年龄越轻的，就越容易被催眠，而那些焦虑和歇斯底里的，则较难。另外在暗示性方面，男女无别、国籍无异，但"遗传因素起一定影响（Moll，1890）"。

除了上述人物外，这段时期前后，慕名来访的世界学者络绎不绝，而李厄保亦毫无保留地将他的思考和手法倾囊相授。学者们拜访完李厄保，常去拜访伯恩海姆，或者相反。

秋毫之别

南锡学派的影响波及欧亚美大陆，尤其在波兰、瑞典和德国等地均有南锡学派分支，而李厄保和伯恩海姆的紧密联手亦广为世人所知，虽然他们并不是没有分歧，比如：

李厄保欲将催眠类比睡眠。自发和诱导睡眠之间没有根本性的差别，李厄保医生非常明智地陈述了这一事实（Bernheim，2012）。他将睡眠分为浅睡与深睡（或梦游），其中浅睡包含两个程度，深睡包含两个程度（Carrer，2002；Bernheim，2012）。伯恩海姆则突出了二者之别。

李厄保认为，在深度催眠状态下，被催眠者与催眠者保持高度关联（Ellenberger，2015b），只能听到催眠者的声音，难以听到第三者的声音，除非与第三者保持一定时长的接触或交谈，而伯恩海姆则认为被催眠者只与自己保持高度和谐之关联等。南锡学派另一学者、催眠犯罪研究专家莫尔，对此保持中庸立场（Maehle，2014；Bramwell，1921），并指出无论如何第一个找到正确的催眠暗示之路的是李厄保，而伯恩海姆等人则拓展之，李厄保应被认为是系统性暗示的真正创始人（Moll，1890）。

事实上，南锡学派内部成员之间的差异，与后来我们所熟知的精神分析学派之弗洛伊德、荣格及阿德勒的区别类似——根脉一致，解释各异。比如，李厄保将催眠深度由浅至深分为六种程度，而伯恩海姆则分为大同小异的九种程度。另外，伯恩海姆认为给予的催眠后暗示，被催眠者会不时地惦记，而非等到临近执行时才被激活和回忆，而他的同事博尼并不赞同，博尼认为，"直到预定的时间之前，暗示都保持潜伏（Bernheim，2012）"。伯恩海姆说这只是一种事实的两种看法而已。

此外，也可从催眠引导词看出他们的理念、思路与方法并无二致，套路大致为：闭上眼睛，眼皮沉重，身体困顿……好，做得很好……好运来……

或者，睁开眼睛，注意力集中，越来越好……祝你好运来……

即便南锡学派与巴黎学派的观点在看似泾渭分明的基础上，实则交叉重叠。比如，南锡学派认为催眠能引发犯罪，巴黎学派则认为除了强奸，催眠不会引发犯罪，但他们各自的实验都证明如何使用催眠以及将催眠指向何方对不同被催眠者是否犯罪起着重要影响等。比如，他们都基本认可暗示、解离及自动书写等事实，以及其所具备的治疗性。另外，伯恩海姆的暗示治疗体系中，明显蕴含着让内的解离思想。让内的解离中，同样表达着李厄保的文化催眠理念（Bernheim，2012）。而伯恩海姆和让内均对沙可学生们关于本应早被淘汰的流体磁疗表示批判（Alvarado，Evrard，2013）等。

还差一招

人非圣贤，孰能无过。李厄保的局限在于，他的科学催眠理念不够彻底，特别是当他站在布雷德身后试图融合催眠、磁力和神秘主义，并且将之与自然现象、正常人体器官及时代的物理学发展联系在一起，比如"动物冬眠是一种自动催眠，印度苦行僧的奇怪睡眠也是如此（Moll，1890）"等，以及扮演神父让被催眠者忏悔等尝试，但验证和论述力度的不及，却带给人们更多的错觉。虽然这些错觉在很大程度上原本是可以避免的。

　　另外，他的催眠思想不乏控制意味。李厄保的原话是"你必须掌控（Dominate）患者"，表达了他的催眠价值观，虽然他并不缺乏"类似呼唤小女孩为'小猫'"的温情。另外，他的催眠手法过于简单。比如，未对患者进行分类，统一采用命令式暗示，生效则继续，未生效则放弃。同时，对催眠程度的分类也过于简单，仅有浅睡与深睡（或梦游）。继而，他的催眠结论有时过于粗犷，比如催眠后暗示可以让被催眠者特别是深度梦游状态者失去理智，包括变得不道德或不知羞耻等，即"对睡眠的分类是根据被催眠者所产生的无能来判断的，其特点是他们无法重新获得失去的注意力，也无法开启行动、感觉、想法和概念等（Carrer，2002）"。

　　本书认为，上述的局限在很多催眠人物身上也存在。它们并非评价催眠成就的重要指标，对之稍加修正即可。但博士毕业的李厄保对催眠理论的忽略，导致其在催眠历史长河中并不突出，而这正是学者出身的伯恩海姆所擅长的，也是爱丁堡大学学徒毕业[1]的布雷德所推崇并实现的。此乃贤者李厄保之最大遗憾。

　　1904 年，80 岁满头银发的李厄保在妻子和养女克拉里（Claire）的照料下悄然乘鹤西去。两年后的 12 月 12 日，伯恩海姆在南锡大学发表纪念李厄保及其暗示学说的演讲中明确指出，李厄保先生的暗示学说是继麦斯麦磁疗和布雷德类睡眠之后催眠发展的第三阶段，即催眠恍惚并非麦斯麦所宣称的神秘液体所触发的，也非布雷德所言的生理疲劳所引起的，而是一种纯粹意义上的心理激活及其表达。事实上，这也是包括伯恩海姆在内的南锡学派的基本观点。伯恩海姆在这里的演讲也算是一并回应 1889 年巴黎国际催眠大会

---

[1]　查阅诸多文献，大都提及布雷德就读于爱丁堡大学。此时布雷德 20 岁上下。按照常识，这应是本科阶段的学习。另外，研究者也可参考同样毕业于爱丁堡大学（1873 年）且与布雷德之孙查尔斯·布雷德（Charles Braid，1850—1897）同窗好友布拉姆韦尔所罗列的几乎囊括布雷德所有发表的专著和论文文ች，也未提及（如果是硕士或博士论文，理应标示才是。或许布雷德之后有过学历提升）。也有一些描写布雷德的书籍，用的称呼是 DR.Braid（医生布雷德）。DR. 在英文中有两个意思，一个指医生，一个指博士。本书认为 DR. 翻译为医生更妥。但不管怎样，布雷德是具有外科医生资质的，可在英格兰、苏格兰和威尔士执业。

上专家对他的提问。

李厄保催眠手法之惊鸿一瞥

- 暗示或模仿。直接告诉病人很困，或以病人示范病人。
- 凝视。凝视使注意力高度集中，但非视觉疲劳。
- 耐心。愿意为病人付出大量的时间，足以弥补技术缺憾。
- 寂静的坚持，干净的奉献，神秘的怜悯。

引路

　　李厄保是伯恩海姆的催眠研究的引路人，但伯恩海姆青出于蓝而胜于蓝。

　　那么，伯恩海姆如何领导南锡学派反击巴黎学派，又怎样深刻影响中国催眠发展的走向呢？

　　请看灵魂人物。

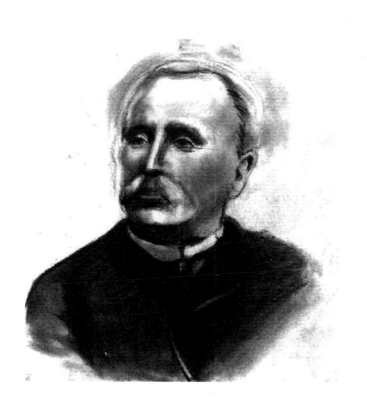

第七章

伯恩海姆*：扭转催眠发展的灵魂人物

* 伯恩海姆（Hippolyte Bernheim），1840—1919，法国医生，心理学家，催眠之南锡学派代表人物。

灵魂人物

之所以称伯恩海姆为灵魂人物，一方面他以大学教授的高贵身份，开诚布公地成为不修边幅的江湖游医李厄保的学生，并以中流砥柱的催眠贡献，坚强有力地扳倒巴黎学派沙可的催眠观点，成为南锡学派领航者及现代心理疗法革新者；另一方面，他以独具特色的催眠思考，漂洋过海成为深刻影响中国催眠发展走向的启蒙导师。

一字之师

故事最开始的地方，要从伯恩海姆（Hippolyte Bernheim，1840—1919）的烦恼说起。他花了半年时间，依然治不好一位病史六年的坐骨神经痛患者。与此同时，周围人都在传颂一位小老头催眠手法的神奇，连他的这位病人也略闻一二，并在点滴之间透露出前往那里的念头。

伯恩海姆遂带其前去拜访李厄保，也带着几分猜测和怀疑。在他心里，江湖游医通常善于笼络人心而且喜欢玩弄神秘。真实的情况却是，那位病人几经李厄保的催眠，果被治好，此后的几位病人也大致如此。这令伯恩海姆大为震惊，遂拜李厄保为师。

根据伦特盖姆（Renterghem，1898）的回忆，伯恩海姆在李厄保那里也体验了一把催眠，不过，刚开始并不适应：

1882 年，春，伯恩海姆第一次拜访李厄保……李厄保的催眠引导方式如此奇怪，看起来很荒唐，以至于伯恩海姆不得不努力克制自己怜悯的微笑。

如上一章所述，李厄保妙手回春的催眠方法看起来的确很简单，他并不先引出症状再治疗，而是直接通过简单的、积极的、音量或很大的言语进行暗示。这其中最为微妙的是，如何把握催眠暗示不断推进的节奏与火候，乃李厄保多年乡野实践的精华。若是没有拨开久远的层层迷雾，大多数人未必看得清楚。日后，它将成为南锡学派备受传承与指责的地方。不过，当下它成了伯恩海姆踏进催眠领域的重要凭证。

无论如何，屈尊拜师一事从此成为伯恩海姆个人素养的美谈佳话，而如果把视野扩大到深受战乱影响的时代背景以及二人享有的敬意落差上，它的弥足珍贵将令人肃然起敬。更为重要的是，它将成为改变催眠历史发展走向的重要节点，同时也拉开南锡学派世界影响力的徐徐大幕。

或许，冥冥之中，还有另一重要原因：就在 1882 年 2 月份，沙可已经向科学院和世界发表了他的催眠宣言。

一马平川

从李厄保那里回来，伯恩海姆马力十足，从临床层面、心理层面、生理层面、理论层面、常识层面、法律层面、课程层面以及影响层面等，给予催眠更加科学的解读和更加系统化的运作。这是李厄保所不及的，虽然深度思考和学术影响未必都要来自大学任教。

李厄保不及的地方还表现在与魄力并行的科学思维方面。如果说作为老师的李厄保，对待催眠的策略是顺水而舟，那么作为徒弟的伯恩海姆，则试图改变河道方向，不仅打碎老师美好的预期，还从自己客观独立的实践出发，以更加彻底的态度创造出一个全新的催眠格局。比如，催眠表演师所声称的阅读他人思想或预测未来等能力，只不过是双方相互暗示的结果，而所谓的催眠模仿——催眠者在被催眠者背后给出一个小动作，被催眠者也能给予精确模仿——在李厄保那里，多少带着磁力与神秘的流体解释，但在伯恩海姆这里则更偏向于心理层面的催眠解读，或称敏感的意念运动（Ideomotor Activity）。对此，伯恩海姆（2012）指出，催眠状态并非异常状态，它不会创造出新的功能，也不会创造出任何特殊现象，它只会诱导出那些在清醒状态下就会出现的现象，因为一种新的心理模式导致被试增强了对暗示的敏感性（我们每个人都在一定程度上拥有这种敏感性），因此，当我们的心理状态改变了，所有被诱导的感觉和影像都变得更加鲜明清晰。

在催眠实战层面，伯恩海姆也有令人满意的成绩。拜访过伯恩海姆的布拉姆韦尔（1921）这样描述道，自 1882—1886 年，伯恩海姆对 5000 名患者进行催眠，成功率为 75%，几年后患者增加到 10000 名，成功率也超过 80%。这样的成功率，也让被伯恩海姆称为"迷人可爱的年轻人"的弗洛伊德耿耿于怀，他说道："在伯恩海姆的门诊中，似乎这一技术（使人处于梦行症状态，即深度催眠）确实存在……但当我试图对自己的病人实践这一技术时，我发现自己的能力至少有严重的局限性，如果我对一个病人三次试行催眠而不成功的话，我就没有诱导催眠的招式了。在我的经验中，催眠成功的百分率远低于伯恩海姆所报道的（车文博，2004）"。弗洛伊德所面对的难题，事实上也是伯恩海姆和李厄保等人所共同面对的难题。

但伯恩海姆的思考显然更加辽阔，也更加独特：能被完全导入深度催眠的并非大多数，但能被完全导入睡眠的却属大多数，既然如此，那就优势互补。更重要的是，它一方面与李厄保的长期临床结论相类似，另一方面也与自己的思考不谋而合。所以，伯恩海姆（1947）将催眠定义为"经由暗示进脑的一种睡眠"或者"增加暗示感受性的特殊心理情境之引起（朱光潜，2015）"。如此一来，只要将病人导入到深度睡眠阶段，便基本等同于深度催眠状态，这样治疗的效果自然很好，而那些看不出睡眠与催眠之区别或者因催眠实践较少所带来的误入歧途均是未能领悟此观点。此外，清醒暗示也是一种极好的催眠手法。按照伯恩海姆的逻辑，无论清醒还是恍惚，常唱"好运来"的运气一般都不差。

一马当先

经过临床实践和理论梳理，伯恩海姆觉得差不多可以出击了。

1884 年，伯恩海姆出版《暗示治疗学》（*Suggestive Therapeutics:A treatise on the nature and uses of hypnotism*）上半部分，明确提出他的催眠体系。待到两年后的 6 月，他又出版《暗示治疗学》下半部分。在这本专著中，伯恩海姆也同时介绍了李厄保的暗示疗法。

此作的出版，意义重大。

第一，它相当于南锡学派的催眠宣言：暗示，足以解释催眠现象及其发生机制。暗示本身的机制可理解为"观念运动、观念感觉、观念感觉反射兴奋性的提高……在催眠中，观念反射的兴奋性在大脑增加，所以接收到的任何想法都立即转化成行动，大脑无法在其中起到控制作用，高级神经中枢不能阻止转化过程（Bernheim，2012）"。这样，伯恩海姆就旗帜鲜明地从纯心理的角度去抨击巴黎学派生理角度的病态观点。

第二，它在很大程度上象征着伯恩海姆成为南锡学派的领导人，而已过花甲之年的李厄保则顺理成章地成为南锡学派的创始人。

第三，它成为南锡学院的催眠教材，更进一步标志高等院校对催眠的认可和推广（在这方面，作为巴黎大学教授的沙可有着同样的贡献）。

第四，它成为南锡学派与新南锡学派催眠暗示手法之滥觞，天下学者闻讯而来，或拜访、或交流、或传承、或完善、或批判。广为人们熟悉的有弗洛伊德，心理学家普林斯、司法医学专家博尼斯，法学家利埃菇瓦，性学家兼催眠犯罪研究专家莫尔，精神病学家福尔雷，催眠学家布拉姆韦尔，"催眠与暗示先驱莫西里（Bartolucci，Lombardo，2017）"，新南锡学派的库埃和鲍德温，以及其他陌生学者。

这样的成就来之不易。伯恩海姆（2012）在该书最后一页的最后一段感慨道，"六年多前，我开始这项研究（催眠治疗），遇到无数困难，也受到许多嘲笑，但是我谨慎地探究它，这样做并非闲来无事，更非只为满足科学上的好奇心"（在动机这一点上，他与布雷德不同）。

流程催眠

伯恩海姆从李厄保那里学来的催眠究竟怎样操作，不妨来看看伦特盖姆（1898）和鲍德温（1921）的观察记录。

伯恩海姆：来，看我的食指，我把它放在你的额头。你不觉得困倦吗？

被催眠者：我不知道。

伯恩海姆：哦，你当然觉得困了，你甚至不能睁开你的眼睛。（伯恩海姆合上对方的眼睛）你的手和脚越来越重，你的手不能动了（伯恩海姆抬起他的手），你的手臂不能放下来。假如我让它动起来（伯恩海姆让他的手转动起来），你也没办法使它停下……你哪里感觉疼痛？

被催眠者：头部。

伯恩海姆：你的头痛正在消失，越来越少，离你远去，乃至不见踪影！你不再感觉疼痛！

被催眠者：医生，好像……

伯恩海姆：什么？不，你困倦吗？

被催眠者：我并不觉得。

伯恩海姆：你当然觉得困倦了！当你醒来时，你将不记得任何事情……

就在这样的催眠引导下，伯恩海姆也和其他研究者一样，不断对眼盲、耳聋、跳舞、亮拳头、摸别人口袋等神奇催眠项目进行检验，虽然"进入这样深度催眠状态或催眠梦游状态的被催眠者似乎变成一个完全听从指挥的完美机器人（Bernheim，1947）"，即"通过暗示，能阻止他们的大脑接收外部刺激，并且削弱他们对自我思维的控制（Rosenfeld，2008）"，但他们并不完全丧失意识，因为"在催眠状态下，拿针刺她的鼻子，她不知不觉亦不醒，但当要弄乱她的衣服时，她便立即脸红、拒绝与反抗起来，自然也就清醒了（Bramwell，1921）"。

在催眠中，伯恩海姆有时也会给病人说明催眠缘由，当作正式催眠前的暗示引导，而在催眠结束前的深度状态下，他也会给予催眠后暗示。比如醒来后的 5 分钟，请将（伯恩海姆同事）床下的一把伞打开，然后沿着走廊来回走两次。被催眠者照做了。

有时，伯恩海姆也给予被试催眠后遗忘，但被催眠者事后总能回忆起来，前提是稍加提醒或暗示。

另外，对伯恩海姆催眠画面的描述，同样来自鲍芳洲，充满了时空穿越的几多趣味。读者朋友不妨自取。

南巴回首

《暗示治疗学》之后，伯恩海姆又继续出版其他催眠书籍，进一步巩固其南锡学派领导者的影响，更进一步牢牢握住其心理疗法的话语权，同时，他也铿锵有力地对神经病学权威沙可发起一波又一波的挑战。而沙可的优势，在伯恩海姆一波又一波的挑战中，不断丢失直至枯萎。伯恩海姆语带讥讽地宣传，在他催眠过的数千病人之中，只有一名表现出沙可描述的三个阶段——昏睡、强直和梦游——那还是一位在沙可医院住过三年院的女孩（Bernheim，2012；Ellenberger，2004a），只有巴黎人能够进入深度催眠状态，而地方人（南锡）不算，地方的只能进入地方性轻度催眠状态（Hothersall，郭本禹，2011）。

同时，伯恩海姆指责沙可的思路一开始就错了：他对病人的催眠，是人为诱导的歇斯底里——要么来自他的引导，要么来自医院其他病人的发作示范——所以，被沙可催眠的病人出现类癫痫状态乃不可避免，而自己的催眠手法则是利用人类的天然睡眠，借由暗示来不断深入治疗患者罢了。两者有着本质的不同。更为关键的是，伯恩海姆认为自己的结论与沙可完全相反：那些身心状态良好、理解力较强、意志坚强或受过良好教育的被试，总是容易被催眠，相反，那些歇斯底里的患者往往很难被催眠。

换言之，催眠是一种健康态，而非病态。

所以，与屈尊拜师类似，1889年的催眠大会成为伯恩海姆扭转催眠历史发展走向更为重要的另一关键点。在这一点上，伯恩海姆有着相当广泛的支持者。南锡学派作为坚强的后盾自不必说，成员莫尔和韦特斯特兰德（Wetterstrand）等人经过各自独立的实践和观察，得出类似的结论。特别是曾在沙可医院师从过沙可和巴宾斯基、并被许可催眠两名歇斯底里病人（虽然并非没有成功）的莫尔看得更加清楚，不仅认为"歇斯底里患者之所以难以被催眠，很大程度上因为他们存在矛盾观念，习惯于产生相反的自我暗示（Bramwell，1921）"，而且催眠源自个体注意力的变化（与冯特观点一致），可由暗示引发，同时，作为一种治疗手段，它没有任何禁忌（Moll，1889；Maehle，2014），催眠是一种纯粹的心理现象（Moll，1936）。而韦特斯特兰德也认为，他见过被导入到梦游状态的最好的被催眠者，显然因为其身心健康，且少有焦虑，与此相反的是那些歇斯底里、坐立不安、自私自利的患者，往往难以集中注意力，自然很难被催眠（Bramwell，1921）。宽泛通俗而又不太精准的说法大致是，智商情商越高的，越容易被催眠。那位编制出世界第一份智力测验量表的比奈，现在也站在了沙可老师的对立面，并且坚称（比奈的这段话发表于 1892 年，沙可于 1893 年去世）"是暗示，也就是说，操作者通过其言语、手势、态度，甚至沉默产生影响（Hothersall，郭本禹，2011）"。

此外，来自世界各地的非南锡学派成员的支持者更是数不胜数，其中自然包括冯特和詹姆斯等这样伟大的心理学家。

反观沙可。客观而言，他的失败，不可完全归功于伯恩海姆，部分还要归功于沙可自身的性格，以及弟子们的倒戈。沙可弟子们往往将催眠预演过的患者送到其面前，而南锡学派则坚持"患者只有经过各科主任的彻底检查，并且确定没有器质性疾病，也没有身体原因引起的疾病时，才允许把患者送到催眠诊所治疗。他们要求一切医护人员都不许会见病人，或指示病人做这做那（车文博，2014）"。另外，催眠被试最好是此前无磁化体验经历者为好。这样在源头上，至少能保证患者在症状方面的独立性以及治疗的可针对性，依此得出的催眠结论自然也就更加客观与纯粹，否则很有可能致使"病人们出现实验性幻想（Bernheim，1888）"。这方面应当得到最大限度的避免。事实的确如此，伯恩海姆在这方面完胜沙可。

最后，性格也与成败相关。与沙可的冷漠和不可理喻相比，伯恩海姆显然拥有更多的热情与随机应变。除了接纳曾是沙可学生的弗洛伊德，还有一个个案也大致能够说明这一点。来自埃伦伯格（Ellenberger，2004a）的观察："有次伯恩海姆与患失声症女病人协商其病愈时间。女病人回答'8 天'。

伯恩海姆表示认可，并利用暗示乘势追击。8 天后，该女病人果真能够开口讲话"。这种情况在沙可专横独断的世界里几乎不可能，何况他还暂未接纳暗示手法，特别来自伯恩海姆而非别人的暗示手法。

壮年盛世

一个人最大的幸福，莫过于年富力强时遇见人生使命。

伯恩海姆便属此列。

延续 20 多年的辉煌，如果大致从 1879 年被聘为内科医学荣誉教授算起，那么到 "1894—1896 年间，伯恩海姆已建立起他心理治疗伟大领航者的地位（Ellenberger，2004d）"。

在这期间，伯恩海姆勤勉地构建关于暗示疗法与心理治疗的全新体系：前者基本属于他与南锡团队的众创，后者更多属于他个人的独创。乃至后来，他越来越少使用催眠一词，转而使用心理治疗（Psychotherapy[1]）一词。伯恩海姆有句名言并不广为研究者熟悉或认可："没有催眠，只有暗示"（Weitzenhoffer，1989；Baudouin，1921）。

在他眼里，心理治疗不仅具有伯氏特色，范围更广。新南锡学派鲍德温（1921）认为伯恩海姆的思考与逻辑乃暗示是所有催眠问题的钥匙。那些影响患者身心状态的，除了医生的催眠和暗示，还与医生的其他方面有关；另外，病人的自我暗示也会对其疾病和身体产生重要影响等。有时，伯恩海姆也使用 psychotherapeutics 一词来表达对清醒状态下施加暗示的重视，或可与催眠相媲美（Bachner-Melman，Lichtenberg，2001）。他这一逻辑与后来的弗洛伊德类似。

---

[1] 据埃伦伯格的考察，埃登在自传中宣称这名词是他发明的，不过他又提到在他之前，图克（Hack Tuke）已使用过 "psycho-therapeutics" 一词。另外的证据是，伯恩海姆 1891 年出版的《心理治疗中的催眠与暗示》（法语为 "Hypnotisme, suggestion, psychotherapie:Etudes nouvelles"，英译版为 "Hypnosis and Suggestibility in Psychotherapy"）一书中，书名也表达了他对心理治疗与催眠的关系，其中心理治疗使用的法语是 psychotherapie，相当于英语的 psychotherapy。

　　除了扳倒沙可外，伯恩海姆盛世壮年里还有另外几件大事值得一提。一件与弗洛伊德的移情有关，一件与犯罪和记忆有关，还有一件与中国催眠发展有关。

　　第一是移情。移情是弗洛伊德精神分析体系中的重要基础，指的是来访者（病人）将对其他人的情感转移到精神分析师身上的过程。当年弗洛伊德带着病人前来南锡拜访时，伯恩海姆的催眠演示让他多有启发。后来回到维也纳，弗洛伊德通过自己的临床试验，也多有领悟。弗洛伊德（1984）回忆道："伯恩海姆以他的敏锐思想，确曾以人类的受暗示性为其催眠说的根据。其实，他的所谓的'暗示感受性'也就是移情作用的倾向，只是因为他太缩小了这种倾向的范围，以致没有把消极的移情包括在内……我们不得不承认我们在方法中之所以要放弃催眠术，只是想在移情作用中发现暗示的性质……催眠术的成功与否，全视病人的移情作用的条件而定……"。当然，探究到最后，弗洛伊德自然将暗示感受性回归至精神分析之基石：性与力比多的源头。

　　第二是催眠、犯罪与记忆研究。伯恩海姆认为，幻想、虚假或暗示的记忆可以植入，当频率上扬时，将深刻影响被试言行。对此，他做了一个经典的"催眠之追溯性幻觉"试验（Retroactive Hallucinations）（Bernheim，1888，1889，2012）。伯恩海姆告诉催眠状态下的玛丽（Marie），她看到一个老光棍正在强奸一位女孩子，并且在唤醒前，伯恩海姆强调这不是梦，也不是幻觉，而是真实事件，若有人对此进行调查，她就会说出真相。玛丽对此的回应是，她看见被害人边挣扎边流血。三天后，伯恩海姆的律师朋友受其委托，前来质问玛丽此事。玛丽虽然很焦虑，但她的回答堪称完美，包括强奸犯和受害者的名字，以及强奸具体事件和具体地点等细节都被"回忆"出来。玛丽对此事的真实性坚信不疑，不但通过伯恩海姆的当场考验，还同意在法庭上宣誓作证。

　　后来，伯恩海姆通过催眠将此消极暗示消除，并且表示法官应审慎使用催眠暗示之证词，尽量避免催眠对司法公正带来的影响。同时，并不仅限于未成年人所提供的证词。南锡学派成员莫尔也认为，最好要遵守某些特定原则，比如对目击者可暗示性进行测试等，这样就可以在某种程度上减少其因催眠感受性较高受暗示而带来的虚假回忆，因为"追溯性暗示可能伪造证词（Maehle，2014）"。南锡学院的同事、法学教授利埃茹瓦也做过类似的犯罪试验，结果与伯恩海姆类似。

伯恩海姆关于催眠与虚假记忆的研究服务于司法实践，大概是有据可考的、催眠专家证词制度化以来最早的记录之一。此后，司法催眠这种独具技巧与难度、需要勇气与谨慎的应用，在世界各地蓬勃发展，乃至美国多个州立法院曾一度接纳催眠作为直接证据使用。半个世纪以后出生的马丁·奥恩（第十七章）更是将之推向不可复制的纵深发展。

通过反复验证，伯恩海姆认为虽然试验能够在某种程度上证明催眠可致犯罪，但并非所有被试都容易被导入到深度梦游状态，所以催眠诱发犯罪属于小众范畴。沙可领衔的巴黎学派则十分彻底，认为除了强奸（催眠使肌肉放松，放松让被催眠者不容易反抗犯罪嫌疑人的侵害），催眠并不致使犯罪发生。1889 年发生的"Gouffé's Trunk 案"（Bogousslavsky，Walusinski，Veyrunes，2009）成为两个学派多年来直接与间接冲突的焦点：作为出庭专家，南锡学派认为女主谋邦帕尔（Bompard）有可能在情人埃罗（Eyraud）的催眠诱导下参与谋杀法警古费（Gouffé），沙可与巴黎学派其他成员则表示这种概率极小，并主张事发当时邦帕尔是清醒理智的，而且从平时表现来看其亦无精神障碍。这场学术争议最终以巴黎学派"险胜"暂告段落[1]：法院判处邦帕尔监禁 20 年，判处埃罗死刑。之后，沙可在"纽约论坛"发表文章《催眠与犯罪》（*Hypnotism and crime*），继续强调"（即便）追溯至委员会调查麦斯麦术所提交的调查报告，也没有发现任何关于犯罪暗示的评论，虽然这个主题在当下也已被讨论很多"。另外，伯恩海姆虽然也认可并非任何人都可在催眠影响下犯罪，但的确应重视催眠犯罪的发生条件，特别是涉及被催眠者的"天生道德感缺失、无法抵挡犯案暗示，或者产生被害妄想（Ellenberger，2004a）"等方面。对此，南锡学派成员（Baron von Schrenck-Notzing）带来

---

[1] 读者对此案例或司法催眠感兴趣的话，可参阅本书作者的其他专著。

不少催眠诱导的犯罪记录。而巴黎学派虽然同样坚守梦游状态下被试并不服从犯罪指令，但在被催眠者的品性及诱导方面似乎与南锡学派达成默许的一致，证据除了来自沙可弟子 Gilles de la Tourette 曾尝试过与南锡学派成员利埃茹瓦类似的"假武器"之催眠犯罪试验并观察到难以否认的犯罪事实外，还来自本案犯罪人邦帕尔便是这样一位"喜怒无常、冷血无情"的女人。

值得注意的是，多年后德国海德堡发生一起催眠犯罪事件[1]，震惊了全世界。

第三是与中国催眠发展有关。当南锡学派的催眠暗示观点远播世界时，伯恩海姆的催眠思考同时也深刻影响了中国的催眠发展。晚于伯恩海姆三四十年出生的中国催眠三子——陶成章、余萍客和鲍芳洲，无论在教书立人、催眠培训，还是著书立说，自始至终蕴含着南锡学派特别是伯恩海姆丰富而重要的催眠暗示思想，并且他们还十分熟悉新南锡学派的自我暗示手法。对此，读者可参阅本书第十八章、第十九章和第二十章。

月落星沉

光芒的陨落，有时源于英雄生命的结束，有时源于更为闪耀光芒的出现。伯恩海姆的黯淡，属于后者。"侵占者"寓意抄袭者，是伯恩海姆"赠给"蓄胡的瑞士医生杜波依斯，讽刺他"像德国侵占自己的法国故土"一样夺走自己的心理治疗成果。无独有偶，与反对沙可的学术运动类似，"反对伯恩海姆所谓的心理治疗风潮在其 1910 年退休后亦更加明显（Ellenberger，2004d）"。

即便如此，伯恩海姆还是为世界留下了完全属于他自己的痕迹：1910 年，他发现的一种因阻塞而导致的右心室衰竭症状——右心室阻塞性衰竭，被后人命名为伯恩海姆综合征（Bernheim syndrome）。虽然它很难被视为一个真实的实体（Chung，Ko，Chamogeorgakis et al.，2013），却沿用至今。

---

[1] 可参阅：张伟诗. 催眠理论与实践 [M]. 北京：中国人民公安大学出版社，2018(7):195-196.

退休后的伯恩海姆离开南锡热土，搬到巴黎，终年 79 岁。

从南锡到新南锡

回顾伯恩海姆在催眠领域里的努力，毫无疑问他是成功的、了不起的，但他也未能完全跳出精神导师李厄保催眠实践的窠臼：一方面催眠疗效胜之不多，另一方面他也只是在病人对催眠的厌恶性方面稍有下降而已。对于与沙可的催眠争论，伯恩海姆提出的纯心理观点固然被认可，但这并不能直接否定纯生理影响的错误，也未能对自己的催眠体系给予完整的自圆其说，比如"暗示是什么，是如何起源的？（Freud，1984）"或者"'念动的反动机械'何以能增加其感动性（感受性）？暗示如何能成功？（朱光潜，2015）"等。另外，沙可也提出警告，纵然催眠暗示对歇斯底里有疗效，但也能引发相关症状，包括麻痹和强直收缩等。

无论如何，作为南锡学派的领头羊，伯恩海姆带来了无限希望，虽有遗憾，比如他的学生后来或多或少与他背道相驰，来自临床的反馈是他们中很多病人对南锡手法的态度是"怀疑催眠流程、害怕催眠引导、对医生失去信任、放弃催眠，或者抵制暗示等（Rosenfeld，2018）"，却也播撒下更多的种子。

南锡学派的一些疑惑将在新南锡学派那里得到较为妥善的解决。

曾留学欧洲的朱光潜当年就在李厄保和伯恩海姆就读过的法国斯特拉斯堡大学读博（李厄保1850年获得斯特拉斯堡大学医学博士，伯恩海姆1867年获得斯特拉斯堡大学医学博士），也曾在沙可担任教授的巴黎大学注册学习过。这种年份和地域上的优势使其能近距离观察他们特别是伯恩海姆的催眠思想内核，加上朱光潜本人年轻时十分痴迷心理学——他的哲学博士论文便是《悲剧心理学》，经典名著《变态心理学派别》亦出自他手——自然对南锡学派和巴黎学派之间的观点与论战了如指掌。在《变态心理学派别》中，朱光潜（2015）指出："伯恩海姆的贡献究竟不可淹没。他是第一个人证明催眠就是暗示，与磁液无关，与病态也无关。这个证明是南锡学派的立脚点，也是新南锡学派的出发点。"

所以，关于新南锡学派代表人物库埃和鲍德温，这里要多说两句。

南锡学派侧重的催眠暗示，属于医生引发的暗示，因此也被称作他人暗示，到新南锡学派这里，他人暗示变成自我暗示（Autosuggestion）。暗示不必定要催眠，也不必定要有催眠者（朱光潜，2015）。

如果说，他人暗示的成功率可达 80%，那么自我暗示的成功率则近乎100%。对此，有两个案例极富说服力，也极具画面感。第一个来自鲍德温，属于正向的自我暗示：某孕妇总觉得丈夫一友人的右食指怪异，形似狮爪，害怕腹中孩子和他一样。后来，小孩出生了，右食指果然有兽爪形。第二个来自朱光潜，属于反向的自我暗示：有人暗示自行车初学者撞马路前面的一块石头，他未必会撞上，但若该初学者自我暗示不要撞上石头，结果往往要顶头大撞。

鲍德温关于自我暗示的定律，还包括注意集中律、附加情感律以及潜意识经营律等。

库埃的定律则是：意志屈服于想象。它们的对局，好比意识与无意识的博弈。精辟的案例来自高低空行走时的跌落，以及失眠睡眠间的互换：使用意志的，往往失败，顺从想象的，往往成功。

总之，无论是实际效果还是理论阐释，自我暗示在多个方面都比他人暗示更加完美。这可视为以李厄保和伯恩海姆为代表的南锡学派毫无保留的馈赠，也是以库埃和鲍德温为代表的新南锡学派眼光犀利的继承。

最后，除了上述的"没有催眠，只有暗示"外，伯恩海姆还有一句话耐人寻味："催眠并不存在，存在的只有语境营造及被试对语境的回应（Bernheim，1916）"。

伯恩海姆催眠手法之惊鸿一瞥

- 模仿暗示。在病人面前催眠病人，使之成为示范。这是伯恩海姆和李厄保最为常用、也最为有效的催眠手法。若催眠暗示失效，可辅之药物（开药须具医生资格），效果会变好。

- 催眠后暗示。在他们处于催眠状态下谨慎地说，除了你的医生，任何人都不能以治疗你的名义催眠你。
- 通过吹眼皮实现唤醒是伯恩海姆唯一的唤醒方法。
- 有容乃大，有欲亦有刚。

共同的学生

沙可、李厄保和伯恩海姆之后，他们共同的学生、精神分析的缔造者、与马克思、爱因斯坦齐名的那人，早已拥有磅礴之力，走在今后将以他名字命名的维也纳街区，迎着初升的朝阳，雄心勃勃地微笑了。

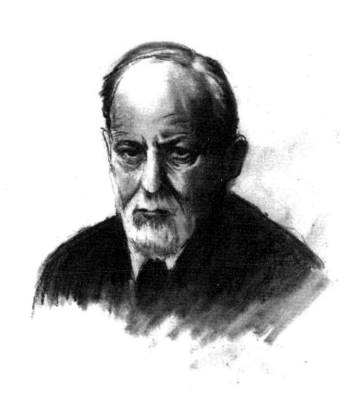

第八章

弗洛伊德*：寻不到催眠家园遂亲手创建精神分析王国

---

* 弗洛伊德（Sigmund Freud），1856—1939，奥地利心理学家，精神病学家，精神分析创始人。

弗爷年轻

夕阳，余晖。

这片以西格蒙特·弗洛伊德（Sigmund Freud，1856—1939）名字命名的街区坐落于维也纳第九区，是在距离弗洛伊德逝世 10 周年纪念日前的 2 月 15 日，维也纳市议会上表决通过的。由于卓尔不群的心理学贡献和惊天动地的性学理论，使得此后、至今，乃至将来很长一段时间里，他的名字都成为心理学这门学科的象征。无论 29 位最著名的心理史学家，还是 93 位心理学研究生院的主任，所评选出的前 10 位历史上最重要的心理学家，弗洛伊德均居前三[1]。

事实上，并不止于心理学，他的影响早已跨越多门学科之间的山峰和海洋，随风流传、润物无声，乃至司空见惯、不可或缺。如爱因斯坦所言，他的理论对人类行为科学有巨大价值……他的智慧自叔本华以来没有人能超越（Brian，2008）。

因此，有人私下送他一个气势恢宏、霸气十足的称呼：弗爷。

然而，年轻的弗爷在催眠研究方面，却是狼狈不堪。

刚刚熟悉催眠术的弗洛伊德，微笑中带着震惊和尴尬：一位年轻的女病人在催眠状态中突然醒来，拥抱并亲吻了他。幸运的是，刚进来的用人恰到好处地化解这次治疗中的难堪。

之后，弗洛伊德决定尽量少用这种不太稳定的催眠术，因为它影响治疗师和病人的关系，进而在很大程度上影响治疗效果。

---

[1] 来自科恩和戴维斯夫妇（Korn，Davis，& Davis，1991）的调查报告。心理史学家的前三排序为：冯特、詹姆斯、弗洛伊德（巴甫洛夫排第 5 位）；心理学研究生院主任前三排序为：斯金纳、弗洛伊德、詹姆斯（巴甫洛夫排第 9 位）。

远赴法国

这种不稳定的技术，正是弗洛伊德从沙可和伯恩海姆那里学来的。

1885 年 8 月，在尊师布吕克教授的激情推荐下，弗洛伊德打败另外两位竞争对手拿到奖学金 600 弗罗林（约合当时 50 英镑或 250 美元，数目不小），带着无限憧憬前往一千多公里外的巴黎，向沙可学习催眠。

巴黎对弗洛伊德来说，是多年来的一个梦，因为来了这里以后，其他的梦也会跟着实现（Freud，1998）。像他这样一个严肃而不计较世俗名利的科学家，突然置身于法国首都（红砖道）狂热的情景中，必然是个非常难以忘怀的体验（Ellenberger，2015b）。所以，情绪激动的弗洛伊德在短暂行程中领略了沙可大师级别的风范和手法，后来在《自传》中对沙可的描述充满钦佩之情，用印象深刻、近乎天才、堪称伟大、无限光芒和科学庙堂一席永恒位置等字眼表达自己遇见沙可和离开他巴黎圣母院般的教室时的激动心情。当然，弗洛伊德也用了武断、怀疑等字眼。与弗洛伊德同去的比利时医生德尔伯夫则很冷静，始终对沙可的催眠表演表示强烈怀疑。

此时羽翼未丰的弗洛伊德，自然没能在沙可苦心经营、堪称完美的神经病学世界里看出借由催眠所激发出来的医患之间关于控制、利用、模仿、依赖等的微妙复杂关系，他连自己在学生时代见过的丹麦催眠表演师汉森（Carl Hansen）的"人体直板"（Human Plank）表演也未多加思考。弗洛伊德（2005）说，我参观了磁术家汉森的当众表演，亲眼看到一个被催眠的人全身僵硬，脸色死白，而且一直到催眠术表演完毕才恢复过来。由于这一事实，使我深信催眠现象的真实性，而且不久之后海登海因（Heidenhain）就给催眠术提供了科学的依据。

弗洛伊德深信不疑的是催眠现象发生的真实性，至于催眠背后的发生机制，此刻的他大概一知半解。不过，他也没多少机会向沙可阐述他的观点，因为他们见面的时间并不像他自己所宣称的那么多。然而沙可却在这位求知欲极强的年轻人身上，发现了难以掩藏的创造性天赋，遂委托其将自己的关于歇斯底里的新讲义翻译成德文出版。

弗洛伊德求之若渴，全力以赴。二人从此结上忘年交。此后，弗洛伊德按照约定，履行自己的诺言，以沙可的名字（Jean Martin Charcot）取名自己的长子：让·马丁·弗洛伊德（Jean Martin Freud）[1]。后来，当沙可去世，弗洛伊德还撰写悼念文章《沙可》（Charcot），"将沙可比喻为亚当，认为他为神经系统疾病命名的功绩，犹如亚当对伊甸园动物的命名（Ellenberger，2004d）"。

跌落谷底

1886 年春初，弗洛伊德带着满心欢喜回到维也纳。

按照惯例，他向维也纳皇家医师协会报告此次巴黎之行。一是见识了催眠疗法，二是赞同沙可的观点：男性虽没有子宫，但也会得"妇科病"——歇斯底里。也就是说，子宫倒错或位移并不是歇斯底里症的真正病因，神经性创伤才是。

这两点在今天看来，一个不值一提、一个不足为道，但对当时维也纳的传统医疗来说，却有一定的冲击力。非议和敌意随之让他应接不暇，大致为：弗洛伊德刚从巴黎回来，就陷入了罪恶深渊……催眠术这种瘟疫不能在维也纳传播……催眠术是骗人术和危险术，从事催眠治疗的自然也是下等人……亲爱的弗洛伊德的报告不仅没有创意，还胆敢对歇斯底里病因胡说八道，他要飞上天等。

多年后，"睚眦必报的"弗洛伊德给予反击。他在回顾福尔雷[2]的催眠

---

[1] 沙可的全名是：让·马丁·沙可（Jean Martin Charcot）。弗洛伊德二儿子奥利弗·弗洛伊德（Oliver Freud），乃为纪念英国近代革命家奥利弗·克伦威尔（Oliver Cromwell）而取。三儿子 Ernst Freud，乃为纪念恩师厄内斯特·布吕克（Ernst Wihelm von Brücks）教授而取。弗洛伊德是一位爱憎分明的学者。

[2] 奥古斯特·福尔雷（August Forel，1848—1931）是瑞士精神病学家，与莫尔等人拥护南锡学派之暗示观点，著有《催眠术》（Hypnotism; Or, Suggestion and Psychotherapy: A Study of the Psychological, Psycho-Physiological and Therapeutic Aspects of Hynotism）。

贡献时声称，"把暗示（催眠）疗法引入维也纳，将是一场医学运动的胜利（Freud，1966）"。

不过当下，他连自己脚下的地儿都还没站稳。

皇家医师协会对他所言催眠的否定，他尚能忍受，毕竟他本人对催眠的思考才刚刚开始，何况还有直接导师布吕克这位重量级人物的支持，虽然另外一位导师[1]的金口更难开。退一步，即使放弃催眠疗法，弗洛伊德也还可以改用其他疗法，但老先生们对歇斯底里真正病因的质疑与置若罔闻，他却要较真一番。一方面，沙可的权威在弗洛伊德心中显然完胜协会里的所有泰斗，另一方面，创伤性神经症与男性歇斯底里症的相似表达是他在巴黎亲眼所见的。桀骜不驯的弗洛伊德便在众人嘲笑的眼光里，找到一个 23 岁半身不遂的炼钢工人，并将他带回协会，当场演示沙可在巴黎的催眠手法。结果，这位仁兄的症状果然有所改善。

但显然，它并非权威们质疑弗洛伊德的地方。根据 Ellenberger（2004c）的考察，质疑主要表现为：（1）弗洛伊德的巴黎之行，是否带来了原创性见解，而非有趣的内容（显然，弗洛伊德没有做到）；（2）对歇斯底里病患的治疗和诊断需要更加谨慎（这样的观点无可厚非）；（3）弗洛伊德将"歇斯底里并非诈病"和"歇斯底里并非生殖器官异常所导致"归功于沙可，而这两个观念在维也纳早已被接纳，可见弗洛伊德不仅求功心切，而且不乏贬低他们之意。

所以，弗洛伊德在赢得掌声的同时，也赢得沉默。

不久，他就从脑解剖实验室滚蛋，并自嘲根本找不到一处可发表演说和

---

[1] 另一位导师是迈内特（Theodor Hermann Meynert），精神病学家和脑解剖学家，维也纳综合医院精神病科主任，维也纳大学医学院临床系主任。弗洛伊德曾在其主持的大脑解剖实验室里工作过 5 个月（1883.05—1883.10），对其较为崇拜。迈内特对歇斯底里的病理观点与沙可类似。"据载，迈内特教授此前十分反对催眠术，称其依然笼罩着荒谬的光辉，但却在临终前对弗洛伊德说：'你是对的，你赢得了真理。西格蒙特，最激烈地反对你的人就是最相信你是正确的人。'（可参阅邰启扬. 催眠术——一种奇妙的心理疗法 [M]. 北京：社会科学文献出版社，2005(6):44. 车文博. 癔症研究之弗洛伊德略传 [M]. 北京：九州出版社，2014(4):78. 以及欧文·斯通. 心灵的激情 [M]. 朱安等译. 北京：中国文联出版公司，1986:408.）"。

讲义的地方（Freud，2005）。

再赴法国

之后，弗洛伊德只得自立诊所、自谋生路。

催眠治疗，在这个时期给他带来了一定的心理支持，而真正带来实际收入的则要等到次年底。他在写给好友弗利斯的信中开心地表示："在最近的数周内，我已经采用催眠术治疗，尽管病例不多，但有明显成效（车文博，2004）。"

客观而言，这个时期弗洛伊德对催眠疗法的理解，并未有多少创新，也未成独立体系，基本还停留在沙可的影响里。换句话，如果按照沙可的催眠方法去治疗病人，尚有很多病例难以治愈，何况初学者弗洛伊德。所以，碰到难以自圆其说的催眠困惑，亦属常见。

弗洛伊德觉得自己的催眠技术还需要提高。于是，他将目光锁在巴黎三百公里外的南锡。此前，他曾听人说过，南锡人们对待催眠术的态度与维也纳完全不同，至少不会这般黯淡无趣。

南锡的伯恩海姆倒完全不介意弗洛伊德曾追随过沙可，相反，他觉得可以趁此机会通过他的暗示手法让这位锋芒初露的年轻人向老对手传递，暗示才是催眠的本质。两全其美，何乐不为。

而弗洛伊德也因向沙可学习的成功经验，在赶往南锡之前，先将伯恩海姆的《暗示及其治疗效果》（*Suggestion and its Therapeutic Applications*，1888）翻译成德文出版。弗洛伊德认为催眠暗示疗法是一种新的疗法，在自己的催眠实践中多少有所验证。虽然沙老师和伯老师在催眠理解上有分歧，但很有可能的事实是，催眠与生理、心理都相关。当然，似乎与心理相关更大，尽管其过程中包含着神经与肌肉的过度兴奋。

次年，1889 年夏，满怀期待的弗洛伊德，带着一名女歇斯底里症患者一同前去南锡。此时，南锡学派在李厄保和伯恩海姆的领导下逐渐壮大，并在学术界和患者群中拥有良好的声誉和影响。

如同目睹沙可的神奇一样，弗洛伊德也当场感受到了李厄保的温暖和伯恩海姆的完美，并因此开始与沙可保持适当的距离。伯恩海姆自然也当着弗洛伊德的面，演示了病人在催眠状态下的幻觉体验和记忆遗忘等。被唤醒后，病人出现失忆，但经过暗示和引导也能逐步回忆起先前要求遗忘的细节。

在一旁观看的弗洛伊德，心中突然划过一道深刻影响后半生学术生涯的闪电：这情形和我们所揣摩的梦者的情形是完全相似……梦者不也常说自己对梦一无所知……事实上，他明白梦的意义，只是不知道自己明白而已。（Freud，1984）

与梦有关，这是弗洛伊德第二次发现精神分析的光。第一次是在沙可那里发现的——与性有关。当时，弗洛伊德在聚会中听到沙可讲述一个"妻子体弱多病、丈夫阳痿"的案例，心生疑问并究其原因，沙可的回答很简单，与性有关，仅此而已，始终如此。说者无意，听者有心，弗洛伊德随后将之发扬光大。

梦与性，弗洛伊德主义或曰精神分析体系的两个核心，就这样摇曳般地点燃了星星之火。

遗憾的是，伯恩海姆并未将弗洛伊德带去的女病人治好。此前，弗洛伊德也使用催眠术对她进行治疗，虽有所改善，但效果并不理想，时好时坏。弗洛伊德当时以为催眠深度不够，才会如此，所以伯恩海姆也尝试了催眠加深，但同样失败。弗洛伊德怅然若失，对催眠的怀疑继续升级。他开始觉得催眠暗示治疗效果有限。

在此之后，弗洛伊德继续翻译伯恩海姆的第二部作品《暗示研究》（De La Suggestion，1892），并在序言中使用擅长的抽丝剥茧语言对伯恩海姆进行一番评价，称赞他把催眠状态与正常生活状态中的精神生活及睡眠等联系起来，去掉催眠术的神秘外表，使人们对它不再感到陌生……而"暗示是催眠的核心，也是入门的钥匙（Freud，1966）"。

战友布洛伊尔

两年后，沙可不幸离世。同一年，弗洛伊德与同门好友布洛伊尔医生合作发表《歇斯底里症的心理机制》(*Psychic Mechanisms of Hysterical Phenomena*)。再两年后（1895），两人又共同出版《歇斯底里症研究》(*Studies in Hysteria*)（也译为《癔症研究》）。

这是一本重要的、经典的精神分析著作，第一作者是布洛伊尔，第二作者是弗洛伊德。事实上，当时的布洛伊尔"在学术界已经享有较高名望，既是具有大量实践和科学成就的内科医生（车文博，2004）"，也是具有"良好声誉、被公认为医疗实务能力最出色的医生之一（Skues，2011）"。他在发表《歇斯底里症研究》的前一年，便已当选维也纳科学院通讯院士。

布洛伊尔在年龄上大弗洛伊德 14 岁，曾教过弗洛伊德催眠疗法，但弗洛伊德用起来并不如意，所以后来才去巴黎找沙可，还去南锡找伯恩海姆。

布洛伊尔对催眠的贡献在于，他用催眠疗法治好了精神分析史上第一个、也是最著名的个案。个案的主角是传奇人物：安娜·O。据载，安娜·O 因父亲患病去世后，出现严重的歇斯底里症状（实际上是歇斯底里、神经痛和吗啡成瘾综合症状），于 1880—1882 年间接受布洛伊尔的治疗。

布洛伊尔发现，在催眠状态下，只要安娜·O 意识到自身歇斯底里症状的病因，即"把癔病症状发生的情形与引发症状的事件联系起来，症状就会消失。情绪一旦与其最初的诱发事件联系起来，患者就能够用清晰的语言自由地表达出来，那么情感就不再成为维持癔病症状的能量基础了（Skues，2011）"。而这位颇有才气的女病人，创造性地将布洛伊尔这种疗法称为"扫烟囱法"或"谈话疗法"。半年后，布洛伊尔将这一治疗个案告诉弗洛伊德，弗洛伊德敏锐地从中发现了精神分析的价值。

今天，我们都知道，精神分析是弗洛伊德所创造的，但按照理论内容和治疗事实来看，应该是布洛伊尔和他的女病人安娜·O 共同发起的，弗洛伊德后来也表示，只是布洛伊尔当时没有使用"精神分析"这一名词而已，因为当时他还只是个学生。当然，不可否认的是，弗洛伊德更加系统、也更具深度地构建了整个精神分析体系。遗憾的是，在这本了不起的《歇斯底里症研究》出版前，弗洛伊德与布洛伊尔就已经发生分歧：与催眠有关，与爱的转移有关，与声望有关，与竞争有关，与性格有关，当然也与性理论有关，而且看似不可挽回。

催眠净化法，是扫烟囱法和谈话疗法的另外一种表述。在催眠净化期间，安娜·O爱上了布洛伊尔。这种爱，远远超过本文开头那位年轻女病人对弗洛伊德的亲吻。事实上，这是安娜·O把对父亲的爱转移到布洛伊尔身上——精神分析称之为移情，而布洛伊尔也出现了反移情——喜欢上安娜·O。两人在情感方面发生说不清的纠葛，而一直喜欢将自己置于轻度催眠状态下的安娜·O后来腹部抽搐出现分娩幻觉，并大喊"布洛伊尔，我怀了你的孩子"（这一细节记载于弗洛伊德1932年写给茨威格的信件）后，布洛伊尔仓皇逃离。两人关系从此彻底终止。最后的"癔性分娩情节"是弗洛伊德追随者琼斯的描述，其间真假一时难辨，不过似乎没那么重要。重要的是，弗洛伊德的确很在意医生和患者的关系，认为一旦出现差错，治疗将化为泡影。这也是他后来放弃催眠疗法的重要原因之一。弗洛伊德的态度就很明显：有泡影，必要刺破。

但如果把患者换成自己女儿，泡影是否还要被刺破？ 23岁时因连续噩梦带来情绪困扰，开始接受父亲长达4年的精神分析治疗，加之从小耳濡目染，小女儿安娜·弗洛伊德终生未嫁地追随父亲，不仅继承和发展其自我心理学思想，而且成为著名的儿童精神分析家和自我心理学代表人物之一。这里，父亲与女儿的治疗互动是否有泡影，有的话是否要被刺破，刺破等于负责任，不刺破等于不负责任？与别人质问弗洛伊德抽雪茄是否属于口欲滞留一样，弗洛伊德的回答轻描淡写，有时雪茄只是雪茄而已。权威人物总有自己的解释而且听起来很流畅，即便他几度打破自己为精神分析立下的禁忌与规则。当然，这里更为重要的是当事人。安娜小姐的快乐与痛苦、幸福与不幸，只有她自己真切知道。但毫无疑问的是，安娜小姐深深的恋父情结，正是父亲弗洛伊德潜移默化所带来的深度催眠影响。

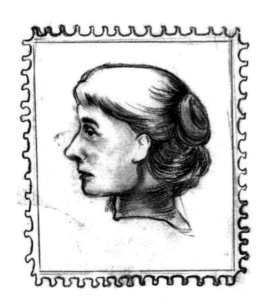

回到安娜·O。她的病症并没有被布洛伊尔治好[1]，她的恋父情结依然根深蒂固，亦终生未嫁。在经历一段较长时间的、痛苦的且并不完全彻底的自行疗愈后，她开始为妇女的合法权益和犹太孤儿的教育奔走呼号，成为一位受人尊敬的、具有广泛影响力的女权主义者。西德政府在其逝世 18 年后发行邮票以纪念之。她的真名是帕彭海姆（Bertha Pappenheim）。

精神分析掌握在医生手里正如忏悔掌握在神父手里，它是一个好工具还是一把双刃剑取决于谁在管理和使用它们，这句话与沙可（1890）的催眠名言类似，催眠是一把双刃剑，在医生手里是强有力的治疗工具，在鲁莽者手里可能产生灾难性后果。前者据说是帕彭海姆生平唯一一次对精神分析的评价。无论真实与否，这句话本身不错。

《歇斯底里症研究》出版后，布洛伊尔和弗洛伊德的观点不可避免地引发了学术争议，抨击他们的人自然不在少数。不过这对弗洛伊德来说似乎是常事，在此后漫长的岁月里他始终以自己为受歧视的犹太人自居，必要时会猛烈回击那些更加苛刻、更加严厉甚至蛮横无理的批评与诬告，但布洛伊尔对此的反应却是心事重重，伤心又气馁。

这是他们的性格分歧（这种性格也同样体现在如何处理催眠的学术态度上）。专业分歧方面主要有两个，第一个是生理性质的"催眠样歇斯底里（Hypnoid Hysteria）"与心理性质的"防御性神经质（Defence Neurosis）"的对立。布洛伊尔认同前者，弗洛伊德认同后者。第二个分歧是对性的理解：弗洛伊德坚信性是神经症（歇斯底里症）产生的核心因素，后来这个观点成

---

[1] 1882 年 6 月 7 日，安娜·O 决定终止治疗，之后，疾病本身及其伴随的癔症症状全都明显地减弱。

为精神分析的基石，而布洛伊尔则持反对意见。

上述种种分歧，使得布洛伊尔与弗洛伊德无法再继续前行。不久即分道扬镳。

弗氏解读

为了性方面的观点，弗洛伊德还与阿德勒、荣格等人决裂。

性，为什么对弗洛伊德这么重要？今天的读者大概不太清楚当年弗洛伊德所处的维多利亚时代，整个社会对性的压抑，也未能体会弗洛伊德发现性压抑被释放后女性歇斯底里患者症状改善时的兴奋。换句话，弗洛伊德在治疗中发现病症源自压抑，因为文明崇尚规范。所以当文明越发达时，本能受到的压抑就越大，而性是本能的核心，是神经症病因最有力的根源。按照这一逻辑，弗洛伊德把人类的心理和行为还原到生物角度的基本元素——性。所以，催眠自然也可以用广泛意义上的性来解释。

我们来看看弗洛伊德精神分析式的催眠解读。从爱到催眠仅有一步之遥……以至于用催眠解释爱比用其他方式更为中肯；催眠师是唯一的对象，除他之外没有注意到任何人（车文博，2004）。所以，那位吻了他的女病人，便是对他产生了爱，自然对催眠师言听计从。当然并非所有被催眠者都服从催眠师，而是表现出反抗，对此弗洛伊德表示存在某种其他未知因素。弗洛伊德还认为催眠互动是一场游戏，是对生活更为重要的另一情景非真实的再现。最后，弗洛伊德得出结论，催眠是排除了直接性倾向的一种爱的状态（车文博，2004）。

有意思的是，弗洛伊德虽然如此强调和宣扬性，但在现实生活中，他似乎是一个典型的清教徒。可见，理论和现实是可以是解离的，爱与性也是可以解离的。

不能解离的则是，梦与自由联想。在研究催眠的同时，弗洛伊德也极其关注梦的解析。那本特地放在1900年出版的《梦的解析》，被称为划时代的不朽巨著，以及迄今在经验主义基础上掌握无意识心灵之谜最勇敢的尝试。

在这本精神分析代表作中，弗洛伊德"阐述了自己对躺椅上出现的包括催眠等状态的认识（Kluft，2019）"。

1895 年 7 月 24 日，弗洛伊德正式开始对梦解析。他在写给朋友的信中充满了自豪，说那天"揭开了梦的秘密"。当然，也大致从这个时候开始，他真正地放弃催眠术，转而使用自己所创造的自由联想术来取代。自由联想是探索无意识世界的强大武器，后来为荣格的积极想象带来了重要启示。

何止欲擒故纵

在弗洛伊德彻底放弃催眠之前，我们有必要大致知道弗洛伊德成功的催眠个案：让一位年轻的妈妈能够顺利地哺乳孩子，让一位年轻的女佣能正常待在房间，挖掘出 40 岁的 N 夫人童年时的创伤并使其症状得以改善，还治好时常闻见烧焦布丁味的英籍家庭女教师 R 小姐等。弗洛伊德从催眠治疗中获得成就感。他说，催眠术使我第一次尝到给他人带来希望的乐趣，同时，自己能够享有奇迹创造奇迹者的美誉，也是一种极大的荣耀（Freud，1987）。

自此，若从 1885 年前往沙可处取经算起，到 1895 年（在 1893 年时，弗洛伊德仍用伯恩海姆的方法来治疗病人，但同时也部分撷取沙可的想法。这点可由他发表的关于器质性及歇斯底里性瘫痪的论文中看出）创造性地进行梦的解析，这位糟糕的催眠师与催眠的姻缘，历经十年、跌宕起伏：从一开始坚定认同，到虚心求学，再到挣扎纠结，继到怀疑验证，最后创造性放弃。

放弃原因整合如下：

1. 时代氛围和科技发展还不足以让大众完全接受催眠疗法。弗洛伊德生活于其中，自然深受影响。
2. 维也纳医学会等传统权威的否定，带来了一定压力。
3. 养家糊口的迫切。随着越来越多小孩的出生，弗洛伊德若再一味使用带有负面声誉的催眠疗法，将可能带来收入的下降。
4. 弗洛伊德本人的原因。一方面，他对催眠存在误解，沙可、伯恩海姆和李厄保等人没能在催眠治疗方面给予他更多希望，至少在前往法国拜访的前后，弗洛伊德没有握住催眠三板斧，而他在自己的医疗实践中也发现催眠疗法存在缺憾——催眠并非对所有患者都产生疗效，时好时坏令他很担忧。更棘手的是，并非所有患者都能进入催眠状态，且进入催眠状态的也未必都能达到老前辈李厄保所言的深度催眠状态。这些带给他强烈的挫败感。他在克拉克大学的主题演讲，除了精神分析、自由联想和性外，便是"催眠作为一种治疗手段的失败和积极、有意识地探索患者记忆及历史的需要（Hothersall，郭本禹，2011）"。另外一方面，弗洛伊德性格桀骜不驯，意志如钢、自信如铁，崇尚清醒[1]，追求精神分析近乎苛刻，乃创惊世骇俗学说。

5. 从弗洛伊德精神分析之防御机制来解析弗洛伊德自己：放弃催眠疗法是一种超越和升华。催眠之光终究是别人的，精神分析之光才是自己的。

　　当然，即便"放弃"，弗洛伊德还是很感谢催眠。他说，催眠作为治疗的工具，确实未能尽如我们的期待；我们精神分析家或可自称它合法的继承人，不应当忘记它对我们的鼓励和理论的启发（Freud，1984）。研究者格雷维茨（Gravitz，2004）指出："弗洛伊德对移情的构建源于他个人对催眠的体验，催眠过程中所强调的关系融洽与加强影响成为现代精神动力学理论和治疗的一个重要组成部分"，而"通过催眠治疗歇斯底里病人的麦斯麦也成了精神分析发展的基石之一（Ljubomir Radovancević，2009）"。孙时进（1999）老师也表示，让病人进入自由联想时的意识状态在某种意义上也是一种类催眠状态。黑利（Jay Haley）的观点则最直接也最精准，精神分析就是催眠的慢动作（Hartman，Zimberoff，2013）。

　　正是对催眠的学习、实践、怀疑和放弃，使催眠成为精神分析体系论证与创建的重要前提，弗洛伊德也从中发现人类意识背后的另一种强有力

---

[1] 弗洛伊德生命晚期患得口腔癌，为保持清醒，历经32次的大小手术，均不打（麻醉）止痛药。如果弗洛伊德能够利用自我催眠实现深度麻醉，是否会给催眠学说带来另有一番潮起潮落？

的心智过程——潜意识及无意识，而且"它在宣泄疗法方面毕竟出过大力，开阔了病人的意识领域，使病人能对清醒时无知的情况有所了解（Fredu，1987）"。

当然，作为一个具有象征符号意义的人物，弗洛伊德对催眠的放弃也带来了负面影响。弗洛伊德在著名的《精神分析引论》（1984）中表示，我知道催眠术只要仍被应用，这些病症的动力学就没有了解的可能；因为在催眠时，病人的抗拒是医生观察不到的……因此，我可以说只是丢了催眠术之后，精神分析才算真正开始。奇克（Cheek）和勒克龙（LeCron）于 1968 年指出，这件事在某种程度上阻碍了催眠近 50 年的发展。而 50 年后的 2018 年，研究者（Kluft，2018b；O'Neil，2018）继续指出，弗洛伊德对催眠的排斥导致临床催眠与精神分析的裂痕持续逾百年，"留下包括错误的思维，未经证实的假设、偏见和怀疑等（Kluft，2019）"，因为精神分析学派研究者似乎都墨守这位古典创始人的规矩，要么对催眠知之甚少，要么完全不感兴趣。

问题在于，如果后现代催眠能够带给来访者病症的动力性改变，也就是人格的整合与完善，那么弗洛伊德及其后来者是否还会保持前后一致的态度呢。事实上，这两个领域的研究者们似乎都开始转向整合，尤其是基于精神分析的临床催眠，或者催眠状态下的精神分析。吉龙（Guilloux，2008）指出，在距离 20 世纪初结束的法国催眠黄金时代后约 70 年，催眠再度从精神分析中恢复生机。

二者共建和睦是未来的必然走向。

弗洛伊德催眠手法之惊鸿一瞥

- 类睡眠。催眠或可称为不自然的睡眠。由催眠而得的潜意识观念可用以解释常态的睡眠。
- 类梦境。从伯恩海姆处学来的前额触碰技术等可将对方导入至恍惚状态。
- 自由联想。

- 知其不可而为之，熬出伟大来。

挑战

1926 年，弗洛伊德 70 岁生日。爱因斯坦发来贺电，称弗洛伊德对人类的心灵明察秋毫，但他对精神分析始终保持敬而远之，声称自己宁愿躲到还没被分析过的黑暗里……（因为）挖掘潜意识并不总是有益；例如我们的脚受一百条肌肉的控制，如果我们分析并弄清楚每条肌肉的功能和动作的顺序，这能够有助于我们走路吗？弗洛伊德作为一个作家远比作为一个心理学家更伟大（Brian，2008）。

与精神分析相比，爱因斯坦显然更偏向心理分析。

心理分析，又称分析心理学，创始人与弗洛伊德曾如父子兄弟、后又割袍断义，而他对催眠的态度似乎与弗洛伊德如出一辙。如果说弗洛伊德深入病态人格深处窥见了人类人性，那么此人不仅如此，还从人类进化史中发现了集体无意识，同时对病态和神秘的理解多了一些积极意义。1955 年，《时代》（Time）周刊将他作为封面人物[1]，配词是"心灵探索：对弗洛伊德的挑战"。

他被认为闯入了人类更为深层的心灵结构，并使弗洛伊德的病人的梦归弗洛伊德，他的病人的梦归他。

---
[1] 弗洛伊德是《时代》周刊的常客。

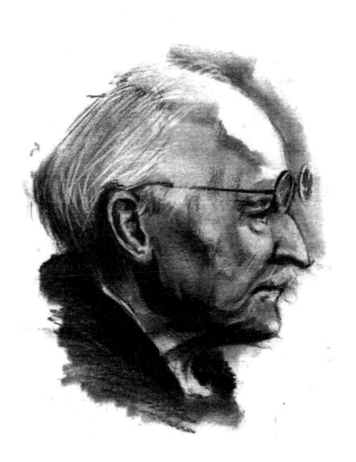

第九章

荣格[*]：看不透催眠黑匣子，同样创建分析心理学王国

---

* 荣格（Carl Jung），1875—1961，瑞士心理学家，精神病学家，分析心理学创始人。

塔楼

苏黎世外，寂静湖边。

孤独石头，波林根塔楼。

它是荣格（Carl Jung，1875—1961）在世时的隐世住所，也是荣格去世后心理学者的朝圣之地。塔楼前蔚蓝的湖水，氤氲着老人当年博大精深、晦涩难懂的思考，因他不仅是位分析心理学家，还是位炼金术士。离这不远之地，便是传奇先哲帕拉塞尔苏斯（第一章）的诞生地。

所谓的炼金术，既可炼石成金，亦可炼心成仙。按照荣格写给帕拉塞尔苏斯的说法，炼金术不是一个简单的化学过程，更多的是一个哲学过程，是一种能带来精神转化的特殊瑜伽（Jung，2011）。

塔楼便是荣格最好的炼金场，始建于 1923 年。48 岁的荣格觉得"文字和纸张还不够真实"，需要些更加坚实的东西来承载他的科学幻觉和无意识内容，所以，从小让他困惑的石头成了不二选择。

如影随形

石头让少年荣格困惑的是，他搞不清自己"是坐在石头上的'他'，还是被坐着的'它'"。这一年荣格 7 岁。5 年后，荣格开始深刻影响生命旅程的第一次自我催眠。

1887 年夏，12 岁的荣格在大教堂广场上和同学打架，被同学推倒后，脑袋撞在路边的石头上。失去知觉的瞬间，"你再也不用上学"的念头从心底冒出，以至于只要提及上学或写作业，荣格就会自动晕厥。荣格后来称它为"分裂"和"自我的异化"。此后，少年荣格开始了一段快乐而又自责的时光：游荡、玩耍、阅读、亲近大自然以及虚度光阴。父母对此无所适从，医生也束手无策。直到有一天，躲在灌木丛后听见父亲对来访的客人表达对其今后自理能力的担忧，荣格如遭雷劈，顿时清醒，觉得不能再继续下去了。

就这样，羞耻中带点愤怒和报复的荣格，把自己从先前固着的自我催眠状态[1]中拉了回来，从此更加用功，勤奋程度甚至超过少年让内。每天早上准时5点起床读书，有时凌晨3点就起来，一直读到7点，才去上学。

此后也有几次险些晕厥，但均被荣格用意志战胜。这种精神危机，在荣格成年以后也经历多次[2]，尤其与弗洛伊德决裂后症状更加严重。另外，带来深刻影响的还有母亲的神经质和牧师世家的基督教氛围，加上自己性格天生内敛，成天沉浸于忧郁和幻想之中，诸多种种，冥冥中似乎为他的人生及分析心理学体系创建有序铺好通往地下无意识世界深处的石阶。

如荣格所言，一个人毕其一生的努力，就是在整合他自童年时代就已形成的性格。

待到1902年研究生毕业前夕，荣格对降神会兴趣越来越浓，不仅参加小团体聚会，还将之写进博士论文《论所谓超自然现象之心理及病理》[3]（ *On the Psychology and Pathology of So-called Occult Phenomena* ）。荣格十分好奇的是，眼前扮演灵婆的年轻表妹究竟如何与鬼魂对话，对话是真是假；说话的这个人是先前的表妹还是死去的祖父的魂魄；如果都不是，是否发生人格分裂，或者人格转换；如果转换，那么原来的女性人格去哪里；类男性人格[4]又来自哪里；另外，这究竟是表妹的特异功能还是她的胡编乱造，以及如何解释灵魂附体时能力变优等现象？这些疑问，带给荣格灵感，也带来遗憾。有些让他穷极余生依然不得答案。

经过两年左右的探索，荣格很快就厌烦此类事情的科学验证，而他的表妹也因肺结核去世。家人说她在生命的最后几个月里，个性不断解体，竟回归到两岁小孩的状态。这是否是一种高度自我催眠或强烈自我暗示下的

---

[1] 按照多年以后荣格对沙可催眠观点的评价"催眠是某种想法占据大脑的结果"，那么，荣格少年时期的这一段经历完全符合自我催眠的特点。一般认为病态人格无法有效整合自我，而健康人格对病态想法常具有统合或免疫作用。

[2] 荣格一生经历6次心理发展危机。可参阅罗森（2003）撰写的《荣格之道》。

[3] 或翻译成《论心理学和病理学中的超自然现象》。

[4] 荣格后来提出两种重要的原型：阿尼玛和阿尼姆斯。阿尼玛是男性心中的女性意象，阿尼姆斯则是女性心中的男性意象。

退行？

　　在此之前，27 岁的荣格还为进一步研修理论精神病学，带着疑惑和崇敬前往法国让内老师那里寻找答案。是年，让内 43 岁，正处于学术研究的黄金年龄，不仅拥有自己的心理学实验室，同年还击败了最大的竞争对手比奈成为法兰西学院实验心理学教授，讲授有关心理张力及情绪等理论。让内对荣格的影响是直接而长远的。荣格（1988）在古稀之年撰写回忆录时，提及"在（苏黎世大学）前两个学期，我主要讲授催眠，也讲授让内和弗劳内伊的理论""（后来）我自开始执业后，便研读了布鲁厄、弗洛伊德及让内的著作，这些著作给了我极大的启迪与教益"。让内是催眠解离的代表人物，弗洛伊德是精神分析的代表人物，尽管他们两人之间有着莫衷一是的恩怨，但都认同人类心理的可解离性，即能被意识到的意识和难以被意识到的无意识具有相对意义上的解离性，特别是无意识在治疗与成长中的重要决定作用。为促使两者通融，让内主要采用催眠与暗示等方法，而弗洛伊德主要采用自由联想和梦。荣格接纳并发展了他们的方法，提出积极想象。当然，这是后话。当下的荣格还只是一个上下求索的学子而已。

　　从让内老师那里归来的第二年，28 岁的荣格与艾玛·罗森巴赫（Emma Rauschenbach）结婚。

　　七年前荣格初见艾玛时一见钟情，直觉这是自己未来的妻子。事情果然依此修成正果。事实上，带有神秘色彩的直觉与难以实证的幻象一直伴随荣格一生（与催眠状态下的灵感与幻想极其相似），比如在私人出版的《对死者的七次布道词》（*The Seven Sermons to the Dead*）中，荣格描述到他和家人都听见没有人影的门铃疯狂地响着，接着整个屋子全都让鬼挤满了，它们齐声喊着"我们从耶路撒冷回来，我们要找的东西在那里找不到"，在自传性质的《回忆·梦·思考》（*Memories, Dreams, Reflections*）中，他看见洪水把北海和阿尔卑斯山之间的北部和地势低洼的所有土地都淹没……滔天的黄色巨浪，漂浮在水里的文明的残片及成千上万具被淹死的无数死尸，之后预言到第一次世界大战和第二次世界大战的爆发等。荣格称之为来自个体无意识体验与人类体验的巧合，而且同时代人无法领悟他关于幻觉的意义，他们看见的只是一个匆匆赶路的傻瓜。

完美的失败

与艾玛婚后的第二年，荣格生命中重要的萨比娜·施皮尔莱因（Sabina Spielrein）出现。这时她未满 19 岁，因过度幻想和强迫行为等前来接受治疗。荣格将他从让内老师那里学来的催眠手法用在萨比娜身上，使她的症状得以转缓。虽然此时的荣格对催眠充满自信，但实际上他的理解尚欠火候。因为他马上就要经历人生中最为关键的催眠体验，一次对催眠态度发生 180 度转变的经历。

不久，荣格在苏黎世大学医学系担任讲师，开始正式讲授催眠。

有一位 65 岁[1]、左腿瘫痪多年的妇人拄着拐杖前来寻求荣格的帮助。荣格按照沙可医院的催眠模式，当着 20 个学生的面开始他的催眠示范性教学与治疗。

当该妇人絮絮叨叨不停阐述病史时，荣格将之打断，并说："我们没有时间详谈，现在我给您催眠吧。"话未说完，该妇人随即进入深度催眠状态，并继续她的病史与梦的絮叨，整整延续一个半小时。

荣格着实吃惊。接着，更为神奇的事情发生。

该妇人在被唤醒后，大喊着"这下我治好了"，随即扔掉拐杖，站起来走出教室。此情此景让荣格十分尴尬，因为他还没搞清楚催眠中的什么因素或哪个环节治好这位妇人。

他用"尴尬""面红耳赤""神经紧张"和"硬着头皮"来描述自己，并向他的 20 个学生撒谎道："现在，你们知道催眠的神奇疗效了吧"。

当然，现实的情况是：该妇人的的确确因"此"被治好。荣格似乎并未就"此"进行更进一步的回忆，但今天我们不妨推测，大概有这几个原因：

---

[1] 荣格在 80 多岁撰写的《自传》中描述该妇人为 58 岁，但在 39 岁（1914 年）与 Dr. Loy 的通信中，描述其为 65 岁。这里择取年代较为接近的后者。荣格很有可能将之与那位 56 岁、喜欢眨眼、不易被催眠的妇人相混淆。

- 该妇人的左腿瘫痪属于心因性疾病，而非器质性疾病。
- 该妇人在深度催眠状态下进行自我宣泄。
- 该妇人在深度催眠状态下保持较长时间：这种状态有助于意识和无意识的自发性磨合，即自性完善（积极想象原理之一）。

或许也有可能在深度催眠状态下，荣格的某些良言发生了效用。当然，这一点仅作为猜测，前面两点才是基于事实的推测。不管怎样，讲授催眠的荣格，似乎还没看懂催眠。

第二年暑期，该妇人又因背痛（左腿已不再瘫痪）前来接受治疗，然后在荣格准备将之催眠的时候，她又自发地进入"昏睡"（催眠）状态。醒来后，她的背痛又好了。而这，似乎又与荣格"无关"。之后，这位老太太兴高采烈地将荣格认作干儿子，并四处宣扬他奇迹般的催眠手法。雅利安人荣格因此荣获"巫师"的称号。后来在英国著名的医疗心理研究所塔维斯托克（Tavistock）讲演中，他还不忘自嘲在他们眼中自己只是一个巫师。当然，日后同样获此殊荣的，是带有印第安人血统的艾瑞克森（第十三章）。

虽然一度热情练习催眠暗示疗法，但在遭遇另外两次催眠移情后，荣格对催眠疗法更加怀疑。第一次移情来自那位一直睁着眼睛很难被催眠、却在被催眠后对荣格产生好感的 56 岁妇人。不过，也正是这次对移情的处理，让荣格（1916）看清催眠魔力的同时也看清了催眠本质。第二次移情则来自患遗尿症、同样对荣格产生好感的 17 岁少女。荣格因有了经验，处理这第二次自称令人讨厌的浪漫的方法是，停止该少女的治疗 3 个星期。果然，她的遗尿症好了，她却因未能看见荣格而倍感失落。

荣格（1988）坦言，自己很快就放弃催眠了，因为在使用催眠的时候，就像在黑暗中摸索前行一样……病人病情的改善或疗效能维持多久，医生绝不可能知道，而他对这种毫无把握的工作方式感到内疚，他也不喜欢决定病人该做些什么，因为他更关心病人天生的倾向会将他引导到何处。多年以后，荣格（1991）继续谈到，分析师经常被指责拥有蛇眼，可以磁化或催眠对方，强迫他们回到自己身边。在《灾难之后》（*After the Catastrophe*）中指出，德国和其他国家无数的人们被卷入疯狂血腥的世界大战中，他们（德国人）被精神病统治者（leading psychopaths）赶到屠宰场去，就像被催眠的绵羊一样。在《论心灵的本质》（*On the Nature of Psyche*）中，认为一些不受意志控制的身心现象可以通过催眠来诱导。在《神话中的精神现象学》（*The Phenomenology of the Spirit in Fairy Tales*）表示精神高度集中和紧张会发展出某种优于意志努力的、意想不到的耐力……在催眠演示中，他经常将身体虚弱的歇斯底里病人导入深度催眠，然后让她的后脑勺躺在一张椅子上，脚后跟躺在另外一张椅子上，如同僵硬木板。这样大约 1 分钟后，她的脉搏逐渐上升。学生中某位强壮的运动员试图有意识地模仿这一壮举，结果不仅徒劳，而且软塌下来，脉搏直奔 120 次。

很显然，催眠在荣格这一阶段的认知中，不仅是一个黑匣子，还带有强烈的控制意味。即便后来看清催眠之控制，知晓什么力量在催眠中起作用时，荣格依然放弃它，也同时放弃这种方法的所有间接优势（Jung，1916）。在《梦的语言》（*The Language of Dreams*）中，荣格继续说道，我不想把我的意志强加于人，要让患者从自己的个性中成长，而不是我的（催眠）暗示；暗示只会产生短暂的效果；我想保护病人的尊严与自由，并使他们能照着自己的意愿生活。弗洛伊德在《精神分析五讲》（*Five Lecture on Psychoanalysis*，1910）中也有类似表达，我很难随意改变病人的精神状态，而与处于正常状态的他们一起工作是再好不过的了……所以我决定放弃催眠，让宣泄过程独立于催眠。

换句话，荣格认为心理治疗的目的并不是使病人进入一种不可能的幸福状态，而是帮助他们树立一种面对苦难时的哲学式的耐心与坚定。只有这样，荣格认为才是对的，才是合适的，也才是本质的。

往日伙伴阿德勒

虽然不喜欢主导病人，但荣格并不缺乏强硬作风。

一位女病人前来接受荣格治疗。此前她已按照她贵族式的风格，义务性扇了两位主治医生各一记耳光。在她眼里，医生只是高级跟班。到了荣格这里，荣格首先告诉他："您是女士，您先扇巴掌——女士优先。不过扇完了，我是要还手的。"该女病人的阵势遂被身材高大的荣格给压下来。荣格回忆说，这位女病人需要的是医生男子汉式的反应。

这里，如果医治该病人的医生是身材矮小的阿德勒，情况会是怎样？在尚未开口之前就被扇一巴掌的阿德勒是否会这样告诉她，自卑可以超越，病情可以改善，巴掌也可以不用还。当然，最后这一句，或许可以改为，巴掌也不是白送的。

这里，我们顺带来了解一下比荣格更早离开弗洛伊德的著名精神分析师、个体心理学创立者阿德勒的催眠观。《自卑与超越》(*What Life Could Mean to You*)是其代表作，临床的直觉性与精准性是其优势。

阿德勒认为催眠术之所以能够产生作用，是因为被催眠的人是顺从的，与他的顺从程度相对应的便是他进入催眠状态的舒适程度和轻松程度。在催眠状态下，可以让被催眠者创造图画、观点以及记忆，而他们在清醒抑制状态下是不会做这些的，唯一的要求是顺从。另外，通过催眠术也可以找到忘却了的早期记忆。

在催眠治疗方面，阿德勒与弗洛伊德以及荣格的观点，大致相当。来自《生活的科学》(*The Science of Living*，1987)：作为一种治疗方法来说，催眠术是具有危险性的。本书作者（阿德勒）是不倾向使用这种方法的，除非病人对其他方法已经不再信任。被催眠过的人报复心极强。开始的时候，他们克服了困难，却并没有真正改变自己的生活风格。这种方法就像某种毒品或机械性措施一样，不能触动病人的真实性格。如果要真正帮助一个人，我们需做的乃是给他勇气、自信心以及他对自己的过失的深一步地理解。催眠术却没有这种作用，所以除去特殊病例外应该避免使用这种方法。

从上述，不难看出阿德勒也误解了催眠及其治疗作用。不过，在与病患关系的处理上，阿德勒却与荣格一样，都强调与病患的关系互动，因为如果患者不配合，催眠就会无效，而如果过度配合则有可能出现上述荣格与老妇人的状况。

对此，荣格在英国塔维斯托克中心讲演中借"法国学派催眠师"[1]与病患的"rapport"（可译为相互一致、和谐相处或融洽等）来强调关系互动在催眠治疗中的重要作用。良好的一致关系说明医生和病人相处融洽，他们能互吐心里话，达到一定程度的相互信任，当然在催眠疗法中，整个催眠和暗示的效果有赖于它的出现与否（Jung，1991）。在《实用心理治疗原理》（*Principles of Practical Psychotherapy*）中荣格继续强调，老催眠师[2]和伯恩海姆在暗示治疗中充分意识到治疗效果首先取决于它，即弗洛伊德所言的移情，其次取决于医生渗透性的说服力。

回肠荡气

关系和谐一致，与病患深度合作，为荣格及其心理分析体系带来了重要支撑。他在自传中（1988）中感谢道，她们（患者）以非同寻常的自觉力、理解力和聪明才智参与我们的治疗工作，也正是因为她们，我才能在治疗方面开辟新途径……最美好和最有意义的谈话都来自我的那些默默无闻的人。

对于病人而言，荣格精湛的分析技术必不可少，而对于包括病人在内的几位女性伙伴，荣格的学术魅力固然吸引她们，其人格魅力亦不可或缺。而事实上，她们之中的很多人并非默默无闻，比如才华横溢的萨比娜，最初作为病人前来荣格这边求助，后来成为天才皮亚杰（Jean Piaget）和苏联心理学家维果斯基（Lev Vygotsky）的精神分析督导师，比如重要合作伙伴托妮·沃尔夫（Toni Wolff）、弗朗兹（von Franz）和巴巴拉·汉娜（Barbara Hannah）等在荣格的指导下也都成为全球范围内了不起的、著名的分析心理学家。

她们对荣格的支持和帮助，在一定程度上给荣格的婚姻带来压力，最后却都获得荣格妻子艾玛的认可，特别是托妮。

---

[1] 荣格没有明确指明是谁，但据其留学经历和所讲内容，以及经常使用"rapport"一词等推断，很有可能指让内、李厄保或伯恩海姆。

[2] 荣格未指名道姓，根据上下文和常识推断，很有可能指代李厄保。

1910 年，22 岁的托妮因父亲去世罹患抑郁症，前来荣格处接受治疗。第二年，托妮就随荣格夫妇（此时荣格夫妇结婚 8 年）参加在魏玛举办的国际精神分析大会。随后，因在心理分析和艺术方面与荣格心心相印，托妮曾一度与荣格外出旅行，并住进荣格家里。后来还担任分析心理学俱乐部主席长达 17 年和名誉主席 4 年，成为荣格生命和事业中不可或缺、不可替代的爱人之一。按照荣格的说法，这是一份无关婚姻的爱。而荣格了不起的魅力在于，他能让两个女人——"母亲形象"的妻子艾玛与"莎乐美形象"的伙伴托妮——和谐、完美、公开地相处，并最终彼此接纳与认可。

托妮生命的最后阶段，荣格正在撰写《神秘的结合》（*Mysterinm Coniunctionis*），梳理他关于自我自性的融合、炼金化学的联姻，以及心理灵魂万物的结合等思想。而老天似乎开了一个涅槃意义的悲剧玩笑，妻子艾玛也在随后不久过世。在此之前，荣格均有不祥之梦。艾玛临终前曾言，我一直对托妮充满感激之情，因为在那个时期，她为我丈夫所做的那些事情是我或者其他人都做不到的……你瞧，他从来没有把任何东西取走并交给托妮，相反，他给予她的越多，他就给予我的越多（Dunne，2015）。她们离去后，荣格用中文把对她们的思念深深地镌刻于石上，祭予艾玛的是：你是我房屋的基石；而奠予托妮的则是：托尼，莲花，修女，神秘。

把托妮和艾玛的离开，合并写进《荣格的生活与工作》（*Jung: His Life and Work, A Biographical Memoir*）第十六章《神秘结合》的是汉娜。这位令人肃然起敬的女性被认为是除荣格本人以外最有资格撰写荣格传记的作者。当年，38 岁的她放下画笔（本章荣格的临摹画便取自汉娜所画的荣格肖像图，荣格非常喜欢这这幅画）第一次写信给荣格，告知将要前往苏黎世拜见，还没等到荣格的答复就迫不及待地跳上开往苏黎世的火车。后来荣格告诉她，她若来苏黎世，将会改变自己的一生，但荣格不想在这方面推自己一把，这件事得由她自己来做（Hannah，1998a）。汉娜死后，与弗朗兹一起葬于荣格墓旁。

弗朗兹于 18 岁时（1933 年）来到荣格身边接受心理分析，同时帮助荣格翻译炼金术的拉丁文和希腊文，作为她的心理分析学费。后来，她获得古典哲学博士学位并专注于神话与童话的心理分析。弗朗兹与托妮一样，终身未嫁，始终追随荣格。

她们与他共同缔造了分析心理学神话。

否极泰来

1909 年，弗洛伊德和荣格各自接到美国克拉克大学校长、著名心理学家斯坦利·霍尔（Granville Stanley Hall）的邀请，前往讲学。这次旅行对荣格和弗洛伊德的意义重大。

同一年，萨比娜与荣格的爱恨情仇达到了不可遏制的程度。在茫然不知所措的情况下，萨比娜开始写信给弗洛伊德，寻求支持与帮助。后来，萨比娜加入维也纳精神分析小组星期三晚间会议，开始追随弗洛伊德。而这时，早已发生分歧的弗洛伊德与荣格的裂缝也在逐渐扩大。第二年，担任会长及主编的荣格在自家精神分析学会会报上发表《转化的象征》（*Symbols of Transformation*），公开反驳弗洛伊德的"性理论"。弗洛伊德极其不满，在次年前往荣格故居附近拜访友人时并未理会荣格，荣格自是愤怒伤心。第三年，荣格辞去国际精神分析学会会长，同时辞去苏黎世大学一切职务，形式上与弗洛伊德及过去恩断义绝。

他们的决裂有着必然原因，众多研究者对此也已阐述较多，这里不再赘述。

决裂之后，荣格陷入人生最低谷，出现明显的精神危机，自称持续三年连一本科学著作都读不下去。从此不得不独立面对暗无边际的无意识世界。这种抑郁状态的精神危机，弥漫了较长一个时期。

期间，荣格出现催眠状态下常见的退行现象，即弗洛伊德几年前提出的心理防御机制：用儿童的方式来应对当下的处境。熟悉其间心理发生机制的荣格，遂顺其自然地通过清醒想象方式，与梦中 10 岁的自己建立某种联系，并沉浸地投入玩耍。梦中的小孩，就在不远的地方，并具有我所缺乏的一种富于创造性的生命（Jung，1988）。这适时的顿悟，为荣格带来珍贵的疗愈，也积淀成为分析心理学体系构建的重要体验。20 年后，荣格称这次体验为"一种睁着眼睛做梦的过程"。催眠学者奥恩（第十七章）曾通过实验证明，催眠状态下的退行并非完全的退行，而是渗透着成年的理智去回忆童年经历。这一观点放在荣格"睁着眼睛做梦"上，再贴切不过了，因为如果完全依靠童年经验，是难以处理成年危机的。

催眠、精神分析和分析心理学，本就盘根错节、藕断丝连。对此，我们可在《荣格全集》（Jung，2014）中找到大量有关催眠理论、技术及治疗等方面的论述，包括：

- 催眠的睡眠倾向，来自《普通被试的联想研究》（*The Associations of Normal Subjects*；Jung，Riklin，1904）：嗜睡不仅是一种身体上的、生理上的，而且在一定程度上也是一种心理现象，或者可用"自我催眠"来描述。在内心干扰实验的后三分之一阶段，被试变得不感兴趣，仿如被催眠一般。
- 催眠的记忆影响，来自《记忆的实验性观察》（*Experimental Observations on the Faculty of Memory*）：隐藏的情结常与意识隔绝，因为歇斯底里被试往往只在催眠状态下才能发现可疑反应背后的东西。
- 催眠的两极功能，来自《早发性痴呆心理》（*The Psychology of Dementia Praecox*）：通过暗示增强意识，将产生一种分裂的观念情结，如同催眠后暗示一样，这种分裂的情结将以难以阐释的冲动突破自我意识……催眠抑制歇斯底里情结，导致自我情结再造。以及《论精神分裂症的心理发生》（*On the Psychogenesis of Schizophrenia*）中的：神经症和精神分裂症的根本区别在于是否保持人格的潜在统一性。在神经症中，意识可以被分成多个人格的意识，但这些分离的碎片却可借由催眠重建，精神分裂症却不行。
- 催眠的关系作用，来自《精神分析中的一些重点问题——荣格与罗伊医生的通信》：除了轻度催眠外，通过频繁的谈话，病人因此极大信任于治疗师，以至于容易受到直接暗示的影响，进而病情有所改善。
- 催眠的刻板效应，来自《心理学的新途径》（*Appendices:New Paths*

in Psychology）：传统的催眠力量仍然陷我们于困境。出于懦弱和轻率，人们依然在老路上艰难前行。来自《梦心理学面面观》（*General aspects of dream Psychology*）：被朋友榜样所催眠的年轻人，有些轻率地让位于他的性欲而忽视这样一个事实，服从自己创造的道德，无论自愿或非自愿。以及来自《论精神病的心理发生问题》（*On the problem of Psychogenesis in Mental Disease*）：错误的诊断自然不会改善症状，相反，它只会因暗示而恶化。它只是一种常见的歇斯底里症，后来的事态发展证明了这一点。但由于两位医生被生理病因催眠，以致忽略对病人心理的关注。

- 催眠的深度影响，来自《分析心理学与教育》（*Analytical Psychology and Education*）：由于某种原因，她的婚姻被推迟。她似乎被催眠了，开始和父亲办公室的一位员工发生婚外情。她看起来很爱自己的未婚夫，在他面前却太拘谨甚至不允许他吻她，却毫不犹豫与另一个男人（员工）走得很深。还来自83岁时撰写的自传中：那些幻象时刻的美和情感的强烈是无法言传的，这是我所经历过的最为宏伟壮观的场面……一切都是一种监禁，其原因又无法测度，但是它具有一种催眠力量，一种威压，似乎那就是现实本身……

很明显，这里的催眠除了具备深度影响外，还兼带"意识状态改变"之意。而这是荣格追求催眠、误解催眠和放弃催眠的重要所在。佐证还来自拉夫（Raff）所著的《荣格与炼金术》（*Jung and the Alchemical Imagination*）（2012）：在积极想象的世界里，我们并非一直处在意识非常态（Altered State of Consciousness，即意识改变状态）中，日夜皆有幻象，而是指我们的觉察力不偏离心灵中心，随时可以轻易进入其中……人处在这种状态时，都是处在当下，很清楚地参与每一个状况，而潜意识的世界也同时存在，眼前随时都会有想象中的遭遇。

似曾相识

无论如何，荣格放弃催眠似乎也早已注定。

第一，受时代风气影响。人们依然用"巫"之眼光看待催眠治疗。弗洛伊德亦深受其害。

第二，受个人偏好影响。荣格希望对治疗及其进展有所把握，而非相反。处于催眠状态也不被荣格视为严肃或正式的治疗方式。

第三，受弗洛伊德影响。当荣格以仰慕者的身份前往维也纳拜访弗洛伊德时，弗洛伊德不仅早已放弃催眠，且自创的精神分析体系亦日渐完善；更为重要的是，年轻的荣格与光芒万丈的弗洛伊德正处于情感蜜月期，因此在精神分析、治疗理念及方法上不可能不受弗洛伊德影响。且随着他自己治疗经验的增多，愈发认为那种"指手画脚、让人睡觉"的催眠似乎与无意识本身存在某种矛盾，而弗洛伊德所提倡的"梦是深入无意识世界的捷径"是对的。

第四，部分受让内影响。荣格曾师从让内，后因学术观点不同，当场驳斥让内"不懂德文、没有资格批评精神分析（Ellenberger，2004d）"并简要阐述精神分析以维护弗洛伊德。而在与弗洛伊德决裂后，为避免诸多猜测和影响，意识层面和潜意识层面都很可能尽量避免重复他们两个人的话语体系。

第五，词语联想在某种程度上可以取代催眠。有两个来自《精神分析与联想实验》（*Psychoanalysis and Association Experiments*，1906）的案例较为清晰地展现了荣格的尝试。第一个案例是一位 37 岁的 E 夫人因难以集中注意力、经常失眠、曾被多位医师治疗无效、如今着急想尝试催眠、但同时坚信催眠无用而前来寻求援助。年轻的荣格试图给予凝视催眠，但她心急火燎直接导致催眠失败。不过，荣格接下来却为她开展词语联想试验并指出"其受到性观念的折磨"。第二个案例是某位老绅士想让荣格通过催眠确认自己铁杆箱里的钱是否是他的一位 18 岁追随者所偷。荣格拒绝了，表示这在催眠技术上是难以实现的，而且很有可能是徒劳的，但可做词语联想实验。实验结果也令人信服地表明该年轻人的确是小偷。

第六，分析心理学够用。荣格在《精神分析理论》中说道，"我非常熟悉催眠暗示和杜波依斯的说服方法（Method of Persuasion），但我不使用它们，因为它们相对无效……心理分析给我更好的结果。

第七，顺承上述，受内心召唤，荣格欲创造属于自己更为强大的理论与技术体系。

事实上，荣格对催眠的放弃，也并非真正意义上的放弃。从他写给洛伊（Loy）医生信中的反向表达可见一斑："为防止可能的反对意见，我立即说并没放弃催眠，倒不是避免与人类心理的基本冲动对峙，而是直接并公开地向它们宣战（Jung，1916）"，而哈特曼和津贝罗夫（Hartman，Zimberoff，2013）则指出，虽然荣格习惯性避免恍惚引导，但催眠和暗示仍然是（分析心理学）治疗体系中的一部分。它们之间没有也难有清晰的界限。更准确的说法是，它们彼此之间缠绕交织、互助互长。当年，弗洛伊德乘着催眠之光打开自由联想天空，今天荣格则在自由联想天空下拨开催眠之暗找到通过无意识世界的第三道门，也是他的分析心理学王国最重要的门：积极想象（Active imagination）。

如同哲人之石对炼金术士的意义，积极想象对本来就拥有过分活跃想象力的荣格而言，简直鬼斧神工般的天造地设。在对病人的心理分析中，荣格显示出足够的能力来应对那些自发产生的恍惚状态，并且能妥善指引病人。而这些，都与积极想象的实践有关（Hartman，Zimberoff，2013）。

积极想象

对于积极想象，荣格（1991）首次描述：积极想象中，意象有自己独立的生命，象征性事件发展有其自身的逻辑……积极想象开始于注意力集中……当我们全神贯注于头脑中的一幅图景时，它便会开始动起来，意象会变得更丰富，还会变化发展下去……如果我们小心地不去干涉事件的自然进程，无意识就会产生出一系列意象，完成一个完整的思维过程。

简单来说，积极想象，可视为清醒意识觉察状态下的无意识自发呈现。

对此，弗朗兹曾描述过积极想象的操作步骤：停止自我的疯狂思考，唤起无意识幻象，将无意识中出现的内容与社会伦理要求进行对峙，以及将积极想象中学习到的应用于生活等（武晓艳，申荷永，2009）。这里的意象包含着丰富的个人情感及体验，所以把意象积极想象好，也就能同时解决好相关症状，何况"与意象有关的大脑区域被认为是催眠的中心（Noemi，Felix，Gabor，Istvan，2016）"。国内首席荣格教授申荷永老师（2004）的步骤则是：意象化情绪，观感之，外化之，意义之，乃至付诸生活。付诸生活的意义，是因为"幻觉能够发展，将意识和无意识联结，就像瀑布把上下联结一样（Hannah，1998b）"。

首先，积极想象虽强大，但对并不熟悉心理分析的读者来说，具有一定难度，比如既要停止意识活动，又要保持意识觉察功能，或者所选择的意象需要尽量避免在世之人形象等。其次，没有导师的指引，存在失控的风险，比如沉迷于情结。无意识领域是一片待开垦的荒野，熟悉之，则温暖光明，陌生之，则冰冷黑暗。当然，导师的指引并非不可或缺的必然条件，且未必都来自外在。再次，需要兼顾积极想象与幻想之区别。荣格研究者拉夫（2012）指出，良好的积极想象可以带来意想不到的洞见和全新的观点，幻想却相反，一直是同样的东西在重复，关心的是自我；自我感觉起来固然诱人，但却是贫瘠的，无法提供我们新的资料或洞见；把以上几个观念谨记在心，便可以展开危险但有趣的历险，开始体验多变的想象世界。而热衷催眠研究的实验心理学家比奈（1899）也有折中性质的论述，催眠状态下的幻觉并非孤立于正常的智力过程，相反，它萌芽于人们清醒时头脑中的图像之中……催眠状态下色盲产生色彩幻觉的实验很有趣等。这为我们带来一定的启发。最后，还要考虑移情的存在。按照资深荣格分析师戴维森（Davidson）的观点，分析心理学体系中移情也可视为积极想象的一种形式（Hartman，Zimberoff，2013）。

回到积极想象与催眠的联系上。按荣格的说法，积极想象有三个前提：意识状态的弱化与接受力的扩展，充分发展的意识自我，以及清醒的意识觉察（李北容，宋斌，申荷永，2012）。不难发现，按照荣格所处时代的理解，第一个前提"意识状态的弱化与接受力的扩展"基本就是带着催眠解离与催眠暗示思想的继承，且与弗洛伊德的自由联想相关较大，而后面第二个"充分发展的意识自我"则是过去催眠发展的不足，也是未来催眠的重要研究方向，至于最后一个"清醒的意识觉察"，不管在哪个时代均与恍惚催眠状态下的身心增敏、思维脱限、经由指向内在的语言引导而产生新的（包括原有的清醒意识）觉察，以及清醒催眠状态下的意识觉察等息息相关。

至于常被人们忽略的积极想象、催眠与创新创造三者之间的关系，则留待后论罢。

再见塔楼

1961 年，与 38 年前隐居波林根一样，荣格再次遁世。这次遁世的地方，正是荣格远足前梦中召唤他的"第二个波林根塔楼"。

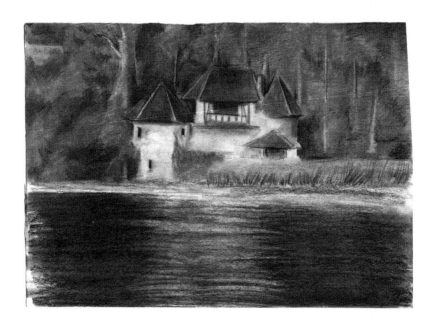

此行莫恨天涯远，咫尺塔楼归去来。朋友们在他出生的地方、瑞士康斯坦斯湖畔的凯斯威尔石碑上，为他刻上：在这座房子里，诞生了卡尔·古斯

塔夫·荣格——人类灵魂及其深处奥秘的探索者。

荣格催眠手法之惊鸿一瞥

- 积极想象，除文中所述外，其他方法包括：意象绘画或雕塑，舞蹈或音乐，以及沙盘游戏等。
- 梦。梦或意象带有催眠性质，可以引发积极想象（Jung，1991）。
- 与精神分析相结合。在精神分析中用催眠帮助病人克服阻抗，或者将半催眠与精神分析相结合以加速重建步骤。
- 逍遥游。跨鹤高飞意壮哉，云霞熠熠雪皑皑。

谁打开黑匣子

　　荣格也许打开过黑匣子，也许没有打开却看透，无论里面装的是恍惚催眠还是清醒催眠。研究者霍尔对此有一个清晰而明确的论断：荣格关于梦的理解和积极想象几乎就是催眠技术，只不过未采用催眠语言罢了（Hartman，Zimberoff，2013）。弗洛伊德是否也是如此。也许塔楼知道，曼陀罗知道，智慧老人也知道。智慧老人还知道，人类存在的唯一目的，就是要在纯粹自在的黑暗中点起一盏灯来。那从灯火处看到的，亦可从神秘里获取。那在神秘里丢失的，亦可从哲学上找回。

　　与塔楼遥相呼应的是 9000 多公里外的凤凰城里的两棵树。它们见证了心理治疗史上最伟大的催眠治疗师令人感动的治疗艺术。不过在拜访他之前，还有另外一位人物要出场。

　　这位伟大的生理心理学家，讨厌弗洛伊德和荣格那种主观的、难以量化的（或带有某种程度上的随意）研究方法，而以客观和严谨著称，深刻地影响了同时代及之后众多顶级科学家，尤其影响以研究催眠著称的两任美国心理学会主席兼科学院院士——赫尔和希尔加德，并同样深刻影响凤凰城里的那位催眠治疗艺术师。

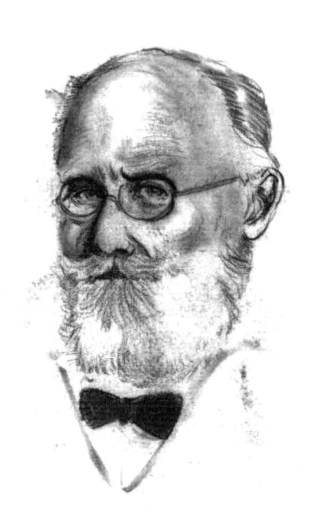

第十章

巴甫洛夫 * ：伟大的具身催眠开拓者

* 巴甫洛夫（Ivan Pavlov），1849—1936，苏联生理心理学家，具身催眠代表人物。

崭新时代

　　根据诺贝尔奖的官方档案，弗洛伊德曾 12 年度被 33 人次提名为诺奖获得者，其中 32 人次为生理或医学奖，1 人次为文学奖。这唯一一次推荐他获文学奖的人正是 15 年前获得诺文奖的罗曼·罗兰。但因好友爱因斯坦的反对及 "难以自我证明精神分析的科学性" 等种种原因，弗洛伊德终未获得。后来，这位伟大的心理学家骄傲地宣布拒奖，虽然至死未得。而与他同时代的生理学家、55 岁的巴甫洛夫（Ivan Petrovich Pavlov，1849—1936）于 1904 年获得诺贝尔生物学或医学奖，从一开始就拒绝自己的心理学家身份，并对弗洛伊德和荣格等人所偏爱的、暧昧不明[1]的意识和无意识，以及 "心灵" 等难以客观量化的内容非常反感，甚至警告实验室里其他人员，倘若他们使用心理学术语，将被逐出实验室。

　　虽然他 "拒绝" 心理学，却接纳催眠，不仅为之痴迷，还给予生理学解释：催眠之 "眠" 与睡眠之 "眠" 的生理机制是等同的，只不过前者还在催之中，后者已经睡了。而与之相关的诸多神奇催眠现象，也都可以用 "眠" 之高级神经兴奋与抑制等来解释。如此一来，催眠的生理机制和心理表达，便连成一体，成为一个彼此不可分割且相互影响的有机系统。

　　这就是具身（Embody），被当代称为跨越 "笛卡尔鸿沟" 之身心二元论的重要思潮。然而，在当时，人们并未清晰意识到具身思想的重要性。这并非是因为 "具身" 一词后来出现、最近才兴起，乃是此前人们更关注催眠现象 "从心理到生理" 的逻辑，比如给予 "痛觉丧失" 的言语暗示（心理层面），之后断其指，被催眠出现催眠性反应——无退却反应（生理层面）。到巴甫洛夫这里，他更关注 "混合着心理的生理到混合着生理的心理" 的逻辑，比如给予 "铃声和喂食" 的规律性刺激（心理和生理层面），狗就会产生条件

---

[1] "暧昧不明" 一词见于《大脑两半球机能讲义》第 249 页。巴甫洛夫的态度很明确，对主观世界的意识和无意识应给予明确界定或实验验证。

反射——未得到食物时也流唾液（生理和心理层面）。

这看似简单的身心联系，被巴甫洛夫提高到了普通科研人员难以企及的高度，并将之严肃且严谨地带进一个崭新的催眠研究时代。

姑且不论巴甫洛夫基于生理学角度的具身催眠解读是否正确或是否属于本质性真理，仅就他对催眠的关注和投入这一事件本身而言，就足以引发全世界关注的目光，因为他的影响无与伦比。具体到催眠方面的影响便是：催眠的唯物主义解读由此更加深入人心。

而把这件事情放在唯心主义兴盛的尼古拉二世时期，以及考虑到从家里到实验室路上子弹横飞的状况，则更提升了巴甫洛夫及其对催眠阐述的光辉形象。难能可贵的是，巴甫洛夫始终充满激情且保持冷静，从未失去信心，直到生命最后一刻。这种深刻改变人们内心观念的努力，堪比布雷德开创催眠学之意义，尽管其在科学深度和广度上，早已远远超越神经性催眠研究。

挽狂澜者，非巴甫洛夫不可。

唯物主义解读

他的催眠结论，看似简单，实则经久不衰。

1. 催眠是一种特殊的睡眠

巴甫洛夫对狗的催眠给予了验证和解释。1921 年 11 月 9 日，在俄罗斯科学院宣读"论所谓动物的催眠"时，巴甫洛夫（2010）指出：根据在我的实验室中已进行的关于大脑正常活动的系统研究，我现在能够指出这个现象（动物催眠）的生物学意义，并且能够精确地说明它的生理机理……抑制作用广泛地扩散……动物就进入一种完全被动的状态，即睡眠的状态，其肌肉普遍松弛下来……所谓抑制作用不过是部分的和局限的睡眠而已。九年后，巴甫洛夫又继续指出：我们已经无可置疑地确认了睡眠是抑制作用扩张到全部大脑两半球的事实。此外，我们也已经能够研究介于清醒状态和完全睡眠之间的中间位相——催眠位相。

这种特殊位相的催眠，放在人类身上也是一样。狗的催眠性时相，是位于觉醒与睡眠状态之间的阶段……动物方面的这些事实相当充分地表明可以从生理学的观点解释人类的催眠术基本现象……人类催眠术的方法完全能再演上述动物催眠的条件。催眠术的早期古典方法是所谓诱导按摩法，即像我们实验中所应用的重复多次的、单调的弱皮肤刺激（Pavlov，2014）。

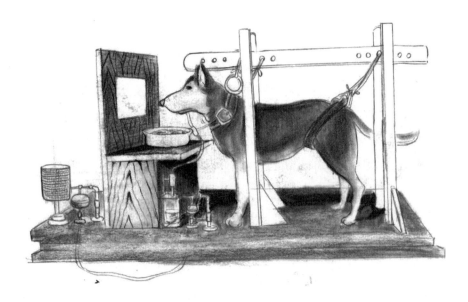

▲ 巴甫洛对狗进行条件反射及催眠等实验

具体催眠方法是：当一头年龄较大的老狗在实验讲台上睡着时，巴甫洛夫将它抓起，使它仰面朝天，并轻轻抚摸。起初，狗的四爪会乱抓，偶尔仰天长啸，然后，随着或长或短的兴奋期过去，它便陷入僵直、半僵直或完全睡眠中去。当下电视里热播的动物催眠，也不过是实验室里的动物催眠再现而已。这里的僵直、半僵直属于部分睡眠，而"部分睡眠也就是所谓的催眠，是一种抑制性质的自我保护反射（Pavlov，2010）"。

按照巴甫洛夫的理解，催眠相可分为正常相、均等相、反常相、超反常相和抑制相。这几个相位中，比较有趣的，从反常相开始。

在反常相状态下，强刺激引发弱反应，弱刺激引发强反应。比如在不打麻醉药的外科手术中，"用刀划开一道口子"这个刺激足够强大（强刺激），然而，处于反常相中的病人，感觉却不大甚或没反应（弱反应）；相反，如果用言语（弱刺激）告诉病人，"手术刀正在划口子（实际上没有）"，病人会出现强烈的疼痛感或条件反射般的收缩等（强反应）。舞台催眠秀上的表演，常常将被催眠者导入反常相或更深的状态中，这样表演起来更有刺激性和观赏性。对实验室里的狗而言，反常相之后出现超反常相和抑制相。在抑制相中，狗将进入完全睡眠，有时候还会出现嗜睡状态。

　　人类亦如此，这便是通常意义上的催眠转睡眠。

　　顺着巴甫洛夫的探索，可以简单将催眠的生理机制理解为：高级神经中枢受到不同程度的弥漫性的抑制。比如当运动分析器（大脑皮质的运动区域）被孤立地抑制，就会出现那些看起来不能移动的"僵直现象"或"丑陋模样"。巴甫洛夫（2010）的原话是，催眠中的僵直状态，明显只是皮层运动区的一种孤立的抑制作用，不扩散到平衡中枢去，并且让皮层其余的部分也不受影响。

　　抑制的扩散，时间上有长短之分，表现为进入催眠状态的或快或慢。这属于催眠的发生条件。巴甫洛夫（2014）写道，在重复应用弱的或中度的、单调而长时间的刺激的场合，催眠状态的发生是缓慢的，而在使用强刺激的场合，催眠状态的进展却是迅速的。这与凝视催眠十分相像。当然，对于人类的催眠，要视个体具体情况而定。

　　按照巴甫洛夫的思考，催眠归结起来大致属于一种负诱导过程。所谓的正诱导，乃抑制加强兴奋，而负诱导则是兴奋促进抑制。两者方向相反。此观点深刻地影响了后来者。比如，赫尔在与苏联生理学家合作的催眠实验中，所采用的强有力的特殊催眠手法，深刻表明他对巴甫洛夫催眠思考的发扬，而希尔加德更是如此（参阅第十二章）。另外，时常对精神病人采取匪夷所思、异常精妙催眠手法的艾瑞克森[1]，更是深谙巴氏之道。

　　综上所述，大脑皮层出现的部分抑制，属于局部性睡眠，可称为催眠，

---

[1] 学生问艾瑞克森对催眠或催眠细节的看法，艾瑞克森喜欢给予烧脑回答，即便同样的问题，每次都会有不同的答案。然而，如果读者仔细观察，都会发现答案就在他回答的内容或形式当中。

而大脑皮层的完全抑制，则属于睡眠。

2. 催眠可用特殊睡眠论来阐释，也可以用条件反射来解析

动物催眠也应该归纳于这一类的反射（Pavlov，2014），即阴性抑制性反射，属于本能，与高级神经活动一体。所谓反射，指的是有机体依靠神经系统，对刺激产生恒常的规律性反应。非条件反射是人和动物的本能，而条件反射则建立在非条件反射基础上，促使人和动物不断适应环境。比如，一条被用来做胃分泌实验的狗，长时间站在实验架上，从未入睡，偶尔换换脚。当它从实验台上被放开时，会出现难以抑制的兴奋，跑到实验室外撒野，但几分钟后又会出现原来高度抑制的样子，并自觉回到实验室，站在台上一动不动。在这里，狗与实验程序、实验人员及实验室等建立强烈的条件反射，所以即便实验人员不加干涉，它也会自动进入条件反射状态，即短时间的正诱导后出现长时间的负诱导。

那时而躁狂、时而抑郁的躁狂抑郁症也是同理，只不过失控了。

由此推及催眠：当催眠师的刺激和被催眠者的反应建立联系、形成条件发射时、被催眠者就很容易进入催眠状态，即"催眠次数越多，催眠效果就越明显、越迅速（Касьянов，1954）"，"恍惚也可以理解成一种基于无条件反射发生的条件反射（Haley，2015）"。

所以，在临床催眠治疗中，治疗病人的基本原理可表达为：建立新的、积极的条件反射，消除旧的、消极的条件反射。值得重视的是，新的条件反射应当具有积极意义。

这里，催眠师需要把握的是时间顺序、频率节奏、方式方法和具体场景等恰到好处的应用。按照巴甫洛夫的理解，人类的爱情也可通过条件反射建立。因为他不仅很成功，而且还有诸多美言传世。另一位通过条件反射创造爱情童话的，当属行为主义代表人物华生。

3. 催眠是暗示

暗示是人类最简单化的、最典型的条件反射（Pavlov，2014）。

巴甫洛夫感兴趣的问题与我们一样，为什么催眠状态下给的一个指令，在醒来以后的时间里，也会被执行，比如："当你从催眠状态醒来之后，依然感觉不到背部的疼痛"，或者"醒来后看到蓝白条纹，就会发笑"，又或"醒来后吃到的糖会变苦"等。

对此，巴甫洛夫的解释是，催眠中的暗示也可以被认为是抑制作用的这样一种位相，其中弱的条件刺激（言语）作用得比更强的直接现实的外界刺激更有效力（Pavlov，2010）。在催眠的时候，甚至在被催眠以后，当作刺激物而被应用的暗示具有几乎不可克服的巨大力量……在催眠以后，言语也保持它的作用……和睡眠相比，催眠状态是一种低级的制止过程，所以暗示在刺激力量上是比梦加倍的（Pavlov，2014）。

按照巴甫洛夫的斟酌，言语暗示的糖是这样变"苦"的：作为第二级条件刺激物，糖客观的甜，刺激有关神经细胞，而作为第一级条件刺激物，言语暗示的"苦"，则刺激另外一些神经细胞。由于第一级力量比第二节强，所以，苦被扩大，甜被忽略。

当然，这种暗示的前提是，被催眠者不进行分析和批判，只要专心接受即可。反过来，如果被催眠者进行分析和批判，那么反常的效果就会很弱，甚至完全无效：糖还是很甜，催眠师还是很傻。

另外，关于催眠状态下的"眼不能睁，手不能抬"的解释为：皮质运动区处于抑制状态，但听觉区却保持兴奋。同理，其他种种催眠神奇现象的理解，都可以轻而易举地依此类推。

催眠治疗的生理机制，同样是高级神经活动的兴奋与抑制。

我们先来看看狗的神经症是怎样产生的：巴甫洛夫的实验狗曾遭遇水灾，对水产生神经质反应，先前训练过的条件反射消失了。后来，巴甫洛夫模拟水灾和风声，狗紧张起来，并试图逃跑。这时，给予条件反射信号之铃声，狗并未产生唾液分泌，而且拒绝进食。

可见，过度的兴奋与抑制会导致神经错乱：由于神经系统特别是大脑皮层神经细胞的纤弱，外来刺激超过狗的承受力。为了生存，狗就会自发运行自我保护机制，使相关神经细胞进入抑制状态。这样，它就不会出现不胜任负担的结果而受到毁灭的威胁（Pavlov，2010）。

人类也是一样的。面对"父母双亡或重大地震"等高强刺激，部分脑皮细胞就会自发产生抑制，出现类似"胁迫狂和恐怖症就是神经系统的病态衰弱"，原本平衡的、精确的思维和行为就此被打乱。

本章前面沙可、让内、弗洛伊德等人常提到的歇斯底里症状，按照巴甫洛夫的解释大致为：歇斯底里是由于第二信号系统的弱化，导致第一信号系统和皮层下中枢活动失常，促使过度兴奋的皮层下部处于负诱导的催眠状态，出现包括痛觉丧失、目盲耳聋及胡言乱语等催眠怪象。那么，使用暗示，可以使患者的第一和第二信号系统恢复正常。

所以，对狗的治疗，可以中断实验给予休息，也可以给予药物治疗，或者两者结合起来混合治疗。这样，狗就会恢复常态。后来，精通催眠手法的心理学家沃尔普（Joseph Wolpe）据此进行了更为深入的试验，提出著名的心理疗法：系统脱敏疗法。对人的治疗亦如此。巴甫洛夫认为动物大脑两半球的生理学研究应当成为精确而科学地分析人类主观世界的基础。所以，因被保护完整的脑皮细胞的存在，使得"青春期精神分裂症和紧张性精神分类症"患者存在被治愈的可能。不过，其他类型的精神分裂症，按此原理，未必适用。

另外，巴甫洛夫也认为精神分裂症状是慢性催眠状态的表现……慢性催眠，它表示不同范围和不同强度的抑制（Pavlov，2010），与沙可的催眠结论类似，带着悲伤和病态的色彩。

最后，巴甫洛夫倡导要给予精神疾病患者尊重，让他们有人格上的尊严。这在某种程度上也是对个体内在神经系统的保护。

并驾齐驱

这里，顺带简要介绍苏联时代其他科学家的催眠研究。

第一，对催眠同样怀着浓厚兴趣的别赫捷列卡（Vladimir Bekhterev），著有《暗示及其在社会生活中的意义》（*Suggestion and its Role in Social Life*）和

《客观心理学》（*Objective Psychology*）等。他是沙可的学生，以研究大脑著称。据传，只有上帝和他知道人类大脑的秘密。Касьянов 等（1954）认为，别赫捷列卡研究催眠、暗示以及把它们应用于临床实践上有巨大功绩，是苏联医学中这一科学部门的奠基人。

得益于时代发展，别赫捷列卡的催眠暗示观念更为全面：暗示属于人类正常心理，可不必练习，只要被催眠者配合，也可能进入催眠状态……人的有意识行为，是反射作用的总和，与物理、生物和社会因素等相关。

第二，普拉托诺夫（Konstantin Platonov）。他在巴甫洛夫研究的基础上，发明独具特色的催眠手法：穿插着暗示，在短时间内给予多次催眠，比如1 小时内施予 5~6 次催眠。这样一来，被催眠者身体将更加放松，"因为催眠是神经系统的休息，具有医疗与恢复的意义……一天工作到最后精疲力竭的人，只要 20 分钟催眠状态的睡眠，就能大大改善他的注意、识记和回忆的集中过程，活跃与加速他的联想过程（Касьянов et al., 1954）"。

第三，他与其他研究者撰有《心理助产法之分娩镇痛》（*Painless Childbirth through Psychoprophylaxis*）。书中总结催眠在助产和外科手术中的应用，包括治疗孕妇在妊娠期由于病理的演变而常常出现的所谓难以抑止的呕吐，并研究利用催眠治疗支气管喘息、溃疡、血压亢进等内科疾病的可能性；当然，在治疗这些疾病的时候，催眠是与其他一些医疗措施同时采用的（Касьянов et al., 1954）。

另外，同时期其他研究者还关注催眠状态下的脑电研究以及言语刺激与其他刺激的比较研究等。

评论

巴甫洛夫上述催眠观点值得研究者细品，但更重要的是借鉴，或批判性继承。

第一，巴甫洛夫主要的研究对象是狗，而非人类，更非心理患者。所以，将从实验中得出的结论类推于人类，在某种程度上或许合适，但并不能直接等同，何况患者的具体情况千差万别。对此，巴甫洛夫也认为人的反应要复杂得多。他说，我们并不知道动物催眠的一切形式的表现……在人类和动物两者行动的复杂性之间，存在着巨大的差异，因此可能在动物催眠的时候完全没有这样多的催眠表现的形式（Pavlov，2014）。所以，动物实验只是对人类催眠状态的尝试性的解释。在这方面，赫尔（第十一章）也有相关批评，动物催眠是基于低级脑区，而人类催眠是基于高级脑区……巴甫洛夫的条件反射和催眠，在人和动物之间，是属于完全不同的现象（Hull，1933）。另外，如果概览催眠发展史，读者也会发现，实验催眠和临床催眠在发生机制和运行机理等方面，也存在较大差异，不可同一而论。

第二，大脑皮层抑制并不必然导致催眠状态产生，有时候，催眠状态也源于皮层的高度兴奋。此前，布雷德就将催眠定义为一个增强或抑制神经活动的过程，以及改变大脑各区域之间的功能连接过程（Noemi，Felix，Gabor，Istvan，2016）。或许，更为贴切的表述为：催眠状态由大脑皮层高度复杂的抑制和兴奋所引发、保持与改变。至于高度复杂属于何种程度上的复杂，留给高科技回答吧。

第三，催眠可以表现为条件反射，也可以表现为非条件反射，可用暗示解释，也可与暗示无关。来自生活的实践和诸多学者的实验皆已证明。同时，巴甫洛夫所揭示的催眠活动的生理机制侧重宏观解读，而非微观检验。这方面随着时代的发展，特别是脑认知与神经的研究，能够在某种程度上弥补巴甫洛夫当年科技不发达的遗憾。

第四，有研究者认为，巴甫洛夫的高级神经活动基本机能的设想不仅是片面的，而且在逻辑上有严重的漏洞（郭祖仪，霍涌泉，2007）。虽然没有直接涉及催眠，但它与催眠发生机制有一定的相关。这或许为今后新的催眠研究带来了启发。

闲言碎语

本文还要回答两个问题。

1. 巴甫洛夫真的讨厌心理学吗?

回答：要看从什么角度去理解这件事。虽然巴甫洛夫不太承认自己是一名心理学家，但他的诸多研究与心理学密不可分。他认为应当从纯粹客观的角度去研究当时那些看来有点"唯心主义"的意识和心灵等。来听听他（1954）的诺贝尔奖演讲：人生只有一件事是我们有实际兴趣的，那就是我们的心理经验，但它的机制仍处于深奥的神秘之中；一切人类的智慧——艺术、宗教、文学、哲学、历史科学——所有这些联合起来使这个神秘的黑暗得到一线光明；人们还有一个强有力的同盟军——自然科学研究和它严格的客观方法。也就是说，巴甫洛夫已经下定决心利用客观方法全力以赴地探索心灵的奥秘（荆其诚，傅小兰，2009）。事实上，他认为只要心理学是为了探讨人的主观世界，自然就有理由存在下去。所以，后世的人们一般称他为生理心理学家，他同时也是行为主义学派的先驱。

2. 巴甫洛夫认为催眠是一种特殊睡眠，是真的吗?

回答：可能过于片面。时代、科技和事实告诉我们，睡眠状态也并非皮层的完全抑制，它同样能接收一定程度的刺激，并进行一定程度的学习，即发生着微弱的互动。那么，从这一点看，"催眠是睡眠的一种特殊形式"还是"睡眠是催眠的一种特殊形式"值得探讨。这个问题也是巴甫洛夫时代终结之后必然要面对的。

尾声时，不妨再来感受下从那座被称为静寞之塔的小小实验室里走出来的巴甫洛夫的耀眼光芒：诺贝尔奖得主，23 个国家的科学院院士，近 30 个国家生理学会的名誉会员，以及 11 个国家的名誉教授……逝世前一年，他主持召开了第 15 届国际生理学大会并荣获"世界生物学家领袖"称号。

这位出身清贫、本欲当传教士的孩子，用自己的奋斗和魅力征服了全世界。

巴甫洛夫催眠手法之惊鸿一瞥

- 基于条件反射。房间的全部环境对于狗已经成为一种催眠的动因,以至于只需要将它带入室内,就能立刻改变它所有的行为了。
- 使用一定材料。温度刺激物、视觉刺激物和皮肤机械刺激物等,能加速催眠的发生。偶尔(对狗)使用催眠剂。
- 催眠状态判断。随意运动消失,类僵发生。
- 全神贯注到极致,争分夺秒到死亡。注定的伟大。

风云际会

1929 年,80 岁了还拒绝承认自己心理学家身份的巴甫洛夫、33 岁的皮亚杰和42 岁的科勒(Wolfgang Kohler)等世界顶级心理学家应邀参加由45 岁的赫尔在耶鲁大学主持召开的国际心理学大会。协助赫尔筹办此次大会的,是正在攻读心理学博士研究生的 25 岁的希尔加德。

其时,深受巴甫洛夫影响的赫尔,已是著名催眠学者,并且很快将要出版扫去陈腐观念带来希望之光的《催眠与暗示》。而假以时日,年轻的希尔加德,也将和他的前辈巴甫洛夫及赫尔一样,成为催眠史上最闪耀的星辰之一。

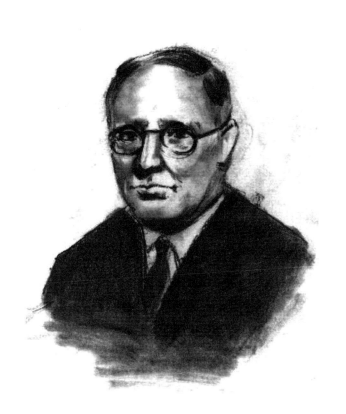

第十一章

赫尔*：完美主义之催眠先锋与黄金十年之催眠人物

身残志坚

开拓历史、引领潮流，且勇猛精进、乘风破浪，谓之先锋。

自成体系、自圆其说，且言之有理、言之有据，谓之权威。

赫尔（Clark L. Hull，1884—1952）两者兼具。他用一生的奉献证明，即便（因小儿麻痹症[1]）走路一瘸一拐，但依然足以与任何人一样出色，为心理学做出经得起时间考验的贡献；显然，在催眠和行为体系发展的研究中，他实现了目标（Hothersall，郭本禹，2011）。

20 世纪 20 年代，刚过不惑之年的赫尔被巴甫洛夫完美的实验震撼到，遂决定从更深层次和更人性化的角度给催眠以科学阐释。这个决定在某种程度上，也将他引向另一条与催眠看似不太相关、却更加引人注目的行为主义道路上去，并在此中大量借用巴甫洛夫的条件反射概念与思想。《条件反射》这本书在赫尔心中地位甚高，按照希尔加德的回忆，它有一个特别的称呼经常被赫尔挂在嘴边：伟大之书（That Great Book）。

而在此之前，深刻影响他的，要算詹姆斯和实验心理学家贾斯特罗（Joseph Jastrow）。詹姆斯和巴甫洛夫一样也十分痴迷催眠，特别是意识解离及其引发的超心理学现象。他和学生们曾在哈佛大学的实验室里大范围地进行恍惚状态下的感觉与运动功能等实验。1890 年，詹姆斯出版深刻影响后世的科学元典《心理学原理》（*The Principles of Psychology*），提出催眠既是一种观念运动、也是一种以暗示为主要标志等的思想，日后这将成为赫尔催眠思想和学习理论的中流砥柱。赫尔将詹姆斯的观念运动理论转化为采用"刺激－反应"术语的学习理论（Simpkins C. A.，Simpkins A. M.，2012）。不过，当下最要紧的是，它为正承受小儿麻痹症和伤寒病毒折腾差点丧命的年轻人，带来精神上的慰藉和温暖。贾斯特罗则是赫尔的导师，在威斯康星大学长期开设医学催眠应用课程。尽管贾斯特罗的主要成就不在催眠，但毫无疑问，

---

[1] 赫尔大学二年级患小儿麻痹症，此症伴随其一生。

他严谨的治学风格和实验精神，深深影响他的这位学生，乃至深入骨髓。

黄金十年

1918年，34岁的赫尔研究生毕业[1]后留校任教，四年后升任副教授，再两年后直升教授，并担任心理实验室主任一职。他关于催眠研究的黄金十年大致从任教初期到《催眠与暗示：一种实验方法》（*Hypnosis and suggestibility: An Experimental Approach*）这本书出版前一两年，即从 1921—1931 年。虽然《催眠与暗示》在 1933 年出版，但后面的这两年间，迫于多方压力，他已较少研究催眠。

在这宝贵的十年里，以实验室为家的赫尔倾注了无数心血，不仅用上那个时代所能用到的最新仪器和最新方法，还创造性地发明暗示反应仪、恍惚记录仪（纵览催眠史，极有可能是记录和测量恍惚行为的第一台）和催眠引导磁带等仪器设备。如果算上非催眠方面的仪器设备（他发明了著名的数学计算器）和方法技术等，那么，它们的数量将远远超越同时代的研究者。对此，撰写赫尔讣告的斯彭斯（Spence，1952）认为，赫尔如果没有专注于理论研究，他将很有可能成为著名的心理学仪器制造发明者。这里，斯彭斯用的发明制造者英文单词是"gadgeteers"，直译为"小玩具、小配件"。显然，它表达了这位追随者对赫尔当年放弃工程学（Engineering）而选择心理学（Psychology）的认可。

黄金十年里，他主要面对的大众疑惑主要包括：

- 催眠与睡眠的区别；
- 动物催眠与人类催眠的比较；
- 催眠暗示性与年龄增长的正负相关；
- 催眠状态与清醒状态下的回忆和听力测试；

---

[1] 赫尔获得的是心理学哲学博士学位，博士论文为主题为"概念演化的定量研究"（Quantitative Aspects of the Evolution of Concepts）。该论文整理成书后，于 1920 年出版。

- 催眠状态下的疼痛感受性下降研究，即催眠麻醉；
- 催眠易感性与人格特质的相关研究；
- 催眠状态下神奇现象的科学解释，包括催眠后遗忘、强直性木僵、不自主肌肉运动和高敏感性等。

对于这些问题的探索，赫尔不仅一马当先，还倡导其他科研院校和研究所也从科学角度和理论层面对催眠进行研究。他这些种种努力，被人们称为"催眠研究之合法化运动"。事实上，赫尔的精神导师詹姆斯，以及詹姆斯的催眠老师沙可，都曾在催眠合法化方面做出重要贡献，而且沙可的重要合作伙伴让内、赫尔的催眠学生希尔加德等也都极力倡导催眠研究之正常化，之后更有艾瑞克森将之推向巅峰。可见，在催眠尚未走完自证科学之路时，催眠人物在这一方面的努力都是一致的。

赫尔的实验催眠结论大致如下：

- 催眠和睡眠区别较大。此前布雷德和伯恩海姆的观点过于表面化，而巴甫洛夫的特殊睡眠观点也不完全正确。
- 动物催眠和人类催眠完全不同。研究者对这一点的异议较少。
- 催眠暗示性在 8 岁以前保持增长，8 岁以后逐渐下降。总的来说，儿童的催眠易感性比成年人高（希尔加德后来也证实了这一点）。
- 催眠状态下的回忆和听力判断未必比清醒状态下好。
- 催眠状态下的疼痛感受性下降明显。催眠麻醉是真实的，常见的外在痛苦迹象几乎没有（Page，1992）。
- 催眠易感性与人格特质的相关不显著。
- 催眠后遗忘不是一种原始的生理机制，而是某种形式的暗示结果，而且大部分催眠现象都是产生于暗示（Hull，1933）。至于其他神奇催眠现象基本可以在实验室里重现，也可以从实验角度给予合理解释。对于今后的研究，赫尔（1929，1930）提供了 40 个清醒催眠研究内容，并归纳统计了 102 个经典催眠问题及其应对方式等。

从一发不可收拾开始到隐忍结束

赫尔的催眠研究开端，实在有些因缘巧合。

他在自传（1952）中写道：

在这些创新中，我为心理学导论这个课程引入了暗示和催眠等主题，然而，事实上我还没见过被催眠的人……一个学生从英国给我寄来催眠水晶球，并在信中表示，不能用它催眠别人。不过，有一天深夜，有一个患严重恐惧症的学生来我家，请求我用催眠"挽救他的生命"。我于是拿出水晶，按照书中描述的那样，开始在他身上试验。结果，居然，出乎我意料，他立即陷入深深的催眠恍惚状态中。

所以，这就成了我在催眠领域里系列实验的开端。

这一开端就有破竹之势。

黄金十年的前八年里，赫尔和他的学生在威斯康星大学做了大量的催眠基础研究工作，未受到太多干预和阻挠并且志在必得，虽然此时人们对催眠的态度依然是敬而远之。1926 年，赫尔在美国心理学会第 35 届年会上说的一句话精准而又形象地表达了催眠的尴尬位置：催眠是所有心理学方法中最强大的一种，但它目前的状态几乎相当于科学丑闻。但是，反过来，也正因为陈腐的时代风气和落后的大众观念为赫尔催眠研究的先锋性质提供了可能行。时势造英雄也。

不过，到了黄金十年的后两年，赫尔基本处在了熬的状态，虽然曾有一段时间人们对他的催眠研究表露出兴趣。那是他离开威斯康星大学前往耶鲁大学执教的最初阶段。从直接工作上来说，他似乎放弃更进一步的催眠研究，但从工作的本质或者整个研究体系来看，却又似是催眠研究的"深入"。我们知道，赫尔一生最重要的研究主要有三个：能力测试（Aptitude Testing）、催眠研究和学习理论。它们（特别是后两个）的贡献是杰出的，都对该领域的后续研究产生了重要影响（Williams，1953）。其中的催眠，按照赫尔的理解，本质上是一种暗示，暗示背后则是观念运动，而观念运动完全可以通过学习理论的"刺激 – 反应"来解释。这样一来，催眠研究和学习理论便成一个整体，也是赫尔生命著作的连续体（Triplet，1982）。不过，人们对赫尔的关注，似乎习惯路归路、桥归桥：研究催眠的，只关注其催眠；研究学习理论的，只关注其学习理论。

催眠研究的阻力在耶鲁时期。1929 年，赫尔转任耶鲁大学，先在心理研究所，后在人际关系研究所。对于他的催眠实验，耶鲁医学院很有意见，认为存在不少风险，希望他能停止，而耶鲁大学人事处也施予压力，拒绝帮其招募催眠对象 (赫尔未有多少正式授课任务，因此直接学生较少)。当然，压力还来自其他同事的异样目光。鉴于此，赫尔不得不中止"催眠对酒精消费影响"的研究（此前他在威斯康星大学类似的研究主题是"吸烟对心理和运动效率的影响"）。

雪上加霜的是，各种对他不利的谣言开始在校内流传并不断发酵。然而，真实的情况却是：此前参加赫尔催眠实验的一个女大学生，向法院提起诉讼状告赫尔和耶鲁大学，声称她在赫尔的催眠与记忆研究实验中，受到心理创伤并自述将产生永久性影响［撰写《赫尔和他的催眠研究工作》作者威廉斯（Williams）认为该女生具有歇斯底里倾向］。

赫尔催眠研究的压力骤增。熟悉催眠发展史的他，深知自己此刻的境况与当年伦敦大学教授埃利斯顿（Elliotson）十分相似（第二章）。因此，是奋力反击还是承认失败是当下他要做出的抉择。如果继续一意孤行，很有可能对眼下的催眠研究和今后的职业生涯产生消极影响，甚至毁灭性打击。如果承认失败，过去的心血将付之东流，这对于一个学者而言，实在是无法挽回的痛。诺贝尔物理学奖得主爱因斯坦十年前的忠告还回荡在耳：他本人不怀疑催眠术，但厌恶那些喜欢引起别人注意的人和一些自吹自擂为通灵人利用催眠术来欺骗一些容易上当的人，严肃的科学家必须与这类胡说拉开距离，因为科学家即使偶尔对这种（催眠）现象表示关注都会引起公众的误解（Brian，2008）。多年以后，爱因斯坦还给同样入迷神秘事物的辛克莱

（Upton Sinclair）所撰的《精神无线电》（*Mental Radio*）作序，并在序中直言，人与人之间不自觉的催眠现象值得心理学家研究。

再三权衡，赫尔既未奋力反击，也拒绝承认失败，而是选择布雷德式的借船出海，而且更加隐忍。他较少在公开层面发起或参与催眠实验，而且尽量减少人们把他和催眠联系在一起，私下里却快马加鞭地推进未完成的催眠进程。身在东部耶鲁大学的他第一时间委托中西部同事（威斯康星大学在美国中西部）帮忙把剩下的催眠实验做完，并叮嘱尽快。这是他与埃利斯顿性格不同的地方，更为重要的是，他们彼此的科学思维和学术观点也有分别。实验心理学出身的赫尔断然不会认同、更不会去研究催眠与超自然之间的神秘联系。在这期间，他发表了自己的第一篇催眠论文《科学视野下的催眠研究》（*Hypnotism in Scientific Perspective*），明确表达他作为实验心理学家对待催眠的态度，不过阅读学术论文的人少之又少，对风气的扭转相当于把一颗小石头扔进泥潭，沉得快还悄无声息。

这段时间前后，赫尔处于催眠学术生涯低潮期。期间心境的波动起伏，被他稀疏而浓墨地记录了下来。

1930 年，46 岁的他在《创意之书》（*Idea Books*）中写道，在这个年龄上，我因尚未在知识理论方面做出一定贡献而感到沮丧和绝望（部分出于身体健康原因），不过近来对几位伟大评论家创作最好作品时年龄的考察使我毫无理由继续消沉下去；这几位人物正是英国哲学家托马斯·霍布斯约翰·洛克，德国哲学家兼数学家莱布尼茨，以及康德等人。研究者安蒙斯（Ammons）认为除此之外还可以把 56 岁才首次（正式）提出条件反射的巴甫洛夫放进赫尔的希望之中。另外，赫尔还表示这是一段永远不会被忘记的、逆境中狂热挣扎的日子（Hull，1952）。

就在这种困苦与憧憬交织、挣扎和希望折叠的状态中，赫尔终于熬到 1933 年《催眠与暗示》的出版。此前虽有 3 篇催眠论文发表，但自己署名的催眠专著却未出版。这也算是了却了一桩学术心愿。从此，他将在表面上告别催眠研究。

代表作

《催眠与暗示》是赫尔最重要的、也是唯一的催眠著作。

在影响层面，他将神奇的催眠传说降格为普通的科学实验，也将遥远的催眠巫术提升为重要的科学研究。在学术层面，他告诉世人，催眠原理是基于严谨实验数据产生的，而催眠理论应是一个完整的理论体系和一种实用主义的唯物主义。遗憾的是，他的这种努力，在当时外界看来，不过是据理力争与挽回声誉罢了。人们真正认识到它的重要性，在时间上还要往后推一推。尽管他的催眠未了之事还很多。

接下来，我们来简要总结下他的催眠研究。

催眠是人类正常的反应。这一点最重要。催眠状态下所表现出来的潜能最大化是一种正常的观念运动（Ideomotor），因为"清醒状态会抑制潜能表现而已（Page，1992）"。这与詹姆斯所言的观念运动是脱去伪装的正常过程一致。进一步，催眠状态与清醒状态之间的区别是定量而非定性的（Hull，1933），即两者的差异表现在数量上，而不是质量上。历史上那些被认为是神奇的催眠现象，从实验角度来看，其实很正常甚至司空见惯，只不过人们较少从实验角度观察而已。

催眠和心理学中其他任何方法一样，都遵循着自然规律，即便它看起来更有力量，但就影响程度和范围来看，远非那些催眠师们所描述的神乎其神。夸大其词是催眠科学发展的毒药。

催眠是暗示的结果，是想象对最初暗示的延伸。在暗示状态下，被催眠者的反应常常会由另一个人的符号刺激来控制（Hull，1933）。这里，符号主要指代一种象征性活动，可理解为行动或刺激等。赫尔认为暗示发生的路径是这样的：外部（纯粹的象征性的）刺激，在被个体接受或调节后产生内部刺激，遂促使个体做出相应的运动反应，即"观念运动"。赫尔承认他的这个观点也受詹姆斯的影响：詹姆斯用观念运动来解释意志并将观念运动作为一种基本原则，我看起来差不多也是在同一个点上出发（Triplet，1982）。

后来，赫尔的这一观点被整合到美国心理学会（American Psychological Association，APA）2003 年的催眠定义之中。该定义大致为：催眠可视为与想象和暗示等紧密相关的一种流程；在催眠状态下被催眠者的主观经验会有所不同，感觉、知觉、情绪、情感、念头和想法等也会发生变化，即催眠性反应和体验是催眠状态的特征……（Green，Barabasz，Barrettmontgomery，2005；Elkins，Barabasz，Council，Spiegel，2015）。

更进一步，暗示是一种习惯现象，遵循习惯的基本原则，练习有助于习惯养成。这个结论是赫尔（1933）从大量催眠恍惚状态和清醒状态的比较中以及催眠幻觉的观察中得出的。练习不仅能使被催眠者进入更深的催眠状态，还能使它出现得更快。虽然其他研究者认为，练习并不必然导致习惯的养成，被试的催眠暗示能力还有可能会出现反向效应，关键在于如何练习，即它取决于练习过程（Barber，Ascher，Mavroides，1971）。不过，赫尔对此却是雄心勃勃，并准备把"从行为开始，到习惯养成，乃至推及人类心理的其他一切，包括意识经验等（Ammons，1962）"逻辑作为重要论点，用以反驳大卫·休谟和康德等人推崇的"从意识经验到知识思想"的逻辑。

既然催眠是一种习惯现象，那么，回过头来，催眠就不能简单地被视为一种睡眠。赫尔（1933）认为，催眠和清醒仅在一些小的细节上存在差异，但两者近乎相同；一方面，被催眠者在催眠状态下会比在清醒状态下对信息反应更加灵敏，另一方面在催眠状态下也较容易回忆起年代较早的被遗忘的事情。这样一来，布雷德和巴甫洛夫的催眠结论是不妥当的，因为"催眠和困倦（假寐）之间有明显区别，且可以转化为真正的睡眠（Page，1992）"。

关于催眠实验设计，赫尔被认为是最早使用留声机进行催眠引导的先驱之一。赫尔强调，催眠师或实验引导员在催眠互动中使用不同语气或重点强调等会引发被催眠者预期的变化，继而导致实验结果出现偏差。因此，催眠互动必须严格按照标准程序来走：严格控制变量。他的这种做法自然得到实验派的支持，却没有得到临床派的支持。对此，赫尔（1952）经常告诉学生们不要寄希望于用自我报告来提高学术的严谨性，甚至指责催眠师在治疗时往往缺乏对照组的事实。

最后，曾希望成为心理学之"抽象和概念形成"这一方面研究的最高权威的赫尔在《创意之书》中骄傲地写道，如果我能提出基于实验观察而建立的催眠理论，那么对诸多的超越就势在必行了……对于那些伟大的创意，必须大胆假设、严格论证，这样才能从已知走向未知。简而言之，赫尔认为他的催眠理论足以解释大部分催眠现象。

似非而是

在《催眠与暗示》出版后的两年，赫尔因在心理学领域的突出贡献当选美国艺术与科学院院士。翌年，当选美国心理学会主席，并发表题为《心理、机制和适应性行为》的就职演讲。后又入选国家艺术与科学院院士。待到1945年，61岁的他还获得实验心理学会授予的沃伦奖章。这些都是对他勤勉工作的认可。

不再公开讨论催眠之后，赫尔将他的目光和精力转向一个更为庞大的"心理—数学—行为"体系（或称"假设演绎行为学"）。之后，聚集在他身边的研究者越来越多，以至于人们开始称呼以他为首的学术研究者们为"耶鲁学派"。这与他初到耶鲁大学时的景象完全两样。不过，这个称呼更多是基于学习理论角度的，而非催眠研究角度。有几组数据能证明他的影响力，来自《心理学史》（Hothersall，郭本禹，2011）：斯彭斯指出，从1941—1950年在《实验心理学杂志》和《比较和生理心理学杂志》杂志上的实验报告有40%提到了赫尔；在学习和动机领域，引用上升至70%，是其他任何行为理论家引用数的两倍多……鲁扎（Harry Ruja，1956）统计了1949—1952年三种主要的实验心理学杂志中对心理学家的引用频率，赫尔被引用最为频繁，并且遥遥领先，随后是斯彭斯、霍夫兰和希尔加德等心理学家；他们全都是赫尔以前的学生或密切合作者；可见，赫尔的行为体系和学习理论确实具有一种重大影响。

这里，我们略提一下赫尔的行为体系和学习理论。

行为主义学派创始人华生认为，人类应当放弃那些捉摸不定的内隐意识研究，转而研究这些可以观察到的外显行为，因为内省法并不严谨、也难量化。所以，他提出著名的"S-R"公式，其中 S 代表刺激（stimulus），R 代表反应（response），合起来就是，行为决定于"刺激－反应"模型。对此，华生有一句名言，非常形象：给他一打婴儿，他能把他们中的任何一个培养成医生、律师，甚至乞丐和强盗等任何一类人。

赫尔受华生影响，但并不完全认同华生的观点。他认为应当在刺激和反应之间加个变量，所以他接受托尔曼（E. C. Tolman）等心理学家的"S-O-R"模型，并将中介变量"O"发扬光大。赫尔参考数学物理等学科术语的表达，用习惯强度、内驱力、诱因强化、行为震荡、反应势能及净余反应势能等代表"O"，因为"心理学是一门真正的自然科学，它的基本定律可通过适当的方程来定量表示（Carl，1952）"。

对于赫尔的这一努力，希尔加德在《学习理论》（*Theories of Learning*）中首先给予赞扬，接着指出赫尔的体系在那个时代是最好的，虽然未必是最接近心理现实、未必是普及最为持久的一个，却是最巨细无遗的一个，做到始终如一的定量化，各个方面均与实证检验紧密联系。巴伯（第十六章）则更直接一些，赫尔的有些催眠方法实在不算有趣，甚至让被催眠者常觉无聊。其他毁誉参半的评论还有：狭隘、武断、数量化到荒唐怪诞、一个小地方错了就将危及整个理论体系，以及独一无二的成就和最完整最严密的体系等。中国心理学家张厚粲老师（2003）的评价极其精准又十分浪漫——赫尔对心理学的主要贡献不在于他的理论内容，而在于他对用假设演绎法建立一个系统的数量化心理学体系所抱的理想。

的确，这样一个密不透风的数理心理学王国，与弗洛伊德精神分析王国以及荣格分析心理学王国相比较，人们更愿意追逐后者而且生生不息。

最后，结合行为主义先驱巴甫洛夫的实验催眠观点，以及赫尔之后出现的认知和社会认知取向的过程论者的催眠见解，赫尔的学习论其实正是一种带有赫尔特色的催眠理论，就像弗洛伊德的精神分析被视为催眠的慢动作、荣格的分析心理学语言被视为催眠语言一样，角度不同而已。

赫尔催眠手法之惊鸿一瞥

- 暗示。当被试对第一个暗示产生反应时，给予第二个暗示，如此递进。但在催眠状态下，暗示效果不明显。
- 量化。按照标准化流程进行。
- 频率。过大或过小都会出现反向效应。
- 苦其心志，劳其筋骨，乃至，雄于自卑。

无心插柳

在赫尔一生业精于勤的工作中，有一项无形的荣誉令人尊敬：他在自己披荆斩棘、奋勇向前的时候，也带动和影响学生及追随者一起成长，这些人中包括著名心理学家希尔加德、斯彭斯、米勒（Neal Miller）和吉布森（Eleanor Gibson）等人，当然也包括艾瑞克森。

在威斯康星大学任教时，赫尔有次举办一个催眠讲座。本科二年级的艾瑞克森前往聆听，并被邀请上台当被催眠者。这是一次带有传奇色彩的会面，之后艾瑞克森加入赫尔的催眠研究小组正式学习催眠。再之后，作为老师的赫尔扫除美国催眠研究的阴霾，而作为学生的艾瑞克森则改变世界催眠历史。

不过，在他们中间还有一位人物要出场。他是赫尔的学生、艾瑞克森的好友[1]、实验派催眠解离代表人物。

---

[1] 艾瑞克森于 1920 年入读威斯康星大学本科一年级。希尔加德同年入学并于 1924 年获得化学工程学位。

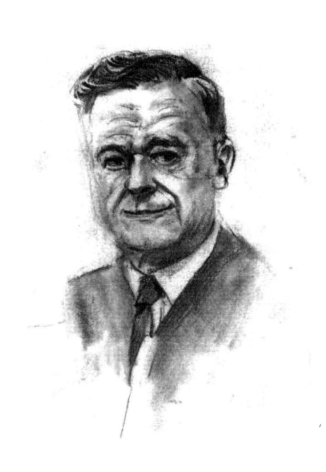

第十二章

希尔加德*：实验催眠之集大成者

---
* 希尔加德（Ernest Hilgard），1904—2001，美国心理学家，实验催眠代表人物。

集大成者

"集大成者"一词指的是在相关领域，他的贡献无与伦比。

无论早期的学习理论、中后期的催眠探索，还是晚期的美国心理学史研究，他都有经典传世。三者之中，尤以催眠为最。按照这位"当代最重要的催眠研究者（Hothersall，郭本禹，2011）"的自我表述，"催眠时期是自己职业生涯中最为满意的时期……从某种程度上说，催眠体现了心理学的真谛（Yapko，2015）"。后半句话不仅为人们津津乐道，更让催眠研究者为之振奋。

天时地利人和

1929 年，在道奇[1] 组织、赫尔主持的第九届国际心理学大会上，希尔加德（Ernest Ropiequet Hilgard，1904—2001）见到了巴甫洛夫、皮亚杰、科勒、麦独孤和桑代克等一流心理学家。之后又继续埋头他的心理学博士学业，并于次年毕业后留校任教讲授心理学。此后他便读到赫尔出版的《催眠与暗示》，印象深刻。虽然未直接参与赫尔的催眠研究，但他认识到催眠原来可以做得如此科学、如此正规。当然，按照他的理解，催眠实验也可以做得更有趣。后来他受心理学家推孟（Terman L. M.）教授的邀请，离开耶鲁大学前往斯坦福大学任教，直到退休。

当年，同样的转校任教，赫尔从威斯康星转任耶鲁大学，尽管个人准备充分，但其他因素却稍显不足，因此赫尔只能让催眠研究无可奈何花落去。不过，希尔加德初到斯坦福大学时，却未遇见多大阻力，因为此时他的兴趣更多集中于认知领域。研究者（Kihlstrom，2002）后来对他的评价是，他为认知革命奠定了基础，强调了观念在刺激和反应之间的中介作用……他培养了许多斯坦福大学的第一代认知心理学家。

---

[1] 道奇（Raymond Dodge，1871—1942），美国实验心理学家，希尔加德的博士生导师。

　　从认知领域过渡到催眠领域，源于希尔加德对人类人格动力的好奇。碰巧的是，当时福特基金也正关注人类的精神健康，几个顾问都认为催眠可作为人类无意识研究的一个切入口。就这样，他们在斯坦福大学的霍桑之家（Hawthorne House）一拍即合。萨宾指出，希尔加德在进入催眠领域之前，就已经确立了他作为美国心理学领袖（之一）的地位，而他的声望同时又为催眠研究带来重要推动力（Scheibe，Barrett，2017）。此时距离赫尔《催眠与暗示》发表已 20 多年，也已距希尔加德初到斯坦福大学近 20 年，催眠在人们的观念里依旧珠玉蒙尘，何况同事还曾警告他不要卷入这个由江湖骗子和奇人怪杰所垄断的领域，否则很有可能将让耶鲁大学和他的心理学教授声誉扫地，但希尔加德一笑置之，自言所做的一切都是自认为重要的事。这些重要的事包括催眠易感性、催眠后遗忘、幻觉、镇痛和解离等，它们详细地记录在他与同事们并肩战斗的"斯坦福大学催眠研究实验室二十年"里。

　　在介绍他的催眠思想和催眠实验之前，有必要简单介绍下他的个人荣誉。这一方面可从侧面反映出他的学术造诣，另一方面也表达其他研究者对他以催眠研究为核心的心理学努力的认可：希尔加德 34 岁时被聘为心理学院教授和教育学院教授，36 岁时获实验心理学之沃伦奖章（赫尔 61 岁获得），44 岁时当选美国科学院院士，45 岁时当选美国心理学会主席，63 岁时获美国心理学会杰出科学贡献奖，69 岁时出任国际临床催眠协会首任主席，93 岁时该协会用他的名字设立"希尔加德杰出科学研究奖"……值得一提的还有，由他领衔撰写、以他名字命名（虽然不断修改，作者也不断增多，但始终以他为核心）、首次出版于 1953 年、不断修订至今的经典之作《希尔加德心理学》（也翻译成《西尔格德心理学：心理学导论》，*Introduction to Psychology*）被誉为全球发行量最大的普通心理学教材，受到包括陈仲庚、杨国枢和张厚粲等老师在内的中美心理学家一致推荐，可视为世界范围内具代表性的诸多心理学家集体发自内心对他的由衷致敬。

四个催眠代名词

在催眠研究方面，希尔加德有四个代名词：催眠实验室、斯坦福催眠易感性量表、催眠解离和隐秘观察者。

1. 催眠实验室

如同冯特建立心理学实验室一样，催眠实验室的创建是继布雷德创建科学催眠体系之后的另一个具有重要意义的事件。第一，象征着主流心理学家对催眠研究的认可和推动，第二象征着更严谨的专门催眠研究的开始，第三象征着实验催眠研究为临床、教育等多领域里催眠研究提供更多的可能性，特别是今后功能性近红外光谱技术（fNIRS）、功能性磁共振成像（fMRI）和事件相关电位脑成像技术（ERP）等功能影像技术的引入。第四，基于前三项催眠理论与实践，未来联合其他领域里的催眠研究和其他学科研究去进一步探索催眠本质，以及基于创新创造目标的催眠应用，将具备更大的可能性。所以说，催眠实验室的创建也是希尔加德完美超越赫尔的重要标志之一。虽然赫尔当年在心理学实验室里也有过大量的催眠实验验证，甚至为催眠研究发明测试仪等，但从形式上和内容上，似乎都差一道力，何况当时久负盛名的心理学实验室也不在少数。应了那句，不是所有实验室都叫催眠实验室，也不是所有心理学实验室都叫冯特的心理学实验室。

1957 年，与希尔加德共建斯坦福催眠实验室的还有其好友、催眠学者魏岑赫费尔（Andre Weitzenhoffer）。希尔加德与他的合作曾一度备受同行指责。

魏岑赫费尔比希尔加德年轻 17 岁，早年观看过舞台催眠表演并产生极大兴趣。魏岑赫费尔与舞台催眠师长期保持亲密的私人关系，在科学催眠研究者特别是临床催眠研究者眼里并非好事。按照魏岑赫费尔（1989）本人的说法是，舞台催眠这种说法带来麻烦，自从离开斯坦福大学以后，我听到很多关于我在那里扮演的角色所带来的荒诞不经的故事，包括我向希尔加德学习催眠知识，而且是被他雇去担任舞台催眠师的……事实上，当时希尔加德在催眠实验室建设方面没有直接经验，而我承担起了协助他和同事们早期的全部培训责任……此前，1956 年初春，当时我正在密歇根大学读博，希尔加德前来拜访。他因三年前读了我的《催眠：暗示的客观研究》(*Hypnotism: An Objective Study in Suggestibility*) 这本书，认为我在这块领域里的开垦对他而言，足够科学也足够扎实，而且这本书后来还帮助他让斯坦福董事会废除多年前出台的那项法令：禁止在校园中使用催眠。

后来，魏岑赫费尔继续跟随艾瑞克森专注于催眠学术研究。

2. 斯坦福催眠易感性量表

斯坦福催眠易感性量表 (Stanford Hypnotic Susceptibility Sale，简称 SHSS) 的编制者是希尔加德、希尔加德夫人约瑟芬 (Josephine) 以及魏岑赫费尔。该量表影响深远。曾经有一段时期，业界的催眠量化研究大都与它相关，乃至今日它依然被很多研究者视为全球公认的金标准 (Gold Standard)。

此量表共有 12 项，用来测量被试（被催眠者）的催眠易感性。如果被试得分满 12 分，说明他（她）属于高催眠易感性人群，即催眠性反应较快、效果较明显，反之，如果得分在 3 分以下，说明其易感性低。

以嗅觉丧失为例。实验者拿刺激性较强的氨水让被催眠者用力闻，并告诉他（她）没有任何味道。如果被催眠者对氨水气味无反应，说明他（她）已进入较深的催眠状态，计 1 分，否则计 0 分。头部下垂超过 5 厘米也计 1 分，出现驱赶苍蝇的外显行为，也计 1 分，其他类推。一般在测试之前，实验者都会对被试强调催眠并非超自然现象，全神贯注很重要，以减少他们对催眠的恐惧等。

事实上，催眠易感性量表除了测试之外，还有其他功用。比如，在多个催眠应用场景中，量表既可作为测量工具，也可作为催眠引导与加深工具。初学者还可以从中隐约发现通往催眠深处的入口（张伟诗，2018）。比如，在非实验催眠场景中，量表上白纸黑字间没有呈现出来的催眠节奏、语气以及氛围等有时很重要。又比如，量表背后的量化思想和逻辑，有些时候可作为反向指标使用，特别是在非实验催眠领域。

催眠易感性量表并非完美无缺，这是来自临床催眠治疗师亚普科（Yapko，2015）的评论：希尔加德所提倡使用催眠感受性测试为我们对催眠的理解带来了一笔宝贵的财富，它的珍贵洞见将对整个领域产生深远影响……但我在我的临床实践中并不会使用真实的催眠感受性测试……30 多年的实践让我相信，标准化的测验分数的意义不及临床反应的意义那么重要……我觉得更实用的做法并不是花费我的心理能量去发现来访者是不是可以接受暗示，而是去发现我如何能够基于他们的反应风格、注意风格、认知风格和其他这类对主观体验的自我组织模式来最适宜地规划我的暗示结构，从而增加他们接受暗示的可能性。

事实上，读者只要认识到这样一个基本的事实，心里就会有底：诞生于实验领域的催眠量表未必适用于临床领域，更何况当同样的催眠内容由不同的催眠师面对不同的来访者操作时，往往会得到不一样的结果。简言之，拿科学标准的盖子去盖科学与艺术交织的茶壶，倒茶时必然会漏。不过，值得玩味的是，如何做到不漏茶水，正是体现催眠艺术的地方。

3. 催眠解离

希尔加德受让内影响，比较重视解离（Dissociation）在催眠体系中的重要性。

希尔加德认为，人类心理主要由认知结构和子系统等要素构成，受中枢系统（意识）监控，但这样的体系并不紧密，是松散的。如果加入消极夸张的催眠干预（比如表演性质的催眠暗示），将使原本松散的系统更加松散，出现解离状，本该维持健康平衡的心理张力被破坏了。让内称之为病症的起因。而如果给予积极催眠干预，则可能恢复心理张力。按照这一逻辑，我们来看看催眠现象中的神奇如何与解离有关：催眠状态下的麻醉可视为疼痛知觉系统和意识系统的解离，催眠状态下的遗忘可视为记忆系统和执行系统的解离，催眠状态下的幻觉可视为表象生成系统与现实判断系统之间的解离等。其他可类推。

重要的是，希尔加德的解离不同于沙可的解离，也比让内的解离更具积

极意义。当年，沙可从神经病患的治疗中得出病态的催眠结论。让内治疗的
对象虽然是精神病患，得出的催眠结论却比沙可积极。之后，赫尔和希尔加
德的研究对象由病人变成正常的、20 岁上下的白人大学生，但他们与沙可和
让内一样，都是借由催眠去探索人类心理发生发展的机制或规律。对此，我
们可以从后世诸多催眠研究者所具有的催眠实验者与催眠治疗者双重身份看
出来（希尔加德也曾结合催眠和经典条件反射成功治愈一例歇斯底里瘫痪）。
希尔加德的解离或可视为沙可和让内的解离的较轻阶段。换句话，如果沙可
和让内的解离属于重度的话，那么，希尔加德的解离属于轻度。希尔加德常
说他基本不用"恍惚状态"一词，因为它如同意识的分裂，不仅超出可承受
的正常范围，而且带来个体意识经验和人格结构的改变等，即便"解离理论
还只是一种假设，因他未能说明催眠究竟如何造成不同控制系统之间关联的
变化（骆大森，Morgan，King，Robinson，1983）"。

　　简言之，希尔加德的催眠解离属于正常可控范畴的解离：作为催眠解离
对象的学生在体验之后，没有任何不适，依然正常上课和生活。最后，希尔
加德认为被试需要主动配合，并遵循催眠师的暗示，这样才能更好发生解离
并产生别样的感觉（Fromm，Shor，2009）。

　　来看希尔加德的几个催眠解离实验。

　　其一是著名的冰水实验。把学生导入催眠状态后，将其左手放到冰水里，
右手放到按键上，然后询问其左手痛吗？学生口头报告不痛，但右手还是按
下代表疼痛程度的按键。这种言语报告和身体本能之间的矛盾，说明解离状
态的发生，并且，解离程度越高，镇痛效果越明显。

　　类似的案例，在催眠历史上并不少。1842 年沃德（Ward）在英国皇家医
学会的报告中指出，他曾以麦斯麦术切断病人大腿，而病人在手术中不感到
痛苦（Boring，1981）。之后，拉方丹给不愿透露姓名的"NO.2"测试氨水，
她虽然不觉得氨水很臭，但同样泪流满面；拉方丹给出的解释是"感知觉还
没有离开眼睛"（Yeates，2013）。

　　正因为催眠在这方面具有麻醉药的镇痛作用，而且几乎无副作用，使得
它广受欢迎。这也是英国、美国、德国、澳大利亚等国心理学会和医学会在

官方层面允许且鼓励研究人员学习和推广催眠的重要原因之一。感兴趣的读者可参阅希尔加德的《催眠在缓解疼痛中的作用》（*Hypnosis in the Relief of Pain*，1975）和《解离的意识》（*Divided Consciousness*，1977）。

其二是自动书写实验。希尔加德让学生在催眠状态下同时完成两件事。学生的手在执行某项任务时，原本的意识对此并不知晓。希尔加德对此的解释是，人类的意识背后还有一个"人或系统"，它能发现人类意识所忽略的其他东西。这个"人或系统"潜藏在人类的潜意识里。当催眠解离发生时，它将出来接替意识观察周围的场景和体验世界。

其三是眼盲耳聋实验。在被导入催眠状态后，学生出现"眼盲"：看不见东西。之后，希尔加德又引导学生出现"耳聋"。该学生果然当众听不见。希尔加德对此进行测试，发现学生的确没有反应，直到他将手放在学生肩膀上，并告诉学生体内的某部分可以听见自己说的"抬起食指"这句话。于是学生随即抬起食指。

此外，还有催眠后遗忘、正负幻觉和年龄退行等实验。催眠后遗忘现象并非人们传说中那样普遍。希尔加德在对 491 位被试的实验中发现，大概只有四分之一的被试会出现这种现象。其中原理并非记忆被破坏，而是记忆检索通道发生改变，更确切地说，"催眠后遗忘症状是压抑的类似物（Weitzenhoffer，1989）"，即记忆内容受到压抑而产生解离性质的暂时性遗忘。如果给予提示或暗示，大部分被试都能回忆起先前要求被遗忘的内容。所以，通过催眠让一个失恋的人忘记曾经痛苦的场景，既不合理，也不合情，更不科学。正负幻觉除了用于疼痛减缓外，也常用于恐惧症等心理疾病的治疗。而年龄退行实验清晰表明记忆、情感等发生了解离。

4. 隐秘观察者

按照希尔加德的逻辑，既然人类心灵可以被解离，那么，解离之后与他人继续沟通交流的那个"人或系统"是什么？希尔加德认为这个"人或系统"不仅具有原主体的基本个性和主要特质，还具有原主体较少见的特征表达，当被催眠者不在催眠状态时，这个"人或系统"便隐藏起来。很显然，让内催眠之"用进废退"思想在希尔加德这里得到很好的继承和发扬。

希尔加德因此称之为隐秘观察者（Hidden Observer）。

以催眠导致眼盲为例。处在催眠状态下的被试"睁眼却看不见"。从客观层面而言，被试是看得见的，但从主观层面而言，被试有可能是看不见的，或者看得很模糊，此时能看得见的是隐秘观察者（本书作者曾做过大量实验，的确如此）。事实上，类似的场景在日常生活中并不少见：要找的钥匙明明放在眼皮底下的桌面上，但盯了很久却没看见，或者开车的时候，十分明显的广告标志就在那里，但我们也看不见。至于如何验证隐秘观察者是否看见，其实很简单，只要给予意识化即可，比如提醒或者改变当下意识状态等，因为"催眠状态下的隐秘观察者可能是一种无意识认知（Noemi，Felix，Gabor，Istvan，2016）"。

当然，研究者对希尔加德的隐秘观察者是有一些看法的。比较全面的批评来自好友魏岑赫费尔（1989）：隐秘观察者直到1975年左右才被希尔加德偶然发现，而在近100年前，让内就已对隐秘观察者效应有所论述；客观来说，是让内而不是希尔加德在这方面首先引起人们的关注……尽管让内的催眠实验不像希尔加德这样具有现代复杂性（对大量被试的主观报告进行数据统计与分析），但它们同样令人满意地证明隐秘观察者的存在……让内认为被催眠者可能不止一个隐秘观察者，而希尔加德认为只有一个……同时，与希尔加德的直接暗示不同，让内被试的隐秘观察者几乎都是自发产生的……忽略让内和比奈关于隐秘观察者的报告，说明希尔加德在这方面存在着惊人的无知（Surprising Ignorance）……还要需考虑的是，它是否只是一个暗示的人造品……另外，（与解离属于某种假设类似）希尔加德不止一次说过，隐秘观察者只是一个"比喻"或"隐喻（Metaphor）"，也就是说，只是看起来好像有一个隐秘观察者而已。不过，他不会在这个问题上做出任何承诺……果真如此的话，他为什么不把解离也当成一个隐喻呢……难道他前后不一致？

斯帕诺斯（Nicholas Peter Spanos）则从实验角度对希尔加德的隐秘观察者进行检验。结果表明，隐秘观察者受催眠师言语和暗示等因素影响，从而出现不同反应，即隐秘观察者很有可能是实验室这种特殊场景里的产物，同时，它还和实验者期望和实验需求等变量有关。斯帕诺斯据此提出自己的"多因素催眠模型"（Multifactorial Model），认为态度、信念、想象、归因和期望等对催眠的发生起着重要甚至是决定性的作用。以催眠镇痛为例，斯帕诺斯（1991）认为，成功体验镇痛的被试，对痛苦刺激的处理并非给予阻断，而是给予解释。换言之，借由催眠暗示去重新构建一种合理的、积极的解释便可达成镇痛效果。这种基于实验验证的新解读，为我们进一步理解催眠带来了灵感。

作为催眠之社会认知学派的领军人物之一，斯帕诺斯的评论毫无疑问具有一定的代表性，而他的其他见解亦不乏冲击并改变专业催眠研究者传统观念的可能性。如果按照本书对催眠大师的三个标准，斯帕诺斯（1942—1994）显然属于"温暖的、已故的、贡献大的"催眠师行列。事实上，以他、萨宾（第十五章）和巴伯（第十六章）等为代表的过程论者一次又一次地挑战自布雷德以来的催眠状态论（布雷德是坚定的状态论者），并使这两种看似矛盾的观点逐渐呈现势均力敌之势。本书认为，在未有统一公认的催眠定义提出之前，这两大阵营的成员还会就哪种观点更加接近催眠本质而继续争执下去。

因此，这里衍生出一个小问题，希尔加德是过程论者还是状态论者。这需要从希尔加德本人的催眠观点入手。虽然希尔加德认为催眠是正常心理的表现，也给予其普通心理学视角的解释，但他认为"被试停止做计划，注意被重新分配，对观察的检验减少、而对现实的歪曲则被接受，暗示性增强，接受催眠的被试很容易扮演不寻常的角色，催眠后的遗忘症是经常出现的（Hilgard，R. L. Atkinson，R. C. Atkinson，1987）"是催眠的主要特征（这些也被美国催眠委员会整合进 2014 年的催眠定义中）。它们与意识状态改变相关较大。因此，从这个角度看，希尔加德偏向于状态论。对此，研究者（Sheehan，Perry，1976）也表示，希尔加德更关注状态论。

希尔加德催眠手法之惊鸿一瞥

• 解离。通道功能的表达、注意、聚焦与稀释等，其特征标志乃常态控制感的丧失。

- 量表法。从多个角度利用量表去理解和操作。

- 在量表催眠中，加一些设计。以镇痛为例：第一，直接暗示疼痛区麻木；第二，想象疼痛开关被关闭；第三，降低身体部分疼痛的敏感性，而不是疼痛本身，比如"手套麻醉"；第四，游移疼痛，直到可以忍受的部位；第五，催眠性遗忘；第六，强化内在否认疼痛存在的力量；第七，通过幻想减轻疼痛；第八，其他有助于减缓疼痛的催眠设计。

- 窥催眠而知心理学，乃至，一叶知秋。

千呼万唤始出来

请看王者。

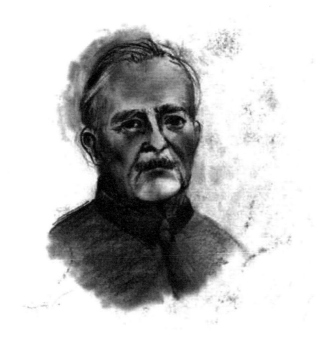

第十二章

艾瑞克森*：悟透天机的荣耀王者

---

* 艾瑞克森（Milton Erickson），1901—1980，美国心理治疗师，顶级科学与艺术催眠家。

凤凰涅槃

苏黎世外造塔楼，凤凰城里栖凤凰。

凤凰城某处毫不起眼的庭院里，一大一小的两棵树，正枝繁叶茂地迎风摇曳。它们见证了催眠史上一位身体残疾、性情温和的老人，曾经无限深情地凝望来访的人们。用科胡特那句"不带诱惑的深情，没有敌意的坚决"来形容他的催眠治疗眼光，再贴切不过了。

正是这样一位慈祥的老人，让催眠如同凤凰一般，在人们的观念里浴火重生。如果说此前的布雷德、巴甫洛夫、赫尔和希尔加德等人的贡献在于划清催眠科学与迷信之间模糊的界限，那么他的贡献除了为催眠科学构建一个更加崭新、更加辽阔的舞台，让催眠不再是严肃学术殿堂里的跳梁小丑，还让世界范围内的催眠研究者特别是医学院的老师和学生认识到什么是科学艺术兼具的催眠手法，更认识到它超乎想象的无限潜能。

这一切，除了来自对催眠历史的精髓把握外，更来自孜孜不倦的试误、领悟与创造。

诡异手法

时光回溯至赫尔老师那里。

当时，还在威斯康星大学读本的他，遇见已是著名实验心理学家的赫尔，并被邀请上台体验催眠。遗憾的是，赫尔流程式的催眠，并没有带给艾瑞克森（Milton Hyland Erickson，1901—1980）多少惊喜，相反，却带来失望，还有兴奋。失望的是，赫尔的催眠方法如此老套，兴奋的是，他将改变这种老套。

他的确做到了，并让同时代的很多人没看懂。沟通大师、人类学家贝特森（Gregory Bateson）这样评价道，当大多数其他治疗师还处在如何听出或弹出某一个单音阶的水准，还无法欣赏莫扎特音乐的伟大时……艾瑞克森就是心理治疗方面的莫扎特（Betty Erickson，Keeney，2012）。在此之前，贝特森获得洛克菲勒基金会的资助，于1953年派出一个学习小组前往艾瑞克森处观察和学习催眠。这个学习小组当时主要研究各个细分领域里顶尖人物的沟通方法，包括美国的艾瑞克森、南非的行为心理学家沃尔普以及德国精神病研究专家赖克曼（Frieda Fromm-Reichmann）等。

年轻的黑利就在这个小组里面。他后来成为短期策略式家庭疗法的创始人，也是米尔顿·艾瑞克森基金会终身成就奖首位获得者。

有趣的是，黑利一开始也没看懂艾瑞克森的催眠手法。他说，艾瑞克森可以在与一个人讲话时，催眠另一个人，也可以在面对一群人的演讲中，透过强调某些词语，而诱发特定的人进入恍惚状态，甚至某人被催眠后还浑然不觉（Haley，2012）。后来在"致敬艾瑞克森纪录片"（*Milton H. Erickson, M. D.: Explorer in Hypnosis and Therapy*）继续指出，他让催眠与科学走得更近，与此同时也让催眠看起来更为神秘，就好像电，大家都在用，但没人知道它长什么样。另外，很多人以为自己清醒，然而实际上还在催眠中。

艾瑞克森这样的手法，不仅与其他催眠治疗师不一样，也常和自己的上一次不一样。艾瑞克森为每个个体创造了新的理论和新的方法（Lankton S. R.，Lankton C. H.，1983）。

从1953—1973年，黑利把20年里对艾瑞克森的追随和观察，撰成《不同寻常的治疗：催眠大师米尔顿·艾瑞克森的策略疗法》出版。此书成为研究艾瑞克森催眠疗法的重要著作，也成为人们认识和了解黑利家庭疗法的重要途径，更为黑利带来非同寻常的声誉。当然，也带给晚年已是家庭治疗权威的黑利一丝复杂的情感。按照黑利本人的说法，虽然只掌握艾瑞克森催眠手法的一小部分，但他很少再利用催眠进行治疗了，因为无论他说什么，患者都会照做。

若有若无

客观而言，患者照做，在心理治疗领域里属于一种中性偏褒义的表达。

一个拒绝心理医生建议的患者，想要依靠自身的力量去改善症状，难上加难：他之所以患病正是因为靠他自己的力量走不出来。当然，如果患者过于听话，则容易发生移情，或者反应模式难以迁移，即来访者在催眠师这里表现较好，但离开以后未必适应良好。问题的关键在于，当患者遵医嘱时，内心状态是否不同从前，或者动力性人格是否发生改变。

换一个角度，黑利所言来访者对催眠师的信任，是包括催眠在内的所有人类沟通的基本前提。

那么，信任之后的医患互动是怎样的关系。艾瑞克森疗法继承者、催眠学者吉利根（Stephen Gilligan，2007）在《艾瑞克森催眠治疗理论》一书中，将之划分为权威派[1]、标准派与合作派。合作派的主要创始人是医学博士米尔顿·艾瑞克森，他倾注了将近 60 年的精力去探索催眠的创新性和治疗性应用（Gilligan，2007）。

这里，我们先简要回答艾瑞克森是否具有医学博士学位，之后再探讨艾瑞克森的合作手法。

艾瑞克森的最高学历和学位是什么？国内读者在没有接触艾瑞克森第一手资料之前，大部分被他的众多追随者神话般的介绍养成惯性思维：他拥有博士学位实属自然，一个或许不够，几个以上才算正常。

然而，事实上，并非如此。

按照艾瑞克森基金会出版的传记体《米尔顿·艾瑞克森》（*Milton H Erickson*；Jeffrey Zeig，Michael Munion，1999）一书，其中并未提及艾瑞克森获得博士学位，即并未获得英文中的 PHD[2].——这是真正意义上的学术博士学位，只提到他获得心理学硕士和医学学位，原文为"在 1928 年，他同时获得威斯康星大学的心理学硕士和医学学位"。

或许，艾瑞克森后来又攻读博士学位，也极可能被聘为荣誉博士等，这对他来说并不难。但事实上，博士学位的拥有与否，与他的贡献比起来，几

---

[1] "权威派"在书中被译为"独裁派"。

[2] 英文"Doctor of Philosophy"的缩写，中文为"哲学博士"。

乎可以忽略不计。布雷德、黑利等人，亦在此列。

喜欢一个人，常会在他的周边看见彩虹。心理学上称之为晕轮效应。贬低让内，抬高弗洛伊德，亦在此列。

当然，还有一个容易造成混淆的事实是，诸多介绍艾瑞克森的英语文本中，经常使用 M. D.[1] 一词，包括上述黑利的《不寻常的治疗》，其副标题是"催眠大师米尔顿·艾瑞克森的策略疗法"（*Uncommon Therapy: the Psychiatric Techniques of Milton H. Erickson, M. D.*），英文中的 M. D. 翻译成"大师"二字，不仅巧妙而且与实相符。

不管怎样，这个指代艾瑞克森医生身份的符号，不仅表达了艾瑞克森影响的深入，更增添了他的传奇。

回到吉利根博士关于催眠关系的三种划分。

权威派和实验派被划分出来的用意，大致应是作者想凸显合作派这一概念的创新性及其发展的重要性等，但这样的划分似乎过于绝对，因为艾瑞克森既是合作派的主要创始人，同时也是权威派和实验派的重要推广者。

对于艾瑞克森的权威派手法，或可理解为：消融显性权威，演绎隐性权威。这也是前面贝特森所言的艾瑞克森是心理治疗方面的莫扎特的关键所在。比如预约催眠时，艾瑞克森总会在电话里温和地强调遵守约定的重要性；见面时，艾瑞克森也会无意地反向强调请遵医嘱；或者，花样百出地利用与第三者、第四者，格式塔式地施以压力；又或者，采用情理之中意料之外的微妙，间接连续地冲击惯性思维等。如黑利（2012）所言，艾瑞克森在某些时间点上对患者采用独断专横的方式，而在其他时候却允许他（们）完全自主；整个治疗中，这两种方式复杂地交织在一起。

正所谓，阳光与阴影从来没有明显的分界线。

---

[1] 英文"Doctor of Medicine"的缩写，中文为"医学博士"。

千磨万击还坚劲

分界线还表现在，是否存在特定的催眠状态。

艾瑞克森的重要合作伙伴魏岑赫费尔在与亚普科的个人交流中提到，最令他满意的是，暗示可以诱发自动化行为，而最令他失望的是，至今他都没有办法明确证明是否存在或不存在特定的催眠状态（Yapko，2015）。

这一说法出自一个沉浸催眠领域三四十年、"被艾瑞克森称为对催眠了解最透彻（Frischholz，2005）"的专业研究者，实在要语惊四座。然而，结合其相关著作和论文的表达方式和思维习惯，这很有可能是魏岑赫费尔的真实表露而非自谦之词，何况他的用词是"明确证明"，而非不能证明，或无法证明。

他与艾瑞克森的分歧还表现在暗示性方面。艾瑞克森认为，尽管催眠中的暗示性的确在不断增强和发展，但其对催眠的影响，很多时候可以忽略不计……催眠并不能确保暗示的接受性（Erickson，Rossi E. L.，Rossi S. I.，2015）。魏岑赫费尔（1989）则说道，一些权威人士，比如艾瑞克森相信催眠还有其他重要作用，因为暗示并不总是与催眠有关。正如我们稍后将看到的，这场争论涉及我们如何定义催眠。也就是说，不同的催眠定义将影响二者之间的关系判断。魏岑赫费尔和希尔加德共同编制的斯坦福催眠感受性量表便是强调暗示性在催眠发生过程中的作用的最好证据。魏岑赫费尔（1957）接着说道，从理论上讲，测量催眠深度是一件容易的事情，不过是从暗示性到恍惚引导而已。

尽管看法不同，但在现实生活中，两人的催眠研究目标却是一致的：合法化、科学化和艺术化。有意思的是，魏岑赫费尔声称自己从来没有被艾瑞克森催眠过，直到某日共进早餐。在艾瑞克森反复无声的特殊手势前，他陷入思绪空白，右手自发地向外移动，并按照艾瑞克森的意思拿起了咖啡壶。

另外，当艾瑞克森去世以后，魏岑赫费尔客观而公正地指出，当前出现越来越多与艾瑞克森有关的神话虚构。对此，他认为保持真诚即可，而不是盲目崇拜。不过，这似乎难以避免，因为自他离去后，几乎每个月都有关于他的书出版（Haley，2012）。

既然有神话建构，便有神话"解"构。

批评最为激烈的来自马森（Jeffrey Masson）博士。他在《治疗批判》（*Against Therapy*）一书中批判精神分析治疗之后，特地把最后一章留给艾瑞克森的催眠治疗。

马森引用艾瑞克森与黑利所撰《对话艾瑞克森》（*Conversation with Milton H. Erickson, M. D.*，1985）中的片段，声称艾瑞克森在治疗期间让28岁年轻女子安（Ann）慢慢脱去衣服，展示胴体后再慢慢穿回衣服，然后将她遗弃（Dismissed her，即结束治疗）。事实上，马森在文中并没有道出治疗的前因后果，而是别有用心地断章取义。真实的情况是：安因被某男孩一再推迟婚期而患上严重的恐惧症，以致不能乘坐汽车、火车，甚至不能到机场附近，对性也产生极度恐惧。每当艾瑞克森与她谈起性的时候，她就会大脑一片空白、耳朵自动失聪。因此，艾瑞克森才开始使用他独创的、奇怪的策略去治疗她。

事实上，这种策略在艾瑞克森的日常治疗中，并非偶然事件，而是比比皆是。比如，教病人如何从牙缝间喷水，踩病人的脚，让他们去爬山，以及让他们在办公室里裸体相见等（Havens，2003）。在另外一例"阿奇的顽固性背部疼痛治疗"中，艾瑞克森首先邀请阿奇的爱人安妮进行催眠演示。阿奇在一旁观看，并依照指示，若是艾瑞克森的治疗方法有令他感觉愤怒或难堪的时候，可随时用手里的橡木手杖击打艾瑞克森。

罗西（Ernest Rossi）在一旁观察，并详细记录下来。艾瑞克森轻轻地、试探性地用他手杖的前端接触安妮胸部上方的区域，然后开始小心翼翼地把她衣服上面的部分揭开，好像要露出她的乳房……当她闭上眼睛并显示出一种催眠状态时，阿奇感到很惊讶，他差点儿扔掉他的手杖（Erickson，Rossi，2015）。

这样的场景是否与上述马森所耿耿于怀的类似？至于马森还指责艾瑞克森看起来要成为安身体外貌的审美专家，以及将个人意志强加给来访者等，不仅毫无说服力，甚至有越俎代庖之嫌。

再来，看马森（2012）的另一指责：艾瑞克森在亚利桑那州医院时期，使用集中营疗法（Prison-camp Therapy），随意控制精神病人。

这里马森所援引内容来自是泽格（1985）的作品《艾瑞克森其人其事》（*Experiencing Erickson: An Introduction to the Man and His Work*），罗森在《催眠之声伴随你》（*My Voice Will Go with You: The Teaching Tales of Milton H. Erickson*）里所描述的是同一件事情。不妨先来看看当场的场景：

有位病人曾在精神病房内站立六七年之久，但绝大部分时间都沉默不语。你可以对他说上一小时的话，却得不到任何回应。有一天，我决定采取一项必然会激发他有所反应的步骤。我拿着地板磨光器走向他，并将他的手指一一缠上把手，告诉他："请推动地板磨光器"。

他开始来回推动仅 3 厘米长的距离，而我每天都会迫使他增长来回推动的范围，直到他一小时接一小时地摩擦整个精神病房的地板。他终于开口说话，指控我虐待他。

我告诉他："如果你想做点别的事，我求之不得。"于是他转而开始整理病房床褥，并且发表个人意见、述说病史，以及表达内心各种错觉与妄想……不到一年的时间，他已可以回家正常生活。（Rosen & Erickson，2008）

艾瑞克森的这种治疗方法看起来的确与众不同，但也恰因它的与众不同才有疗效的与众不同。同时，我们还要观察这种疗法的使用是否遮遮掩掩，还是正大光明，以及出于何种目的等。本书认为，任何能促进来访者身心健康和社会发展进步的创新性催眠治疗都值得鼓励和追崇，即便失败也不应当为此受惩，更何况艾瑞克森的手法经得起时间检验，虽然一开始并非所有同行均予认可。这也是他让人看不懂的所在。很显然，最后该精神病人回家正常生活去了。

马森所举的另外一个案例是，艾瑞克森让精神病患赫伯特（Herbert）知道自己有胃，可以躺着睡觉，能够独自喝营养品，学会吞咽固体食物以及重温玩牌旧梦等。艾瑞克森所使用的方法也都是带着"权威性和强迫性"的巧妙设计。然而，几个月后，赫伯特也康复出院了。

如果上述这些被指责为"虐待"，显然是马森的有意曲解。猛药去苛，刮骨疗毒，何况艾瑞克森具备专业素养，且初衷善良。

显然，研究梵语和印度出身的马森不仅不熟悉催眠治疗，更不熟悉艾瑞克森式的催眠治疗。他除了没有更多的批评证据，还没有更多的充足理由。

最后，如果把语不惊人死不休的个性偏好当成佐证的话——"他是麻烦制造者，写的任何一本书都是为麻烦[1]而来"——请问，不懂催眠治疗的马森"据理力争"的底气何来。不要忘记，他曾因带有诽谤性质的另一不充足论点"被弗洛伊德档案馆解聘项目主管一职，并被国际精神分析协会除名"。

接下来的批评者是艾瑞克森好友、顶级心理学家希尔加德博士。

希尔加德也认为，艾瑞克森的催眠治疗过于主观随意，缺乏量化标准。

> 他们（临床催眠工作者）从来都不想做任何真正的研究……你研究的是个体，从某种程度上来说，这也是艾瑞克森的治疗所具有的特点——研究的方法就在于你要尝试给这个人制订一个计划，然后看看它是否会成功。但这不是科学建立的方式。所以说，如果我能够给出什么建议的话，那就是：不要搞得那么科学；你不需要对变量做分析并且成为统计学的奴隶，（不过至少要）有一些普通的统计概念就可以了。这里有6个人，他们有同样的症状；他们曾经接受了3种不同的治疗方法。为什么要选择不同的治疗方法呢？难道只是任意的吗？为什么其中有些人在一开始是这样的，然后又变成那样了呢？加一点点设计在里面。（Yapko，2015）

这或是实验取向的标准派的共同心声。

然而，实际上这也是在用实验思维去评价临床实践，频率未必对得上。

---

[1] 按照《治疗批判》的前言所述，马森制造麻烦的主要目的在于挑战那些曾为自我价值重估的人们带来麻烦的权威或权力拥有者们。很显然，他的这种论证理屈词穷，还多了哗众取宠与自我炒作的嫌疑。

第一，角度和方法不一样；第二，对象不一样，实验对象一般是大学生，而临床对象则是形形色色、个体差异、亟待帮助的患者；第三，即便是同一对象，其催眠易感性在实验语境下与在临床语境中未必一样；第四，即便同一对象，面对不同催眠师，两者互动的广度和深度也未必一样，即便采用的方法一样。

最简单的例子莫过于，让实验派研究者去量化"什么是意味深长"。

艾瑞克森对此的回应是，那仅是一个设计，无论怎么测，都不意味着它是适用或有意义的（Rosenfeld，2008）。

两人对恍惚的理解也不一样。

如前一章所述，希尔加德认为恍惚是深度分裂，并非好事，艾瑞克森却持相反意见，认为恍惚也是一种正常、普遍的体验，不仅"体验恍惚和恍惚治疗是两回事，这种没被区分的误解一方面令很多催眠治疗师沮丧，另一方面也阻碍了实验室里的科学催眠探索（Erickson，Rossi E. L.，Rossi E. I.，1976）"，而且有时还让自己进入恍惚状态以此治疗患者或者解决自己的身心健康问题。

在催眠成功率方面，二位也有不同想法。希尔加德认为被试的催眠易感性很重要，"艾瑞克森却指出大部分人都可以被催眠，关键是找对方法（Havens，2003）"。

在催眠解离方面，两人却是心照不宣。希尔加德自不必说，他是实验取向的催眠解离代表人物之一。艾瑞克森也倾向于赞同催眠的解离模型……在深度催眠水平上，允许受试者适当地、直接地在无意识水平上发挥功能，而没有来自意识的干扰（Gilligan，2007），解离作为催眠的征兆似乎已经被艾瑞克森广泛地使用，但他从来没有明确指出催眠是一种解离的状态，也从未明确给过它定义（Weitzenhoffer，1989）。其他种种，不一而足。

批评者自然少不了巴伯（第十六章）博士。

巴伯指出，艾瑞克森通常将被催眠者的状态标识为催眠恍惚状态，然而所有迹象显示，被催眠者处于清醒状态（Fromm，Shor，2009）。巴伯认为实验对象也不认同艾瑞克森对他们状态的判断。在一项实验中，研究者让艾瑞克森辨别 48 个实验对象所进入的催眠深度是轻度、中度还是深度。结果，艾瑞克森的正确率不容乐观。

巴伯（1970）还对艾瑞克森 38 岁时所做的"催眠引发色盲"实验表示怀疑。在这个实验中，艾瑞克森的结论是，催眠程序引发的色盲与真正的色盲在程度和特征方面是一致的。然而巴伯和 Deeley 于 1961 年重复了该实验，发现并非如艾瑞克森所声称那样，正常被试和恍惚状态下的被试在色盲实验方面并无显著差异。在催眠引发耳聋方面，巴伯的实验结论也与艾瑞克森不一样（Barber，Calverley，2011）。

实验结论不一样，这在学术研究领域里较为常见，特别是在催眠研究领域。对于巴伯和艾瑞克森的观点差异，研究者 Harriman 的一句，似乎道出其间微妙：被催眠者的态度变化比感觉变化更重要。

在面对"你是否体验到与清醒相似的催眠状态"和"你是否体验到与清醒不同的催眠状态"这两种不同提问方式的时候，被试的选择往往比较犹豫。巴伯对此也有过实验验证，结论是实验者的陈述和问问题时措辞的微小变化都会影响被催眠者的主观报告，因此主观报告不能作为被催眠者真实体验的满意指标，也不能作为催眠状态的满意指标（Barber，Dalal，Calverley，1968）。当然，同样的催眠实验设计，当由不同的实验者来主持时，往往也可能得出不同的催眠实验结论。

这其间的微妙，也适用于回应上述艾瑞克森与希尔加德之间的分歧。

在奥恩（第十七章）博士主持的"真实与伪装"催眠辨别实验中，艾瑞克森也失手了。

1960 年，33 岁的奥恩邀请 59 岁的艾瑞克森参加辨认实验。实验中，艾瑞克森没能很好地辨别出伪装催眠和真实催眠之间的区别。多年后，奥恩撰文表示，即便那些训练有素、在催眠治疗领域具有无可争议的经验丰富的催眠师也不能很好地区分出伪装催眠和真实催眠（Fromm，Shor，2009；Orne M. T.，Dinges D. F.，Orne E. C.，1984）。

这位无可争议的经验丰富的催眠师便是艾瑞克森。事实上，在催眠状态辨别方面，艾瑞克森还有其他不如意。23 年前，人类学家米德（Margaret

Mead，贝特森前妻）给艾瑞克森带来印尼巴厘岛土著举行传统仪式时的自我催眠视频。视频中，有些人开始自我催眠，而有些人已处于深度催眠状态中，还有人保持很清醒。在判断催眠与清醒方面，艾瑞克森女儿贝蒂（Betty）的准确率比父亲还高。

虽然奥恩十分看重催眠辨别（这与他长期接触司法催眠有关），但他并不认为艾瑞克森的临床催眠亟须它。语境的不同决定了催眠视角及其疗效的不同。

颇具象征意义的是，就在奥恩担任国际催眠协会主席期间，十分重视实验催眠研究的该学会将最高荣誉"本杰明·富兰克林金奖（The Benjamin Franklin Gold Medal）"首次授予艾瑞克森。按照惯例，它只授予该会成员，而艾瑞克森却是例外。第二个获奖者，才是该协会的缔造者希尔加德。这是否说明尽管实验催眠与临床催眠存在诸多差异，但催眠的终极意义和真正价值应该体现于现实生活中或积极影响里。

当然，奥恩在这方面也做到了。他是第三个"本杰明·富兰克林金奖"的获得者。

不妨接着往下看艾瑞克森的失手。

这一次不太成功的经历是对Z医生的催眠。罗西博士照样在现场观察。

受过专业心理治疗训练的Z医生希望艾瑞克森通过催眠帮她找回2岁失明之前的视觉图像，特别是母亲的面容。

艾瑞克森从他最拿手的奇闻轶事开始，逐步引到意念运动，然而Z医生并未在艾瑞克森的停顿里出现如愿的自发反应。接着，在手臂飘浮起之后，艾瑞克森开始使用混乱技术和隐含式指令。这时，Z医生的反应逐渐增强和扩大，然而当艾瑞克森使用权威式暗示让她的手臂保持悬浮，Z医生的手重重地落了下来。

后面是催眠性遗忘和时间缺失等环节。

按照罗西的描述，这是艾瑞克森和Z医生的第一次见面，也是艾瑞克森对Z医生的第一次引导。结果，艾瑞克森失败了，他使出全套的催眠方法去迎接挑战，但Z医生只产生非常少的一点点反应（Erickson，Rossi，2017）。

虽然失败了，但在此次挑战中艾瑞克森使用了极为丰富的词语库。这对一个患有严重阅读障碍、直到高中才知道字典是从 A 排列到 Z 的他来说，实在让人匪夷所思。

除了 Z 医生外，还经常有同行预约前来体验催眠。艾瑞克森对此心知肚明，但几乎来者不拒。结果，很自然地，与意识针锋相对、违背个人意志的催眠，几无成功。

不过，在数量较多的成功案例面前，这些带着挑战意味的失败或失手，似乎不足为道，且可视为艾瑞克森魔幻手法的反向证明。魔幻手法不久之后在治疗和沟通等领域产生了深远影响，特别是当它与精神分析、心理分析与家庭疗法等相结合。这种独具特色的疗法有时也被人们称为"艾式催眠"，虽然艾瑞克森本人从未言语要自成一派，还有人亲切地呼唤他为近巫近神之人。拉康友人、法国精神病学家谢尔托克（Léon Chertok）在接受艾瑞克森的催眠后，惊呼其几乎是恶魔（Guilloux，2008）。

最后，艾瑞克森的失手还表现在学术思考方面。他与合作者误解了布雷德。通过对曼彻斯特卫报（*The Manchester Guardian*）、曼彻斯特时报（*The Manchester Times*）、柳叶刀期刊（*The Lancet*）和医学时报（*The Medical Times*）等关于布雷德第一手资料的大量调研后，研究者（Yeates，2013）指出：布雷德最初并非反对麦斯麦术，而是质疑磁液（及其影响）；并非认为生物通磁与治疗无关，而是认为它与自己的治疗无关；并不认为是暗示在起作用，而是认为以大脑和神经为核心的生理机制的激活带来病症改善；并非开发了引向放松状态的眼睛注视技术，而是开发了引向特定精神状态的眼睛注视技术；并非认为催眠（状态）与睡眠（状态）是一样的，而是认为自然睡眠状态最接近催眠状态；并非用源于希腊单词的 hypnos 来表示睡眠，而是用神经性催眠或神经性睡眠来区别于麦斯麦式睡眠（即麦斯麦术引发的睡眠）或自然睡眠；以及，并非使用 Hypnosis 一词（尽管其在技术层面的表述是不当的），而是在其有生之年从未使用过该词。

执迷有悟

看了艾瑞克森的失手之后，我们再来看看他三千溺水中的一瓢光：

艾瑞克森曾在委内瑞拉的帕拉西奥斯医院，仅用轻微的手腕和指尖动作（或称无声催眠）就将一名不懂英语、没有任何催眠经验的护士催眠（Haley，1967）。

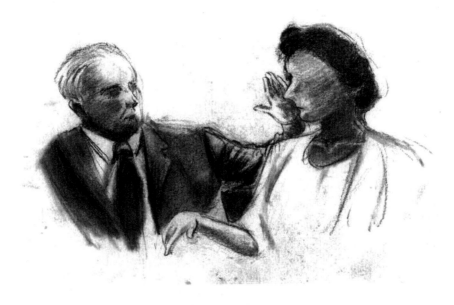

艾瑞克森让某酗酒者到植物园去看看那些仙人掌，赞叹它们怎么在缺水缺雨的情况下存活三年（Rosen，Erickson，2008）。对方照做，从此不再碰酒。

艾瑞克森的催眠名句"我不知道是你的左手，还是你的右手会最先动起来"成为大部分催眠学习者深度内化的催眠脚本。

艾瑞克森表示，不相信只有通过痛苦和折磨，才能得到救赎，因为如果有幻想的痛苦，也可以有幻想的快乐（Gilligan，2007）。类似这样的语言鼓励了很多处于困惑迷茫中的人们，而并不仅限于病人。

亚普科（2015）博士有一个很好的总结，并非艾瑞克森的所有观点都经得起现代科学研究的严格考验，但是他讲授的大部分内容都被证明不仅在临床上是有效的，而且它们本质上也是正确的。

那么，人们常问为什么艾瑞克森的只言片语能改变来访者几十年的行为模式与思维模式。他的微妙的语言魅力和神奇的治疗穿透力究竟是如何炼成的。

真实的情况是，我们只看到他的繁华与荣耀，却不曾体味他的黯淡与彷徨。就像当年的荣格，没有多少人知道他在缺少现代化设备和导师指引的波林根塔楼里是如何迎接那些来自无意识深处的汹涌波涛的。弗洛伊德的十年孤独亦如此。

罗西这样描述了艾瑞克森徘徊的背影：

在这些早期案例报告中，艾瑞克森通常并没有详细说明他的辛勤努力，其实在那个似乎快速而辉煌的治愈过程之前，他已经在研究和评估患者问题上花费了好几个小时。

经常，艾瑞克森与患者晤谈一到两次，然后要求他几个星期后再来。那时，他将花时间去琢磨他对这个人了解了些什么，他可以怎样有效利用这种了解去促进治愈。这种治愈，当时看似有些戏剧性和出人意料，但实际上它是建立在数小时仔细且枯燥的筹划基础之上的。（Erickson，Rossi，2017）

魏岑赫费尔（1989）也指出，艾瑞克森的催眠治疗有时候取决于自己的直觉，有时候也依赖试验和试误。

这才是一个真实的艾瑞克森，一个可以复制、可以超越的催眠治疗师，一个顿悟融通却也同时跟跟跄跄成长的母体型创造天才。

但艾瑞克森的有些东西是难以复制的。比如他的病痛，他应对病痛的勇气与自信，以及他克服病痛的生命哲学思考。

艾瑞克森 17 岁患小儿麻痹症（那个时代的流行病），50 多岁病情加重，还长期饱受肌肉萎缩，舌头脱位，口齿不清，无法装假牙以及色盲、音盲和弱视等带来的苦痛。这种程度的残疾，对普通人来说只要能正常生活就已经很不错，然而他不仅养育8个子女，还把欢乐、温暖和智慧带给家人、朋友和患者。艾瑞克森第二任妻子伊丽莎白（Elizabeth Erickson）这样描述道：

> 艾瑞克森十分清楚自己的身体状况，他常说小儿麻痹症是他遇到过的关于人类行为的最佳导师。他不介意疼痛，不喜欢其他的替代方式。
>
> 除了自我催眠之外，他还将自己重新建构的技术用在自己身上。或许他与病人互动的成功，有一部分是来自于他一直将自己的技术用在自己身上。另外，艾瑞克森的乐观有助于他控制自己的疼痛。他活到78岁，比他自己预期的久得多，直到过世前一周，他还是积极不懈地生活。（Zeig，2016）

或许可以这样说，他因病痛而洞见人类心灵，也因病痛而更加理解患者的痛苦，继而更加迅速而有效地施予影响。他本人的存在，就是催眠史上最激动人心的故事之一。他的追随者在他有生之年不断增多，并且很多后来也都成为影响广泛的催眠学者。

比如泽格（Zeig）。

葬礼上的发言顺序

1973年，26岁硕士毕业的泽格，带着催眠梦想来到艾瑞克森身边。

两人首次见面极富画面感。时间大约在晚上10点半。

当时，泽格敲开艾瑞克森的房门。艾瑞克森用一种奇怪的、机械的方式——一格一格地转动脑袋，先向上转，然后向右转，继而又原路转回来——来回应泽格热情而紧张的招呼。根据泽格自述，他瞬时懵了，整个人僵硬在门口不知所措，后来才知道那算被催眠了。

泽格没有交学费，艾瑞克森也没有向他要学费。就这样，他一直跟随在艾瑞克森身边帮忙、学习和研究，直到1980年3月25日艾瑞克森去世。但他追随艾瑞克森的脚步并没有因此而停止。为了表达对艾瑞克森的知遇之恩，泽格作为创始人于同年10月29日以艾瑞克森名字创立影响全球的"米尔顿·艾瑞克森基金会"，并于当年 12 月如期举行世界心理治疗发展大会。

这次大会是为纪念艾瑞克森而发起的，是心理治疗史上一次不多见的聚会，被誉为"心理治疗领域的伍德斯托克音乐节"。著名心理学家包括理性情绪疗法创始人埃利斯（Albert Ellis），萨提亚沟通模式创始人萨提亚（Virginia Satir），人本主义代表人物罗杰斯（Carl Rogers）和罗洛·梅（Rollo May）等都参与其中。按照"致敬艾瑞克森纪录片"制作者黑利的说法，参会的心理医生达 7000 名。

如今，泽格博士依然活跃在世界催眠的舞台上，为推广带有"Z 氏痕迹"的艾氏催眠奔走不懈。

在艾瑞克森葬礼上接续泽格第二个发表感言的是皮尔逊（Robert Pearson）。

皮尔逊曾一度被艾瑞克森视为美国临床催眠学会（American Society of Clinical Hypnosis）的继任领导者。这位戴着眼镜、看起来书生气十足的精神科医师，内心深处和艾瑞克森一样，也是"死磕"的钢铁汉子。

有一次，皮尔逊不小心被砖头砸裂头盖骨。"要是艾瑞克森在这里就好了（当时艾瑞克森在凤凰城）"这是他第一时间的念头。不过，出乎意料的是，他居然很好地通过自我催眠实施局部麻醉，并独自开车到医院对主刀医生说不用打麻醉药直接手术。此前，艾瑞克森并没有给过皮尔逊关于催眠麻醉的具体建议，而皮尔逊也没有多少自我催眠麻醉的经验，但他却在危急关头，成功实现自我催眠麻醉。

最后，在主刀医生的坚持下，皮尔逊打了麻醉药，并进行头骨碎片取出和头皮缝合等手术。不可思议的是，这样的麻醉对常人而言，可能带来昏迷，然而皮尔逊不仅能够记住医生们的对话，而且通过自我催眠促进伤口加速恢复，因为 6 天后他将要飞往旧金山参加某个重要会议。而主刀医生的意思是，他至少要住院满 1 个月才能住院，并且强调这样都已经是万幸了。结果，6 天后，在主刀医生小心翼翼、汗水淋淋的检查后，皮尔逊潇洒地走了。

后来，罗森和罗西等人说起这件事时，艾瑞克森指出，人的潜能是无限的，催眠师要做的就是激发潜能而已。这是一件很有意义的事情——作为病人的皮尔逊不仅主导了自己的病痛，还主导了医患关系——这也是艾瑞克森和他的伙伴们努力的方向之一。

第三个发言的是凯·汤普森（Kay Thompson）博士。她对艾瑞克森的重要，犹如托妮之于荣格。

1953 年 10 月，凯带着向往和恐惧之心，躲在一个胖子后面听艾瑞克森讲授催眠。艾瑞克森用习以为常的间接暗示和隐喻手法与凯打了招呼，并邀请她上来做催眠演示。就这样，他们成了亲密朋友。在泽格撰写的《纪念汤普森》（*In Memory of Kay Thompson*）一文中，凯说除了把她生下来的母亲外，无人比艾瑞克森对她的影响更大。

四年后，当艾瑞克森［和克罗格（William Kroger）博士］把他平时的研讨会改建成美国临床催眠学会时，凯第一时间加入并成为艾瑞克森的得力助手。如同当年托妮担任 17 年分析心理学俱乐部主席一样，凯在艾瑞克森的指导下不仅成为牙科领域的催眠领军人物，培养包括泽格等在内的众多催眠师，还成为美国临床催眠学会主席以及国际催眠协会主席，同时也都获得这两个学会的最高荣誉。

在一个由男性主导的牙科世界里，凯以她精湛高超的催眠语言艺术、全面的催眠动机分类，以及富有爱心的催眠治疗责任等，看似温柔实则强悍地颠覆了人们关于牙科催眠师、牙科医生以及牙科协会领导者的刻板印象。而这一切的勇气和影响里，都有艾瑞克森博大的身影。

最后一个发言的是罗西。

艾瑞克森女儿克莱因（Klein）博士描述过罗西与父亲日常交往的场景：目睹罗西和我父亲之间的一些晤谈，我想起我自己的挫败感；有很多次我心里想，"欧内斯特（Ernest，即罗西的名）"刚刚问了一个明确的问题，但爸爸不会给他一个明确的答案；我对他们两人的毅力、耐心和坚韧感到困惑；然而，他们似乎都很享受这个过程（Erickson，Rossi，2015）。

足见罗西与艾瑞克森的默契和情感。

葬礼上，罗西以诗歌形式吟诵他在获悉艾瑞克森死讯前夕曾一度令他哭醒的梦境，以表达对艾瑞克森离世的悲恸。

泽格、皮尔逊、凯和罗西四人的发言顺序，不知是艾瑞克森家人的有意安排，还是纯属巧合，罗西最后一个出场，这在某种程度上是否也象征罗西接过艾瑞克森的接力棒继续开拓催眠研究的崭新世界：一种由宏观层面的描述，逐渐转向微观层面的探索——催眠如何在可观察到的表观遗传层面上发生作用、产生效果，以及可重复验证等。更简洁的表述是，罗西关注催眠如何影响基因表达及大脑可塑性。这也是当下较为前沿的催眠热点研究。

罗西对艾瑞克森的感情，还体现在他所撰的《精神治疗、催眠治疗及康复的新神经科学：与基因的创造性对话》（*The New Neuroscience of Psychotherapy, Therapeutic Hypnosis and Rehabilitation: A Creative Dialogue With Our Genes*，2008）一书中。开篇时，罗西指出在心理治疗领域，艾瑞克森与弗洛伊德、荣格等人并列跻身前十（Rossi E. L.，Rossi K. L.，2008）。

三者谁更靠前是一件颇为复杂的事情。偏好催眠的研究者大都认为艾瑞克森超越荣格和弗洛伊德，偏好精神分析或分析心理学的研究者自然认为弗洛伊德和荣格超越艾瑞克森（尤其在人格动力发展方面），而那些同时偏好催眠、精神分析和分析心理学的研究者，彼此之间为此争论不休。

但熟悉三种疗法的罗西（他同时也是荣格学派分析师，在洛杉矶荣格研究所任职）给出了一个十分中肯的间接评价。1990 年，他对来访的亚普科说道：

> 我的人生共有三次危机，第一次是阅读了弗洛伊德的梦，第二次是发现了荣格，第三次则是遇见艾瑞克森。
>
> 这一次，是因为一位病人送来黑利撰写的艾瑞克森部分文本，我因此又失眠两三天……我正在整合自己、荣格和艾瑞克森的概念，如同在脑子里面玩一个游戏……我本人的确存在先入之见，最初遵循的是荣格的思想，后来遇见了艾瑞克森……（在某次谈话中）艾瑞克森这家伙狡狯地看着我说，"厄尼（Ernie，欧内斯特的昵称），这就是你所谓的综合性成长"……我一直在探索艾瑞克森的参照体系，因为我想知道他天才的源泉是什么。
>
> 从这个意义上说，我与他的观点更接近。（Yapko，1990）

这里，我们也顺带说一下他们三者对彼此的评论。

弗洛伊德和荣格之间的相互评价自不必说——弗洛伊德将荣格视为另外一个自己，而荣格对弗洛伊德的赞词不乏伟大——主要是弗洛伊德和荣格对艾瑞克森的评价，以及艾瑞克森对弗洛伊德和荣格的评价。本书作者曾大量检索和四处询问，始终不得荣格如何评价艾瑞克森，亦未看到艾瑞克森如何评价荣格，却发现受过精神分析训练的艾瑞克森这样评价弗洛伊德："我不相信弗洛伊德的精神分析，弗洛伊德确实对精神医学和心理学贡献了很多很好的看法，可是很多看法是精神科医生和心理学者早该发现，而不用等到他来告诉他们的……我非常期待罗杰斯学派的治疗师、完形学派的治疗师、沟通分析治疗师和团体分析师（Zeig, 2009）"。反过来，弗洛伊德如何评价艾瑞克森，也是本书作者所关注的。

与你同在

凤凰城里的那两棵树，是艾瑞克森为保持与乔（Joe，精神分裂症患者的化名）的连接而种下的。其中一棵代表自己，另一棵代表乔。

起初，乔种下的树长得比较慢、也比较小。艾瑞克森便悄悄将它换了，并告诉乔，这两棵树都会茁壮成长，它们的根将紧密相连，它们的枝叶也将时刻相伴，如此一来，你就不用担心了，我将时时与你同在。

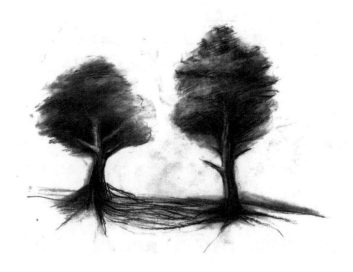

艾瑞克森清楚自己来日不多，无法与乔为继，更深知没有联结的关系将毫无生机。

后来，艾瑞克森溘然长逝，而乔亦不离不弃。他几乎每天晚上都会来家里陪伴艾瑞克森夫人看电视，直到90多岁的艾瑞克森夫人也溘然长逝。

这就是米尔顿·艾瑞克森伟大的催眠治疗艺术。

令人赞叹。

令人动容。

谢谢你，米尔顿。

艾瑞克森催眠手法之惊鸿一瞥

- 隐喻。让传说、神话和故事传递生命力。
- 混乱。识别、组合、超载、增强与利用。
- 艺术。使用不离不弃的声音涂抹颜色，委托古老的山峰转达问候，描摹四季的生机激荡勇气。
- 此心光明，此生伟大。

无冕者

毕业于牙科学院的凯，（以及艾瑞克森本人）不知如何评价同时代学历并不高的大卫·艾尔曼（Dave Elman）。

艾尔曼也是牙科医生的催眠导师。曾有研究者将艾尔曼与艾瑞克森并列为20世纪顶级催眠大师，足见艾尔曼的影响深入专业催眠研究者的骨髓。

的确如此吗？

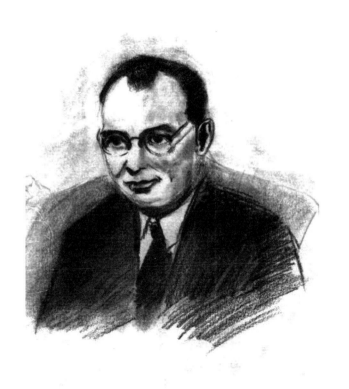

第十四章 艾尔曼*：大道至简的催眠家

---
* 艾尔曼（Dave Elman），1900—1967，美国催眠培训师。

沧海遗珠

艾瑞克森时代，是催眠大师辈出的时代。它的繁华与喧闹大致从 19 世纪末开始。

他们属于真正意义上的催眠大师，具有独立的催眠体系、独到的催眠技术，以及独特的催眠人生，比如前文主要讲述的催眠人物，还包括后文即将展开的萨宾、巴伯和奥恩等人，当然也包括未详细介绍的克罗格、黑利、罗西、班德勒、格林德、吉利根、泽格、希恩和弗罗姆等。如果不考虑时间范围约束，比奈、莫奈、布拉姆韦尔、库埃和鲍德温等人，以及受视野范围和语言阅读限制所遗漏的英国、美国、荷兰、比利时、丹麦、俄罗斯和日本等催眠人物也应算在内。他们的催眠贡献同样值得称道。

上述之外，还有一位似乎不为公众所熟悉。据亲眼所见的人们相传，他的催眠手法如同阿飞的剑。

阿飞精于一剑，使于一剑，遂成天下第一快剑。

他亦精于催眠，行于催眠，乃至精简，始成一家。

他是艾尔曼（Dave Elman，1900—1967）。

通常，超过 3 分钟的催眠引导，艾尔曼（1977）就认为过于拖沓。最好是 1 分钟，如果超过 1 分钟便是浪费时间。

迂回曲折

与阿飞的剑法师承类似，艾尔曼的极简手法源于父亲老艾尔曼。

1906 年，老艾尔曼带着 6 岁的小艾尔曼前往几个街区外的一户人家治疗一个患口吃的小姑娘。老艾尔曼把该小姑娘导入催眠状态后，小姑娘的口吃消失了。但醒来后，小姑娘的口吃又恢复了。艾尔曼后来意识到，让小姑娘长久恢复正常并非难事，然而，父亲老艾尔曼毕竟只是初学者：艾尔曼用"催眠的学生（Student of hypnosis）"一词来描述自己的父亲。

两年后，神奇的催眠现象还发生在 42 岁的老艾尔曼身上，让小艾尔曼目瞪口呆。

不过，这次是带血的。

老艾尔曼患了癌症，忍受着巨大的痛苦。一位那个时代"伟大的"舞台催眠师听闻此讯，前来帮助老艾尔曼减缓疼痛。当他走进老艾尔曼的房间后，不到几分钟，老艾尔曼痛苦的呻吟声就停止了。当这位催眠师从屋子出来的时候，小艾尔曼冲进父亲的房间，发现父亲已经可以和他一起玩耍了。虽然疼痛有所减缓，但几个星期后，老艾尔曼还是不幸离世。

老艾尔曼走后，小艾尔曼被那位"伟大的"舞台催眠师带在身边协助催眠表演。这位催眠师对上舞台来体验催眠的表演者说"当那位小男孩（艾尔曼）过来摇晃你手的时候，你就会进入深度催眠状态"。于是，小艾尔曼按照催眠师的指令跑过去摇晃对方的手。果然，他们立即就进入深度催眠状态。这件事情让小艾尔曼百思不得其解。他摇晃了母亲、兄弟姐妹和学校里的同学们的手，结果，没人进入催眠状态。他又去翻阅学校图书馆的教科书，试图找到答案。教科书告诉他：凝视发光体 3 分钟到 2 小时，就可以进入催眠状态。这同样让他困惑：父亲和师傅，似乎很少让人凝视什么发光体。不过，他还是自己尝试了。

他盯了 1 小时，不仅没有进入催眠状态，还甚觉无聊。艾尔曼从此不相信什么凝视催眠。尽管中年以后他将创造催眠奇迹，然而，此时的他要暂别催眠了。

艾尔曼的性格比较外向，喜欢在观众面前露一手。14 岁左右，他一心沉迷于演员梦，学校放假期间也常去参加喜剧演出。如果不是催眠，他大概会成为一名表演家（Elman，1977）。当然，暂别催眠还有另外一个原因：人们对催眠存在误解，仿佛催眠能控制人。这是舞台催眠表演惹的祸。所以，那些父母自然不愿意自己的女儿接近艾尔曼。这对艾尔曼来说是个不小的打击。于是他把重心从催眠逐渐转向他所热爱的音乐，只在夜深人静时才默默回味与思考催眠技术。

值得一提的是，艾尔曼在音乐方面确有骄人成绩。他擅长萨克斯和小提琴，曾写过一首《亚特兰大蓝调》（*Atlanta Blues*），被"布鲁斯之父"汉迪（William Handy）看中和推广，并被伟大的爵士乐手阿姆斯特朗（Louis Armstrong）及其他十几位艺术家所录制。此外，他还有一首"哦，老爸"（Oh, Daddy!）也广为人知。

1922 年，艾尔曼怀揣淘金梦奔向纽约，期许在汉迪的指导下成为一名著名作曲家。然而音乐之路多波折，他最终在电台找到一份身兼编剧、演员和制片的工作。

重出江湖

艾尔曼在带有自传性质的《大卫·艾尔曼实用催眠》（*Hypnotherapy*）[1] 中表示，他终于可以不用依靠催眠谋生，对他人亦只字不提催眠。这种"隐藏锋芒无人知"的状态，似乎让艾尔曼很享受，因为他推出的"大卫·艾尔曼的趣味课堂"（Dave Elman's Hobby Lobby，1937）节目，一时之间火了，很受听众欢迎。

待到 1941 年，节目被高露洁公司买下后，导演建议艾尔曼在首演上整点轰动的内容。艾尔曼表示，他刚好收到一位印刷匠观众的来信，信中自称其可以隔空催眠：隔着房间，把另外一个房间的人催眠。导演同意他的想法，让艾尔曼邀请他前来电台面试。结果，对催眠十分熟悉的印刷匠让艾尔曼很满意，唯一的遗憾是，他的催眠引导过程有时超过 3 分钟。后来，被压缩在 3 分钟以内的催眠节目获得了该年度的戏剧广播综艺奖。

当时，包括印刷匠在内的周边人并不清楚艾尔曼精通催眠。有一天，作为秘书的妻子保利娜（Pauline）适时说了一句"不必再隐藏了，你懂得远比他（印刷匠）多"让艾尔曼恍然大悟。

是啊，多年的催眠思考与体验，应当成为动力而不是阻力。从此，艾尔曼开始逐渐公开他的催眠热爱，并开始十几年的催眠教学游历。无论他到哪

---

[1] 该书的中译本于 2020 年初由机械工业出版社出版。

儿，都广受当地医生欢迎。

艾尔曼坦言，自己不是医生，名字后面也没有什么高学位[1]。但事实上，他的学生基本都是医学工作者，尤其是外科医生、牙科医生、足科医生以及医护人员等。这是深谙催眠之道的过人之处。

这期间，艾尔曼凭借自己多年来的积淀陆续推出医学放松和催眠分析等系列录音，不仅指出医生们关于催眠认知和态度的一般性错误，还创造性地提出自己的催眠见解。这些课程为艾尔曼赢得众多医生的追随，也为自己成为催眠一家奠定基础。

著书立说

1963 年始，因身体原因，催眠游历归来的艾尔曼决定把自己的催眠观察、思考、实践、技术和理论等撰写成书。他首先口述，然后交由妻子和儿子整理。次年，该稿以《催眠中的发现》为书名出版。3 年后，艾尔曼因心脏病离世。1970 年，出版社将书名改为《催眠中的探索》，后改为《催眠》，最后定为《催眠治疗》出版。

这是艾尔曼唯一公开出版的催眠著作，内容通俗易懂，十分接地气。

那么，他究竟何德何能，且来一睹。

梅开五度

梅开五度，即速度、深度、温度、效度和冰度。

1. 速度

从清醒到催眠梦游，艾尔曼（1977）将伯恩海姆较长时间才引发的催

---

[1] 艾尔曼本人没有医学学位，不具医生资格。他主要进行催眠教学。有时也在医生的要求与参与下，进行催眠干预或催眠治疗。

眠梦游，简化到 3 分钟，并在催眠教学中，一再教导医学学生们最好把催眠控制在 3 分钟以内，而他自己的催眠教学示范或催眠干预，则往往更快。在自我催眠（麻醉）方面，艾尔曼也表示最快只需要四秒，即"快速引导法（Rapid Induction）"（Elman，1977）。前提是多练习。熟，才能生巧。

四秒或更短，也就是我们通常所说的瞬间催眠，但不用于表演。

2. 深度

最初，在催眠教学时，艾尔曼对催眠昏迷（Hypnotic Coma）并不熟识，认为催眠师难有意为之，那些 15000 人中才有的一例（概率为 0.067%），属于偶然事件或者意外事件。而且，催眠昏迷出现后，还有可能产生其他心理问题。

对此，催眠师要格外小心。此前在新泽西州就出现过"催眠难唤醒事件"。一位被催眠者在舞台催眠师的引导下，出现催眠昏迷。不管舞台催眠师怎样呼唤，该被催眠者就是醒不过来。这时，观众中开始出现恐慌情绪。艾尔曼的一位医生学员自告奋勇上来帮忙，三言两语就将他唤醒。报纸将该事报道出来。

之后，艾尔曼在妻子鼓励下，不断尝试，试图主动引出催眠昏迷状态。结果，他成功了，并在课堂教学上连续创造出了 7 次以上的催眠昏迷，以至于后来，他可以让四五个人同时出现催眠昏迷。

这种催眠昏迷状态可以说是对布雷德的"Hypnotic Coma"和 Esdaile 的"Mesmeric coma"（Esdaile 状态也称为麻醉状态）的继承和深化。当然，这种催眠昏迷状态从诞生之日起，就备受文学关注，以至于读者因此产生诸多误解。艾尔曼指出，催眠后的任人摆布带给文学创作者和神秘追逐者不少灵感。

3. 温度

艾尔曼曾言，当大部分的治疗方法都失败时，一两句温暖的话，有时就能为病人带来新的转机和新的勇气（Elman，1977）。

无论在清醒状态下还是催眠状态下，无论从清醒状态转入催眠状态还是从浅度催眠状态转入深度催眠状态甚至进入梦游或完全麻醉状态，催眠治疗的成功有时取决于医生对待病人的态度。病人对此的心理感受是愉悦、放松、满足、淡然甚至超然。有位看病七年不付费，并且威胁总有一天死在医生门口的抑郁症歌手，被转介给艾尔曼。艾尔曼在催眠状态下告诉他，同性恋更多是一种情绪失调而已，遂打开了他治愈的口子。与此同时，那些僵硬的、怀疑的、恐惧性的话都应当尽量避免。艾尔曼认为，减少恐惧心理并且信任催眠操作者是催眠的三个必要条件之一。

其他的温暖的话还有："善意之言比医学方法更有效""对方能听到并听懂你所说的，因此不要居高临下，彼此尊重会更默契""自我暗示是无价之宝"以及"自信的发生就像黎明必然到来一样"等。

4. 效度，即临床催眠效果

（1）清醒催眠

第二次世界大战期间，某麻醉师发现麻醉药用完，遂悄悄报告给主刀医生。主刀医生回复道，继续手术，就好像麻醉药还有很多一样，他们会认为还在麻醉中，其他的不用多说。果然，受伤士兵们的表现一如主刀医生所言。

艾尔曼也将清醒催眠用在自己孩子身上。5 岁的杰克在入睡 2 个小时后，时常因噩梦醒来而难以入睡。于是，艾尔曼当着他的面打电话给药店订购"美梦之药（Dream Medicine）"。煞有介事的一番表演之后，艾尔曼将一药盒装的水和一普通杯子装的水，拿来给小杰克"服下"。那晚开始，小杰克就睡得很好。其他类似的案例还有很多。

（2）恍惚催眠

艾尔曼的医学学生们在病人催眠昏迷状态下进行过大量的外科手术，其中包括关节炎、鼻喉、骨折、脑和心脏等手术，以及子宫、乳腺和阑尾等的切除，另外，还用于减少术后不适等。

在这一过程中，艾尔曼和学生们发现催眠昏迷并没有带来不愉快，即催眠昏迷暂未发现副作用。这是一个比较重要的结论，它反过来也证明艾尔曼催眠手法的正确。

此外，清醒催眠和恍惚催眠都带来口吃、忧郁症、肥胖症、恐惧症、过敏症和酗酒等心因性疾病的改善。

艾尔曼的催眠手法除效度不错外，信度也不错，即不同学生使用艾尔曼所授的催眠手法可以解决同一问题，而且保持较长时间的稳定性。

那么，艾尔曼的催眠手法为何有很强的疗效？这或许与他的催眠认知有关。他说，我将给你们一个经得起临床检验的催眠定义：催眠是一种绕过人类批判体系并进行选择性思维创建的心理状态（Elman，1977）。

一般而言，在正常批判思维下，人们能够区分热与冷、甜与酸、大与小、暗与亮等，但催眠模糊了这种区分，因为直接或间接的暗示（Hints）发生作用。艾尔曼甚至认为，从根本上说就没有催眠师这一概念。所谓的催眠技术，只不过是将被催眠者引导进入催眠状态而已，发生根本作用的是被催眠者的自我催眠。因此，催眠师应称为催眠操作者或催眠引导者。更进一步，艾尔曼还认为并不存在所谓的催眠易感性，或者说催眠易感性没那么重要：难以激发被催眠者催眠状态的，只不过是催眠引导者没找对方法罢了。来看看艾尔曼的两个小方法。

有一次，艾尔曼当众敲开一个完好的鸡蛋，用扭曲的脸惊叫道："唷，臭鸡蛋，给钱也不吃，太可怕了，你们闻闻"。在场的其他人也都觉得恶心，属于露出厌恶表情的真正恶心。

另外一次，艾尔曼对一位穿戴整齐的护士"挑剔"地说道："介意转过身来吗，你的制服好像有点……"护士转过来后，艾尔曼接着说"麻烦再转个身……好的，我知道了，谢谢"然后转身离开。之后这位女护士为此困扰了很久，直到自己换了一套新制服。

艾尔曼说这句话的时候，希尔加德经典之作《催眠易感性》（Hypnotic Susceptibility）已经出版，并广为人们接受。1965 年前后，正是希尔加德人生和事业的巅峰期，对催眠的观察和思考也已足够成熟。而此时，艾尔曼刚催眠教学游历归来，积累了丰富的催眠治疗素材，对催眠体系的理解也已足够成熟。在这一问题上，两位分歧较大，很像当年的李厄保与沙可，也似后来的弗洛伊德与荣格。

艾尔曼（1977）直言不讳道，时至今日，很多催眠教科书依然声称一定比例的人群是难以被催眠的，然而真正的事实是，如果被催眠者内心的恐惧被移除了，那么他们是可以被催眠的。

这里，我们难以确定艾尔曼所指的催眠教材，是否指代希尔加德的《催眠易感性》或其他。如果是，彼此的学术争论就会变得有意思了。

5. 冰度

艾尔曼（Elman，1977）忠告人们，无论清醒催眠还是恍惚催眠，只要裹挟着消极就有可能带来危害。他举了两个案例。

第一个案例。一位退伍的第二次世界大战老兵跟妻子开玩笑说"不知道自己是不是孩子的亲生父亲"。当他的妻子怀上第二胎的时候，他又因晚归内疚，自编"自己不仅阳痿而且不能生育"的借口，结果导致妻子精神极度紧张而住院。幸运的是，该丈夫后来承认自己只是在开玩笑，他的妻子因此逐渐康复，第二胎孩子也顺利出生了。

第二个案例。从小就"预言"自己将死在手术台上的一位修女，接受医生的清醒催眠并同意手术，之后平安康复。六个月后，她在另外一个城市接受另外一个医生做的一个很小、没有危险，至少并不严重的手术，却死在手术室里。这次的医生并不知道她小时候的"预言"，也没有进行一定程度的干预。

忠告还表现在其他方面：包括舞台催眠表演在内的各种酷炫表达最好不作为现代医学催眠的测试指标。

最后，我们来看看艾尔曼简单的催眠脚本。

深呼吸，闭上你的眼睛，放松你眼睛周围的肌肉，直到它们完全放松。不妨试一试，确保它们完全放松。

好的，让我们再来一遍。

接下来，睁眼……闭眼，加倍放松。

现在，睁开你的眼睛……放松……闭上眼睛。很好。下次你自己放松的时候，会更有感觉。好，睁眼……闭眼……

现在，我会抬起你的手，当我放掉的时候，我希望你的手像抹布一样柔软。如果这样，放松会传递到你的脚趾，它们也放松了。

接下来，我会抬起你的手让它"扑通"掉下去。很好，你全身都放松了，你的精神也同样放松（空灵）。

当我告诉你数数的时候，你会从100开始倒数。

每次你数一个数的时候，就会加倍的放松，并且数字会逐渐淡去。

好的，看着它们淡去，消失。

这难道不是一种美妙的感觉吗？它们都消失了吗？让它们消失吧。很好，你做得很好。

……

（这时艾尔曼转向身边的医生，说道："接下来就是一个非常重要的阶段。假如患者要我们帮忙，数字消失就能起到很大的推助，否则，我们难以帮助他们"。艾尔曼说完，又转向患者）

这种感觉很棒，不是吗？"

这样的催眠脚本看起来的确很简单，难的是如何把握时机与节奏。如同烹饪，同样的食材，同样的程序，不同的火候，烧出来的味道往往不一样。

艾尔曼和艾瑞克森

末了，来回答上一章最后一小节的"无冕者"，也顺带回答多年来学生们和朋友们的问询。

艾尔曼如果是阿飞，艾瑞克森是谁？

答：李寻欢。

艾尔曼如果是风清扬，艾瑞克森是谁？

答：金庸。

虽然，艾瑞克森身患小儿麻痹症，但他的速度从来都不慢。小雨落下的时候，有时候看起来也很慢，但能躲开的人并不多。精神病患、心理不适者、普通来访者，高学历的研究生（硕士、博士）和高职称的教授，以及著名心理学家或沟通大师等均深受其益（多年以后，萨宾的催眠手法可视为空气）。但是，艾瑞克森较少强调速度的重要性，在他眼里，来访者的内在重生才最重要。更难得的是，艾瑞克森并不因为主要治疗对象是精神病患，就得出病态的结论。相反，他的很多观点超越了医学治疗范畴，具有积极心理学的意义，带给与之交往的人们坚强、明亮、希望和光。

　　而艾尔曼学历虽不高（布雷德的学历也不高），但他能给（也只给）牙科医生和内外科医生等讲授催眠，并且在诸多方面带给对方启发。他独具个人特色的快虽偶尔难追上，但总的来说却是可复制的。这与艾瑞克森强大的"快得让人追不上、慢得让人难以复制"看似矛盾，实则异曲同工。阿飞的快，并非只有快，阿飞的剑，也并非只是剑。当然，艾尔曼也和艾瑞克森一样，带给医生学生们和病人们温暖、清澈、勇气和光。

　　不过，他们二人的催眠手法并非没有弱点。相较于艾瑞克森（参阅前一章），艾尔曼看起来比较明显。按照艾尔曼自己的说法，他将催眠视为一种治疗工具（Elman，1977）。这句话本身没错，但与艾瑞克森将催眠视为一种影响治疗、生活乃至人生方方面面的生命哲学相比，高下立判。

　　有趣的是，曾也是舞台催眠师、后来成为催眠学者的魏岑赫费尔说道，像拉尔夫·莱斯特、弗朗茨·波尔加，以及其他四五十位著名舞台催眠师中的很多人，把自己包装成"美国最著名的催眠师""世界最快速的催眠师"等，并且不厌其烦地颂扬他们奇异的超凡技术；我不否认他们是优秀的舞台表演者；但是，作为催眠师，与艾瑞克森相比，他们只是可怜的二流角色，实在没有什么人比艾瑞克森更为平静和谦逊的了（Erickson，Rossi E. L.，Rossi S. I.，2015）。

　　这段话放在魏岑赫费尔本人身上是适用的，放在曾是舞台催眠师的艾尔曼身上也是适用的。

艾尔曼催眠手法之惊鸿一瞥

- 握手技术。第一次握手，眼睛很累，第二次握手，眼睛闭上，第三次握手，眼睛再也不想睁开……如果配合手指法，效果更好。
- 递进暗示。第二个催眠暗示强化第一个，第三个强化第二个，如此递进。
- 催眠状态下的症状分析及其简明快处理。
- 大道至简，把科学催眠博士论文写在大地之上。

非传统观点

包括艾尔曼在内的前十四章催眠人物大都倾向于催眠状态论，也就是传统视角的、经典的催眠理论。从下一章开始，我们将重点介绍催眠之过程论，即非传统视角的催眠理论。倾向于催眠过程论的人物虽然不多，却不妨碍它蓬勃向上的崛起。事实上，状态论中从一开始就饱含过程论观点，只不过较少被关注而已。萨宾和巴伯等人凭借诸多基于实验验证和生活观察的再解释，一度让人对过程论产生这种错觉：过程论所描述的现象囊括状态论所描述的。换言之，过程论的外延似乎大于状态论的外延。通俗一点说就是，在描述催眠现象方面，过程论似乎比状态论更具优势。

这也似乎一下子解决了弗洛伊德百年前两度奔赴法国学习催眠却不得答案的困惑。

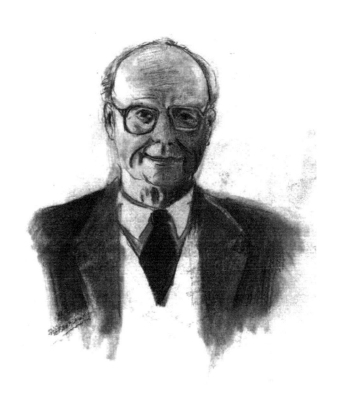

第十五章

萨宾*：催眠之清新空气制造者

---
* 萨宾（Theodore Sarbin），1911—2005，美国心理学家，催眠之角色理论提出者。

焕然一新

莎士比亚有言，无论男女，都是台上的戏子。

某人年少时曾读过这句话，大学课堂上看过这出戏[1]，后来成为催眠戏剧场里的导演，不仅获得临床与实验催眠领域的 Prince 奖，离世前，美国心理学会还专门以他名字创设奖项，以表彰那些在叙事心理学、语境论和催眠之社会心理学理论等领域做出突出贡献的心理学家。

他是萨宾（Theodore Sarbin，1911—2005），昵称特德（Ted），人称 Mr. Role Theory，中文直译为"角色理论先生"。此先生远近闻名、大名鼎鼎、推陈出新，用角色理论阐释催眠现象及其发生机制。

这种解读，淡化原本被人们重视的意识与潜意识的关系，也淡化特殊意识状态的有无之争，从而更加突出不同语境下催眠关系的合作和催眠角色的扮演。萨宾的原话是："与奥恩的争论使我更加明确，催眠的本质可以简化为社会心理学或符号学概念，即精神状态的解释可以是不必要的（Scheibe，Barrett，2017）"。

这有点离经叛道的意味。难道千百年来不可思议的催眠现象都是被催眠者的扮演：萨满请神者是观众注视下的演戏？不打麻醉的割皮凿骨是被催眠者的假装（萨宾你试试）？享受地连抽 100 根香烟果真不晕？是我们想多了，还是萨宾想少了？

对此，萨宾的回答十分坚定：既不想多、也不想少，他们只是在行使他们作为被催眠者的责任和义务而已，不荒唐也不离奇，还合情合理，甚至"那些所谓的幻觉、焦虑和精神分裂等概念也应因此得到'去神话'的对待（Scheibe，2006）"。

---

[1] 萨宾在大学课堂里观看过 Henry H. Goddard 教授的催眠演示，印象深刻。

精神导师

　　萨宾出生于俄亥俄州，排行老四。家境虽一般，父母却很重视子女教育，所以萨宾从小就泡在公共图书馆里阅读大量小说、戏剧和诗歌等，还在闲余时间，学会水暖、木工等各种谋生手艺。

　　高中时，萨宾还帮父亲早晚卖菜，因此常常迟到早上第一节法语课。有次他照样迟到，并模仿班主任达夫（Duff）的口吻宣称这也是他11年来的第一次迟到，之后便被学校开除了。萨宾后来形容这是他自作聪明的结果。

　　21岁时，萨宾开始独自横穿南美的冒险旅行，从俄亥俄州流浪到美国西海岸，一路上结识各种陌生人和流浪汉。这种喜好体验不同世界的生活阅历，不仅开拓他的眼光，还为其今后研究社会边缘阶层的精神状态以及嬉皮士犯罪等主题积累下丰富的第一手资料。

　　在这段"与垮掉一代不太一样的在路上"之后，萨宾逐渐收心，把精力转移到学术上。1941年，他顺利拿到俄亥俄州立大学心理学博士学位。

　　读博期间，米德（George Mead）和戈夫曼（Erving Goffman）的社会学思想对他影响甚大，尤其是米德的"角色承担（Role Taking）"理论。

　　萨宾回忆道：我沉浸在米德的作品中喜不自胜，虽然他已经过世十多年，但他的灵魂依然在社会科学大楼里游荡，他对社会理论研究的影响依然充满生机……米德在解释行为时使用了戏剧隐喻，这与我的叙事重构是相一致的……米德的概念为建构催眠角色理论公式提供了一个框架……另外，我在大学[1]医院的病房里，与住院病人和门诊病人大量接触，从而有机会从角色概念这个角度去理解和阐释他们的个人故事（Scheibe，Barrett，2017）。

　　萨宾所言的米德，乃符号互动学派创始人，与弗洛伊德、勒温、斯金纳并称为当代社会心理学大师（Mead，1992），其中，有机体与环境、个体及

---

[1]　当时萨宾在芝加哥大学博士后站工作，即在比林斯纪念医院（Billings Memorial Hospital）精神科做研究。米德曾在芝加哥大学接受威廉·詹姆斯的指导，并获得博士学位。

社会的相互作用是其社会心理学体系的主轴。

米德（1992）认为，人在本质上是扮演角色的动物；在自我和他人身上唤起同一反应，为意义交流提供必不可少的共同内容……个体必须知道他要做什么，知道他自己，而不是只知道那些对他做出反应的人，必须能够解释他自己姿态的意义。所以，社会化的过程本质上是一种角色扮演的过程，个体不仅能够理解他人对角色的期待，还能够履行对角色所期待的行为。

在这一过程中，米德并未忽略神经系统参与的重要性。

角色扮演

沿着米德的思考，萨宾赞同每个人在生活中都扮演着特定角色。角色具有社会功能，比如在家庭中扮演父母孩子或配偶、在工作中扮演领导下属或同事，并履行社会赋予的相应职责，在催眠互动中，则扮演"催眠者"或"被催眠者"。

相反，如果来访者搞不清自己是谁，这不仅是一个哲学困扰，还是一个心理问题，更会成为一个生活麻烦。

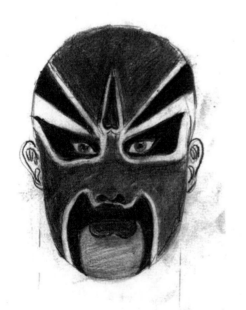

这是萨宾从大量心理咨询中发现的关键所在。也就是说，为病人提供一个更加令人满意的自我身份的认定，或者为病人一直耿耿于怀的事件提供一个较合理的叙事情节，病人就能够放弃那些曾经困扰自己的前后矛盾、令人难以信服的版本；换言之，通过具体方法替换病人一直相信的叙事情节，心理咨询便能取得良好的效果（殷杰，张玉帅，2015）。

随着研究的深入，语境论心理学成为萨宾终生努力的方向。具体到催眠语境，角色扮演与催眠关系、催眠氛围和催眠状态，尤其是自我在角色中的参与程度等息息相关，而这背后深蕴深度心理学、行为学、文化学、历史学和人类学等基因。比如在崇尚"忍痛是一种美德"的文化中，人们对于疼痛的理解充满骄傲，而在其他文化中，人们则持相反的态度，即被催眠者自然而然会有一番不同的体验。同理，如果营造一个良好的氛围，被催眠者的痛感阈值将会上升，即便其未必生活在崇尚忍痛的文化里。

所以，萨宾对神奇催眠现象的理解就变成了：催眠产生的反常行为，是因为被催眠者充分相信某个情节而沉浸其中，并跟随指引而表现出来；行为有时看似古怪，实际上却与被催眠者所理解的自然、社会、文化等语境相符；因此只要了解被催眠者所相信的情节以及相关语境因素，那些异样行为就十分合理了（Coe，Sarbin，1977）。对此，吉布森和瓦格斯塔夫（Gibson，Wagstaffe）等研究者也认为，这并非被催眠者的故意作假——无论自骗还是他骗，而是他们真的好像进入角色状态之中，属于一种"信任的想象、真实的体验"。次年，米德尔顿（Middleton，1978）对 40 名被试展开实验并得出结论：萨宾的角色扮演是正确的，对心理治疗实践具有实际指导意义。

事实上，我们通过对生活的观察，也能得出类似的结论。在合法的足球、策略等手游游戏中，人们不仅不觉得那是一种欺骗，相反，人们认为那是一种情商与智商比拼项目，并且争相表现自己很完美。对于催眠语境中的镇痛，是否说明减缓或替代疼痛的带有他人欺骗或自我欺骗性质的某种幻觉被认为是合理而真实的体验时，被催眠者在正常情况下原应感受到的疼痛也会因此被主观拒绝、否认、压抑或解离呢，即疼痛的发生与传递是物质的、客观存在的，但其所引发的心理层面的痛感未必会被个体完整意识到。更进一步，那些所谓的"前世今生催眠"或"量子催眠"是否也可视为一种特定催眠语境下的互动？如果它们具备某些积极意义（比如治疗功效），那么是否可以被认为是催眠的艺术化表达呢？

无论如何，在角色互动中，神经系统的参与是不可或缺的。这也正说明萨宾的角色扮演一说并非理论上的空中楼阁，而是他作为加州大学一线教师和心理咨询师长期实践和总结的结果。他和好友刘易斯（Lewis，1943）就曾通过实验证明，催眠状态下的想象用餐将导致胃部收缩停止，这种抑制作用与正常进食的人相同。而且，催眠程度越深，神经功能卷入越多，生理变化越明显（即通常意义上的催眠之生理或躯体指标）。催眠史上那些看起来很神奇、实际并不神秘、也较为常见的现象是，给处于深度催眠状态下被催眠者予手臂产生水泡暗示，如果没有神经深度参与的角色扮演，水泡很难产生。反过来，则完全有可能。对此，赫尔等人与苏联科学家曾在这方面有过不少实验验证。

萨宾于 1950 年首次提出催眠之角色扮演。之后，他与合作伙伴科（Coe）继续对之进行深化和扩展，不断丰富和完善。萨宾（2005）回忆道，科于 1972 年获得年度角色理论奖（the Role Theorist of the Year Award），且合作撰写的论文《催眠与精神病学：新隐喻取代旧神话》（*Hypnosis and Psychopathology: On replacing old myths with fresh metaphors*）被临床与实验催眠学会评为 1979 年度最佳理论文章。

萨宾去世之后，科（2009）又继续利用希尔加德的斯坦福量表来验证角色扮演对催眠的影响，证明萨宾催眠角色扮演理论的正确性……角色扮演能力是催眠状态中非常重要的因素……人在进入催眠状态后会存在一种角色需求，这种需求会将人带入催眠所形成的某种角色。有意思的是，萨宾和友人弗里德兰德（Friedlander）于 20 世纪 30 年代末对催眠深度和催眠感受性进行实验验证并提出以二人名字命名的催眠感受性量表（Friedlander-Sarbin Scale）是在希尔加德斯坦福催眠感受性量表之前研发的，其中眼睛闭上、眼睑僵住、手臂固定、手臂僵直、手指锁定和言语抑制等项目均为催眠指标。按照萨宾的说法，彼量表是基于我量表的，因为伊（希尔加德）在催眠演讲中明确承认此事（Scheibe, 2006）。或许这样做能从更深程度和更大范围内证明角色扮演理论的有效性。而如果联系上此前巴甫洛夫关于催眠与高级神经及条件反射的实验验证，那么，具身视角的催眠角色扮演理论，不仅根基扎实，而且应用可期。

按照程度深浅，萨宾把角色扮演分为 7 级，逐级加深。

1. 零度参与。比如街上散步的行人。

2. 漫不经心地参与。比如逛街的顾客。

3. 传统仪式性参与。比如婚丧仪式中的亲友，或准备登台的演员。身体参与度被激活，脉搏、呼吸及出汗等身体体征容易被观察到。

4. 生物性参与。比如专注的科学家或虔诚的教徒等。在这一阶段，个体努力去实验催眠者的要求或希冀，包括催眠遗忘和幻觉等表现明显。

5. 神经质深度参与。比如倾家荡产也在所不惜的赌徒。在这一水平上，当个体努力去改变行为时，自我立即显现。

6. 意乱情迷参与。比如深恋的情侣。自主神经高度参与。

7. 精神与外物合一参与。比如神灵附体的道士。一些复杂和不可逆的生理活动逐渐呈现。

在这深浅不一的七种状态中，巧妙地蕴含了催眠状态论和过程论的一些特征指标和技术操作。看得出萨宾并不仅仅停留在硬币两个面之一的过程论。他也在尝试将两者进行整合，进而提出一个更具包容性和更具说服力的催眠见解。顺带一句，本书所言的催眠手法，并不单单指代狭义角度的催眠技术或催眠动作，更包括催眠者的人格魅力、思维眼光、努力尝试，以及催眠者与被催眠者之间兼具科学性与艺术性的互动等。

对于萨宾的观点，希恩和佩里（Sheehan，Perry，1976）指出，他的角色隐喻重新评估了许多传统的、基本的假设，但它的催眠实验方法却没能同步跟上。另外，它也无法较圆满解释催眠现象学的发生机制，以及低催眠感受性个体在觉醒状态下进行想象或力图模仿催眠反应时难以出现的注意和加工层面的改变（张伟诗，2018）。

1998 年，萨宾爱人吉纳维芙（Genevieve）去世。据萨宾回忆，在他们短暂的半个世纪的婚姻里，几乎没有过连续两个夜晚的分离。可见他们爱之深、情之切。此后，萨宾几多悲痛并时常毫无掩饰地痛哭。这大概是他作为一名特立独行的心理学家对爱恨别离的深切感受吧，或称个性化的角色反应。三年后，这位 90 岁的老头子又陷入爱河。四年后的夏天，这位热爱网球、击剑和高尔夫、真正意义上著作等身的老人，在胰腺癌的侵蚀下，在不辞辛苦的思考中，骄傲而痛苦地离世。

家人、朋友和学生们（以及本书作者）一致认为他的催眠思想还将继续深刻地影响后世。

当代拉方丹

2005 年离世的，还有另外一位不得不提的催眠人物。他是当代拉方丹，是了不起的催眠表演艺术家。按照萨宾的角色扮演理论，他的舞台对象属于角色扮演的经典类型，而触发器则掌握在他那双同样充满智慧与魔法的手里。

他是魔术师麦吉尔（Ormond McGill，1913—2005）。

麦吉尔不仅独创多种极具观赏性的表演项目，比如时光魔药、外空旅行、捡钱比赛、怪物现身和隐形催眠师等，成为一时流行的舞台催眠明星，而且生前笔耕不辍，几十部作品广受欢迎，尤其那本被译为《催眠术圣经》（这种有意的错译，很容易让读者产生"舞台催眠就是催眠"的错觉）的《舞台催眠新百科全书》（The New Encyclopedia of Stage Hypnotism）影响较大。

以下几点来自他的综合思考，值得研究者学习。

第一，舞台催眠是催眠领域里的歌剧，也有开始、主体、高潮和结束四个部分，因此，要熟练把控它们，让观众来欣赏你的才华。观众认可才是最大的认可。

第二，催眠表演项目要与众不同，最好要有轰动效应。你必须对观众和自己负责。

第三，不要让自己或被催眠对象，成为舞台上的小丑。要尊重被邀请上来的观众，不要嘲笑他们，应彼此坦诚相待。当然，幽默很重要。

第四，如果可以，尽量让你的舞台催眠更具科学成分或科学背景。

麦吉尔鼓舞人心的成功之处，除了上述之外，还在于他十分熟悉催眠历史，了解众多催眠人物的催眠手法及其成败，同时善于吸收其他催眠师的优秀手法。这从他早年使用"僵尸博士"作为艺名却使用"柔软天使"暗示手法之间的反差可见一斑。另外，他在多年周游世界的表演和讲学中，练就了一双慧眼，而且分寸优雅地善用神秘。最为重要的是，他与其他催眠人物一样，看透人心、洞悉人性。

正是基于上述，使得催眠表演和催眠治疗在他身上，似乎浑然一体而非格格不入。这种情况在舞台催眠表演师身上并不多见。这也是麦吉尔与众多舞台催眠表演师拉开距离的重要标志。

最后，读者也可关注催眠的职业化发展与流程化运作，来自与麦吉尔同时期的催眠人物。他是催眠动机学院的创办者卡帕斯（John Kappas）。

萨宾催眠手法之惊鸿一瞥

- 在角色互动中，了解对方的认知风格和价值倾向。
- 帮助对方拥有角色扮演和积极"自欺"能力。
- 量表式催眠引导可视为治疗互动的一种仪式。
- 独特的体验，独特的思考，独特的理论，乃至独树一帜。

志同道合

如果说百年前的赫尔为催眠研究扫除阴霾，那么百年后的萨宾则为催眠研究带来了新鲜空气。

当然，带来新鲜空气的，还有与萨宾惺惺相惜、与萨宾同年去世的催眠巨匠——巴伯。

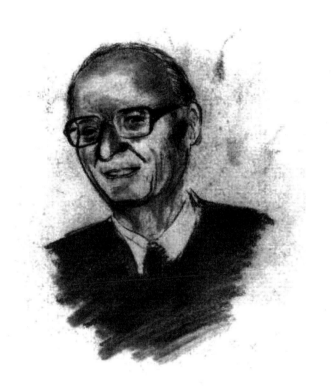

第十六章

巴伯*：童心未泯的催眠巨匠

* 巴伯（Theodore Barber），1927—2005，美国心理学家，催眠之过程论代表人物之一。

青春小鸟

很多人可能不知道鸟有智商，但巴伯（Theodore Xenophon Barber，1927—2005）知道，因他从小与动物们建立了令人震惊的亲密关系（Yapko，2015），并且保持此热爱一生。

事实上，巴伯还知道，鸟有人性。

《鸟有人性》（*The Human Nature of Birds*）是巴伯所撰的书名，是他非传统思维的经典表达，也是他童心未泯的催眠人生最真实、最生动的写照。推荐该书的波士顿大学戴维斯（William Davis，1994）也很有趣（或深谙巴伯式催眠之道），他建议读者在手边放一罐易于摇撒的盐瓶，但凡读到创造性、超乎想象或者令人震惊的地方，不妨吃一点（估计读者最后会吃很多盐）[1]。

巴伯的催眠学习大致从研究生期间开始。当时社会上专业催眠培训机构还比较少，因此他只得从舞台催眠开始并从中赚取研究生时代的费用开支。在此期间及之后，他持续获得美国国立健康研究所的基金资助。这是他催眠初期至关重要的一笔启动资金。巴伯称之影响了今后几十年的催眠研究。此外，他还兴致勃勃地广泛阅读催眠历史并从中敏锐地意识到当下的催眠研究之路依然是：科学、科学、再科学。

逆流而上

巴伯是一位胸有成竹、善于挑战传统的催眠学者。

希恩和佩里（1976）指出，在心理学领域，挑战传统催眠假设，质疑催眠现象本质，没有人比巴伯做得更多。对此，巴伯精力旺盛，孜孜不倦，获得临床和实验催眠协会颁发的"催眠领域终身成就奖"及催眠协会颁发的

---

[1] 结合社会认知学派其他成员的观点，细心的读者将会发现，这是巴伯对戴维斯的催眠，也是戴维斯对读者的催眠。

"科学催眠杰出贡献奖"等奖项，还担任过美国心理学会第30分会之催眠协会主席。

这些荣誉说明，他的批判在一定程度上是成功的，至少受到为数不少的主流心理学家的认可，当然，他的观点也同时引发了不少争议，其中一些多少会令初学者感到沮丧。

比如：

- 放松暗示能提高催眠感受性，因为催眠使人昏沉。巴伯（1975）却认为催眠并不使人昏沉，除非在催眠引导中给予暗示，同时，在放松减少而紧张增加的情况下，也能提高被催眠的感受性。

- 催眠是一种特殊意识状态。巴伯却认为，这可能会给人们带来误导，以为催眠仅仅只是意识状态的改变，但事实并非如此，用社会性术语去界定它或许更为妥当……给予它是否存在的解释，倒不如换个概念去理解它。比如对于催眠恍惚状态（Hypnotic Trance），巴伯认为可将之描述为"对暗示的高反应状态"，并认为这种状态在日常生活中较为常见。

- 清醒状态和催眠状态下的脑波存在差异，这是苏联、美国、英国等催眠专家的催眠脑波实验结论。巴伯却认为，催眠和清醒状态之间的脑波差异并不显著（Page，1992）。

- 被催眠者只能在催眠状态下做到"人桥"。巴伯（1970）却认为，催眠状态和清醒状态下都能做到"人桥"，"人桥壮举"并非催眠状态的专利表达，创造性或潜能等内容也不是，除此之外，催眠与致幻剂、瑜伽一样未必都能开发出尚未使用的精神或生理能力，或者改变意识状态等。

- 催眠能够有效减少疼痛。巴伯却认为，尽管如此，在清醒状态下通过转移注意、聆听有趣故事等方法，也可以将疼痛降低到催眠状态下所能达到的程度。

- 催眠最好在实验室里或者舞台上进行。巴伯却认为，只要合适，随时随地都可以，无论在治疗室、大学、医院、期刊编辑部、养老院或其他地方，也无论对方是正常人还是病人。

- 从事舞台催眠表演的催眠师，很难再从事催眠治疗，然而巴伯本人和艾尔曼、魏岑赫费尔等人一样，成功转型，而且获得专业治疗师和普通大众的高度认可。

- 催眠恍惚状态可以治疗身心疾病，即只要将被催眠者导入催眠恍惚状态就可能为之带来疗愈（从这个意义上说，舞台催眠表演也具有一定的疗愈作用，只不过舞台催眠的很多消极引导带来了更大伤害）。巴伯却认为，催眠恍惚本身并不具备治疗性，它只是它自己本身而已，若要疗愈，可给予积极暗示或积极想象等。

别创一格

正是在对传统催眠现象重新解读的基础上，巴伯推出自己的非传统的催眠观点——催眠操作方法论（Operational Approach）：不同的操作激发不同的催眠状态，继而带来不同的催眠效果。操作元素包括态度、动机、期望、想象，以及催眠师暗示语词和暗示语调等的变化（Barber, Dalal, Calverley, 1968）。它们可单一起作用，也可交织起作用。

该观点十分强调催眠是一种社会现象。巴伯指出，当我们发现催眠在很大程度上能被社会科学的一些基本原则所解释时，我们就可以广义地来看催眠并将其作为一种不折不扣的社会现象来看待；好几代文化人类学家、社会学家和社会心理学家都已经全面记录了这些基本的原则（Yapko, 2015）。

对此，巴伯用催眠实验和催眠治疗带来支撑。比如，他让动机强烈的实验被试想象自己在电影院里观看电影，并对此进行测试，结果发现被试大都报告想象中的电影和真实中的电影一样逼真生动。这与传统视角的恍惚状态下的幻想体验是一致的。比如，任务激励可以产生与催眠引导相同的效果，进而产生与暗示相似的反应（Barber, Glass, 1962; Barber, Calverley, 1964）。

巴伯进一步指出，强烈的暗示是深度催眠发生的重要因素。他因此研制出与希尔加德催眠易感性量表同样影响深远的《巴伯暗示性量表》（ Barber Suggestibility Scale ）。

　　读者如果比较这两份量表，将会发现它们有几处不同：比如，对于催眠倾向的描述，巴伯用"暗示性"（ Suggestibility ）一词，而希尔加德用"易感性"（ Susceptibility ）一词；比如，巴伯暗示性量表不需要催眠引导（ Induction ），而希尔加德的催眠易感性量表一般以"闭眼"为催眠引导；比如，巴伯的测试项目有 8 个，分别是手臂下沉、手臂悬浮、锁手、口渴幻觉、语词抑制、身体僵硬、似催眠后反应和选择性遗忘（整个过程耗时 20 分钟左右），而希尔加德的有 12 个。事实上，除了量表外，巴伯的实验室建设也与希尔加德如出一辙。撰写巴伯悼词的查维斯（ Chaves，2006 ）指出，在巴伯的领导下，Medfield 研究中心成为世界上最富创造力和生产力的催眠实验室之一，而昔日辉煌的斯坦福催眠实验室今日则不见踪影。

　　以"选择性遗忘"为例，我们来看巴伯的催眠脚本。

　　现在，闭上你的眼睛。一分钟后，我会告诉你睁开眼睛。

　　你清楚了吗？

　　（等待回应）

　　当你睁开眼睛的时候，我要你告诉我今天的测试项目。

　　（开始计时）

　　你会记住所有的测试项目，除了其中的一个。

　　这个项目你将完全将它遗忘，就好像它从来没有发生过一样。

　　这个项目是，你的手臂变轻，并不断地上移。

　　你会忘记这一项，当你尝试去回忆它的时候，它将远离你的大脑，远离你的思考。这是一个你怎么都回忆不起来的项目。

　　是的，怎么也想不起来。

　　你只会记得你的手臂变得很重，与此同时，其他项目你也都能记得很清楚。

　　当你越使劲地回忆它，你会发现，回忆将变得越发困难。

你怎么也想不起来，直到我告诉你，说："现在你能想起来了"。听到这句话的时候，你才会想起你的手臂曾经上升过。

（结束测试）

被试得分越高，说明其易受暗示性越强。

当然，巴伯并不停留在用被试去论证他的催眠观点的合理性，他也饶有兴趣地用自己的亲身体验来给予证明。在这一过程中，他显得怡然自得：

首先是右手臂变成钢条测试。结果，巴伯的右手的确不能弯曲。之后是体验左手臂痛觉丧失：把左手臂想象成一块橡皮，将疼痛设备置于手指上。巴伯感觉那块"橡皮"和自己的身体分开，不过是一块"放在那里的橡皮"而已。结果，巴伯没感受到正常的疼痛。接下来，巴伯看见墙角里那只著名的"猫"（实际上它并不存在）。这只"猫"在很多催眠学者的实验和治疗中都曾出现过，是一只可爱的、深刻的幻觉猫。然后"聆听"贝多芬演奏，并回到 6 岁的童年。巴伯发现，那时的他正坐在一年级的教室里，所看到的场景如此生动有趣。最后一个体验是催眠后遗忘：巴伯忘了该忘的。

在这些暗示体验中，巴伯积极参与、积极期望，也积极想象。既没有催眠引导，也没有特殊意识状态产生，只有巴伯自己的全身心投入，也就是没有让自己产生相反的念头。比如在手臂硬成钢条的项目测试中，他并不去想象"手臂万一软成面条怎么办"——虽然看起来有点难；在看见墙角猫的项目测试中，他也不去想"万一看见狗怎么办"。巴伯坚持认为，作为一个正常人，只要积极沉浸在自己的世界里就会发生类似这些的很有意思的改变。当然，这种改变只是正常意识状态的延续，而不是意识状态的改变。

反过来，如果按照催眠流程引导，将来访者导入常见的"恍惚的、困倦或类睡眠"的催眠状态中，并给予对方钢条手臂、痛觉丧失等暗示，很有可能的结果是，对方将因此变得警觉或更加敏感。巴伯的意思是，这样一来的失败可能会更多，除非对方进入自己的高暗示状态。

巴伯接着指出，对于暗示感受性不同的个体，彼此的生活体验差别较大。同样以观影体验为例。明知演员在电影里所表演的内容不真实，但暗示感受性较高的观众依然会用心去体悟，并产生与演员们类似的快乐、忧伤、痛苦和烦恼等情绪，仿如身临其境。相反，暗示感受性较低的观众则会本能去抗拒，即习惯性把自己从快要进入的角色体验中拉回来并提醒自己这一切都是假的。这里，如果用萨宾著作的书名《相信想象：现实只是一种叙事重构》（Believed-in imaginings: the narrative construction of reality）来解读这种差别，会显得十分贴切，十分微妙。

对于上述第一类人，巴伯认为他们也常表现出易幻想和易失忆的特点。这是因为童年的易幻想特点（与想象中的伙伴对话或游戏）被丰富保存下来，直至成年依然相信其所幻想的东西具备真实性（巴伯关于鸟有人性的理解是否也是这样来的？巴伯也是一个易受暗示的人？）。因此，催眠师的职责是在互动中营造相关场景即可较为轻松地实现催眠目标，而不必非要通过意识状态的改变去达成。这里需要说明的是，社会认知取向的催眠研究者并不否认催眠恍惚的真实性，只不过侧重于坚持在正常意识状态下也能通过社会影响实现催眠等效，事实证明的确如此。从这一角度而言，催眠可被理解为一种社会性影响。对于第二类人，易幻想和易失忆（短暂的失忆、压抑、解离或遗忘等）则表现不明显。

当然，需要记住的是，这两种特点并无绝对意义上的好坏之分，只是存在应用是否合适之别。也就是说，用对地方，就能发挥优势，用错地方，就很麻烦。恋爱、成长和人生，大都如此。

1974年，巴伯与好友斯帕诺斯和查维斯共同出版《催眠、想象和人类的潜能》（Hypnosis, Imagination, and Human Potentialities）。在巴伯200多篇学术论文和8本著作里，它显得比巴伯代表作《催眠：一种科学的取向》（Hypnosis: A Scientific Approach）更加厚重。后者被英国精神病学家爱德华兹（Griffith Edwards）称为自赫尔1933年的《催眠与暗示》以来最重要的催眠文本。这本书隐藏着催眠巨匠的光芒和远见：巴伯和他的伙伴们试图用有别于传统视角的催眠观点去阐述此前被忽视的心灵角落。我们知道，当一些心理学家还沉浸于带有人类紊乱思维的纠正与修补——比如童年创伤和战争创伤的分析与治疗上，他们已经提前从催眠视角去关注人类心灵的积极面，并且只字不提弗洛伊德。近三十年后，积极心理学成为一种新的思潮。

与萨宾一样，巴伯也强调神经参与在催眠操作中的重要性。巴伯称之为身心一体化：身体影响认知，认知影响身体。催眠视角的身心一体化，后来也被研究者称为具身催眠（当时并没有这种称呼）。

巴伯指出，人体内的神经细胞能够精准地捕捉到暗示的信息，并实现其所指……细胞能精确地进行沟通并理解沟通的意义，这意味着细胞（以及它们所构成的生物体）是生理心理实体，或者说躯体化的心理；如果细胞和生物体可以被看成一种心理化的物质或者具身化的心理的话，那么心身问题就不存在了，或者说得到了解决（Yapko，2015）。虽然如此，但在回答亚普科提问"催眠工作时获得的最大惊喜是什么"时，巴伯表示，他很惊奇地发现暗示能够让对方的生理产生变化。这对于一个成熟的催眠学者来说，实在让人忍俊不禁。按照巴伯的自述，其早在研究生时代就已通读催眠历史，必然知道南锡学派伯恩海姆等人的催眠暗示疗法。那时，暗示引发的身心变化就已经广受关注。而他本人于 1978 年的实验也证明，（催眠）暗示可以有效阻止由常春藤植物引发的皮炎，也可以促进局部皮炎，还可以治疗疣症、改善鱼鳞癣，甚至丰乳等。唯一的可能是，75 岁的巴伯依然童真洋溢。或者，还有另外一种概率较低的可能，他直接略过伯恩海姆。

另外，巴伯还深入研究催眠与瑜伽的关系。按照传统理解，这两者总与一些非同寻常的现象联系在一起，并且都与意识状态的改变有关。比如，瑜伽修行者被活埋而不死，或者走过燃烧的煤炭而不受伤等，催眠则能够健忘、镇痛、失聪和失明等。巴伯和一位瑜伽修行者详细区分了瑜伽、瑜伽修行者、催眠状态、瑜伽恍惚状态，以及催眠现象和瑜伽现象等，并进行方法论方面的探讨。这些记录于 1970 年出版的《LSD，大麻，瑜伽和催眠》（*LSD, Marihuana, Yoga, and Hypnosis*）这本著作中。其中，巴伯也探讨催眠与暗示的心理学效应、催眠镇痛、年龄退行以及基于经验的催眠理论等。此外，巴伯还有一些大胆的研究，因过于超前或鲜有人跟，皆等到去世后才公开。

下面，是对巴伯催眠见解的简要评论。

第一，按照巴伯的逻辑，在正常意识状态下，催眠者与被催眠者只要互动良好，催眠疗效就很容易达成，然而我们常见的情况是，即便被催眠者积极参与、积极期望，也积极想象，却未必能获得良好的催眠体验，有时还事与愿违。第二，巴伯认为催眠恍惚状态的引导会让个体产生警觉，但我们看到的却是很多没有进入催眠恍惚状态的个体更容易警觉。第三，魏岑赫费尔（1989）经常用"怀疑论者（Skeptic）"来形容巴伯，并指出巴伯从来没有令人满意地证明自己的主张，还经常通过断章取义的方式对状态论者观点进行主观臆断……他和斯彭斯等人的一些催眠实验验证，常常是显而易见的、已知的。

巴伯催眠手法之惊鸿一瞥

- 与身心一体化有关的高激励。
- 量表催眠法，可作催眠引导，亦可作催眠加深等。
- 安慰剂效应，在与动机、态度和预期等元素的环环相扣中使用。
- 奇趣催眠路，浪漫赤子心。

年龄是引子

与巴伯同年出生，在司法和催眠领域里赫赫有名的重量级催眠学者是：马丁·奥恩。

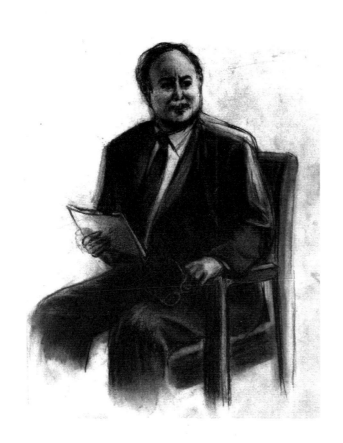

第十七章

奥恩*：司法催眠权威

---

* 奥恩（Martin Orne），1927—2000，美国心理学家，司法催眠代表人物。

他有他的强

从故乡维也纳到北美宾夕法尼亚，从东部弗吉尼亚到西部加利福尼亚，从南方佛罗里达到北方明尼苏达，从大西洋风沙到太平洋晚霞，都留下奥恩（M. T. Orne，1927—2000）高大而匆忙的身影。

这位以研究催眠和记忆著称的催眠学者，自伯恩海姆的催眠专家证词开始，在推动催眠证据合法化和司法催眠应用中，做出了极为重要的贡献。乃至今日，尚无出其右者。

同时代的巴伯有很多催眠观点与艾瑞克森相左，奥恩亦如此。有一次，奥恩邀请艾瑞克森参加他主持的催眠实验。实验中，奥恩让艾瑞克森辨认哪些是伪装的被催眠者，哪些是真正的被催眠者。结果，艾瑞克森失手了。但奥恩却能很好地辨认出来，这是他的强项。魏岑赫费尔（1989）指出，人们若是对此类真假催眠状态判断感兴趣的话，可以去询问奥恩先生。

奥恩充分发挥他的优势，在一起司法催眠应用中，通过精妙的催眠手法揭穿犯罪嫌疑人比安基（Kenneth Bianchi）的催眠伪装。

司法催眠应用

这便是著名的"山坡杀手"案（Hillside Strangler）（Orne M. T，Dinges D. F.，Orne E. C，1984）。

1977—1978 年间，美国洛杉矶某处山坡上发生 10 起年轻女性遭人奸杀案。1979 年 1 月 11 日，华盛顿州贝灵汉也发生两起类似案件。之后，警方依据线索逮捕犯罪嫌疑人——某家私人保安公司的主管，来自高加索 27 岁的犯罪嫌疑人比安基——并在他的住处发现 14 本心理学书籍，其中包括行为科学词典、心理诊断测验、现代临床心理学、精神分析与行为疗法，以及新精神分析学派沙利文（Harry Stack Sullivan）关于青年男性精神分裂治疗的研讨等，还有一本弗罗斯（Garland Fross）所撰的《催眠技术手册》（*Handbook of*

Hypnotic Techniques，1966）。但比安基宣称自己从未读过它们，也理解不了其中的专业术语，并从未参加过任何大学的心理学课程学习。

在案件最初侦办的时候，警方邀请两位精神病学家参与。他们是沃特金斯（John Watkins）和艾利森（Ralph Allison）。这两位精神病学家对比安基进行催眠，发现比安基存在多重人格障碍。倘若诊断比安基是在发病期间作案，那么他很有可能将免于死刑并被减轻处罚，当然，他还应同时接受精神治疗。然而，真实复杂的情况是，比安基的确存在严重人格障碍，但他同时也借由催眠伪装人格分裂成功骗过这两位精神病学家。

先来了解一下比安基的早期经历，这有助于我们进一步了解比安基的精神状态。

比安基 3 个月大时被养父母领养，并成为他们唯一的孩子。养母从小对其管教极其严苛，致其长期小便失禁。这种症状直到养母上班后才消失。养母对他的评价是从小习惯撒谎。11 岁时，比安基因逃课、抽搐、遗尿、哮喘和许多其他心理行为问题被送进精神病院。13 岁时，比安基养父去世。16 岁时，比安基开始滥交。19 岁时与高中女友结婚，8 个月后离婚。24 岁时搬到美国洛杉矶，经常参与偷窃、贩毒、勒索、拖欠债务等。后来，比安基伪造文凭成为心理学博士，摇身一变成为一名像模像样的"心理学家"。他不仅说服某位医生允许他使用办公室并帮助该医生处理一些简单事务，期间还邀请妻子前来体验"墨迹测验"。不过，其妻子对其欺骗行为并不知情。

山坡案侦办初期，比安基虽骗过两位自信的精神病学家，但没逃过奥恩法眼。奥恩通过催眠和人格鉴定，发现比安基的破绽。

这几次催眠内容主要包括双重幻觉、单一幻觉、暗示麻醉和源头遗忘等项目。可以说，这几个催眠验证被设计得非常巧妙，即便被催眠者能在一两个项目上伪装成功，但难保其能连续赌赢。一方面这几项内容较为少见，比安基很难通过市面购买图书读到，另一方面即便被催眠者熟悉该项目内容，但在奥恩擅长的领域里，也难免出现纰漏。

奥恩据此向法院提出证词并被接纳。

最后，比安基承认山坡案中有多起强奸杀人案是他所为。法院最终判其终身监禁。2010 年，他曾提出假释，被拒。15 年后，也就是 2025 年，74 岁的他拥有再次申请假释的机会。

　　山坡案发生于 20 世纪 70 年代末，恰好是催眠作为直接或间接证据在美国使用的尾声。此前曾有大批警察前往洛杉矶警局催眠执法研究所接受培训，并将催眠视为一种重要手段应用于案件办理。该研究所由赖泽（Martin Reiser）创建，是美国著名的警务催眠研究中心。实践证明，催眠协助办案曾取得一定成效，特别是在与清醒记忆问询相比，存在提取更多信息（包含准确信息）的可能性。这使得一些州立法院将催眠纳入证据范畴，当然，也因此出现不少误用滥用、记忆虚构以及导致被害人出现人格分裂等副作用。比如，催眠状态下的年龄退行是当时被广泛采纳的方法，即催眠师利用催眠让被催眠者"退回"事发当时，从而提取记忆细节。研究者普遍认为，这种年龄退行是合理的，对案件也是有帮助的。部分事实证明的确如此。奥恩并非完全否认这种方法，但他认为要实现完全的"退行"并不可行，即"退回"童年时期的儿童即便看起来像小朋友一样说话、玩耍等，但"年龄退行状态下的成年人并不只是重回童年，而是通过成年人的理解力和观点来回忆童年经历（Orne，1951；O'Connell，Shor，Orne，1970；Yapko，2015）"。换句话，在临床治疗领域（和舞台表演领域）应用良好的年龄退行在司法催眠领域常带来麻烦和阻碍。值得注意的是，奥恩的这一观点在其哈佛大学本科阶段就已得出结论。之后，他既单独实验，又与康奈尔（O'Connell）、肖尔（R. E. Shor）等人合作实验，均得出一致结论。1978 年，亚利桑那州立法院认为采用催眠的证据不能受理。从此美国司法催眠应用迅速陷入低潮。4 年后，加利福尼亚州法院同样认为催眠证据缺乏科学性，不予采纳。有些州立法院甚至认为，接受过催眠的目击者将失去证人资格。

　　在这样的历史背景下，奥恩所从事的催眠与记忆研究能被法院采纳，更显得弥足珍贵。反过来，也证明奥恩科学、严谨和极具说服力的专业催眠素养，的确非同凡响。奥恩曾帮助希尔加德（本书第十二章）筹建国际催眠协会，其后接续希尔加德担任主席一职，同时，奥恩也是临床和实验催眠协会的主席，并担任《国际临床和实验催眠杂志》编辑 31 年。这些经历为他带来宽广的研究视野，这也是其他催眠学者难以企及的地方。催眠研究在奥恩这里，并不仅仅只是一种专业偏好，更多了一份使命感和责任感。

除了前述的山坡案，奥恩还在著名的帕蒂·赫斯特（Patty Hearst）案中作为专家证人出庭作证，指出美国传媒大亨威廉·赫斯特（William Hearst）的孙女帕蒂抢劫银行是被绑匪胁迫的结果，并在生命末期继续敦促美国政府特赦帕蒂。2001年（奥恩去世后的第二年），帕蒂获克林顿特赦。事实上，奥恩与妻子埃米莉（Emily）在催眠及其对于回忆准确性方面的研究，在美国州立高等法院和美国高等法院审判的30多起案件中被引用（Yapko，2015）。在与丈夫并肩战斗的38年里，埃米莉也成为受人瞩目的司法催眠专家，特别是在儿童性侵和其他创伤方面的催眠回忆，以及疼痛及压力等的催眠应对方面（Dinges，Kihlstrom，Mcconkey，2017）。埃米莉也获"本杰明·富兰克林奖"。

来看奥恩（1979）作为催眠专家参与的另一催眠个案。

受害者是一名叫福莱（Foley）的海员，当时他正和同事丹恩（Dann）在办公，一名黑人海员持枪进来，对他的脑袋开枪。幸运的是，子弹被福莱避开，只伤及耳朵。之后犯罪嫌疑人逃离现场。福莱和丹恩分别进行辨认。目击者丹恩指认其中一个名叫安德鲁斯（Andrews）的海员是犯罪嫌疑人，但被害人福莱对此表示难以确认。不过，福莱在接受催眠回忆后，确认安德鲁斯就是攻击他的犯罪嫌疑人。催眠之后的他，看起来似乎更加确信。

奥恩对此持不同意见，认为催眠未必让福莱在记忆回忆方面更加准确，但增强了他的回忆自信。一周后，从德国返回的安德鲁斯的两名战友分别独立证明事发当时安德鲁斯并不在场。后来，军事法庭综合奥恩等专家的证词，对福莱的指控不予认可，虽然一年后，福莱仍坚持安德鲁斯是犯罪嫌疑人。

催眠不仅可能影响被害人记忆，还有可能影响目击者记忆。来看奥恩参与的另外一例与目击者催眠有关的案件。

14岁的雷琳（Rayleen）目睹自己的妹妹、阿姨、奶奶和堂弟被刺死。犯罪嫌疑人是雷琳的19岁堂兄及其15岁女友，以及自己的同龄好友。

由于刺激性较大，雷琳在案发后的四个月里，接受多次问询并录音，但前后时常出现不一致，且情绪容易激动。随后，雷琳接受较为温和的催眠来辅助回忆。然而，处于催眠状态下雷琳的回忆似乎比较符合调查人员的需求，即存在取悦调查人员的可能。雷琳还描述她被犯罪嫌疑人当场击昏并在第二天早上醒来头痛不已的细节。但医生在 48 小时内对其头部进行检查，并未发现任何外伤。

奥恩发现，在催眠前雷琳对一些问题反应敏感，但在接受催眠后则不那么明显，即催眠可能在某些方面影响其回忆判断。在另一个案中，奥恩也认为催眠无助于被害者里奇（Jeffrey Alan Ritchie）的记忆还原，即催眠作为一种辅助线索未必可靠。对此，法院结合其他证据，给予认可。

司法催眠应用不同于临床催眠应用，它要求经由催眠提取的记忆清晰而严谨，而临床催眠有时候则需要模糊与即兴。如前书所述，想象在催眠过程中发挥重要作用，因它与生俱来带着神秘魅力与实际张力，但这在很大程度上带给司法催眠无限阻碍，因为司法催眠追求的是无限接近客观事实的法律事实，而非想象性质的主观事实。

何况，催眠对记忆的影响还存在一定的不可逆性。天然存在的风险使得诸多催眠研究者不愿或难以涉足司法催眠领域。但奥恩的结论却很简单：如果证人或受害人愿意，我看不出有任何反对使用催眠的合理理由。换句话，在催眠协助办案过程中，只要遵循合法的程序，使用正确、恰当、精心设计的催眠技术是值得鼓励的。

鉴于此，奥恩提出如下保障措施：

- 第一，协助办案的催眠师应当是精神病医生或心理学家[1]，受过专业催眠训练，经验丰富，且保持中立。
- 第二，催眠前、中、后都应全程录音录像，确保随时可调取。
- 第三，警察给予催眠师的案件材料，不应只是口头描述，而应是详细的案卷记录。
- 第四，在催眠过程中，除了催眠师和被催眠者，不应有其他人在场。
- 其他保障措施，按有利于办案处理。

---

[1] 心理学家的英文单词是 Psychologist，泛指具有一定资历、一定影响力或一定经验的心理专业研究者。

奥恩指出，唯有做到上述这些，催眠才可以继续服务于司法，否则将起反作用。本书认为，结合本书作者多起催眠协助办案经验，形成包含催眠线索在内的证据链是司法催眠应用的核心。这也将成为催眠合法化的标志之一。

在催眠与记忆研究方面，奥恩还有更多结论值得关注司法催眠应用的研究者参考：更为详细的记忆并不一定就是更加准确的记忆（Orne，1979）；对高低催眠易感性被试进行测试发现，催眠并没有产出新的正确信息，相反，增加了错误信息的回忆（Dinges，Whitehouse，Orne，et al.，1992）；相较于清醒状态下的证词，低催眠易感性者产生的错误多于高催眠易感性者（Orne，Whitehouse，Dinges，et al.，1996）；以及，不恰当的催眠将导致91%的目击者产生错误记忆（Karlin，Orne，1996）等。

催眠控制

奥恩还关注"催眠控制"（Orne，1971；Orne，Evans，1965）这一话题。他做了有名的"催眠与反社会行为"实验，用来测试那些处在催眠恍惚状态下的个体，是否会做出违背个人意志、违反社会行为规范等行为，比如赤手抓毒蛇、硫酸泼脸。实验对象是大学生。经过系列筛选后，那些在催眠感受性方面表现明显的大学生成为被试，与此对照的是同样数量的催眠伪装者。两组人员均未被告知实验目的。

结果令人吃惊，奥恩的实验与先前罗兰（Rowland，1939）和扬（Young，1952）等研究者的实验一致，即进入催眠状态的被试会用手直接去抓澳大利亚最毒的蛇，也会将硫酸泼到实验助手脸上。

这是否说明，催眠能够超越个人意志，突破个人底线，做出一些违反社会规范或伦理道德的事情？答案似乎没这么简单。因为在实验场景中，被试有理由相信（即便是潜意识层面）它是一个安全的环境，他们可不必为自己的行为负责，何况实验者还是一个有能力、有名望的心理学家。

那么，在非模拟的实验场景里，被试是否同样如此？

奥恩认为，不排除一些特殊个体会做出完全的反社会行为，因为他们可能真的失去个人意志。但是，反过来，催眠为什么要用来控制人呢？奥恩指出，深度恍惚催眠的意义并不在于突破受审者或被催眠者的个人意志，而在于让他自觉没有必要硬挺下去。更进一步，即便在催眠恍惚状态下，受审者或被催眠者也是有能力说谎的，比如前述的山坡案。奥恩指出，催眠协助办案的终极目的并不在于抑制撒谎，而是去挖掘真相。

在某些特殊情况下，奥恩认为可适当使用一些药物去辅助催眠。不过，奥恩表示，这种方法还处于实验阶段，仅凭当下证据尚无法确认药物能让抵抗的受审者在非自愿情况下进入催眠恍惚状态。

所以，催眠能否掌控个人意志这一命题，在法律健全的当下并无多大意义和价值。

催眠恍惚

催眠恍惚状态下的"恍惚逻辑（Trance Logic）"是奥恩对催眠的重要贡献之一，其得到包括艾瑞克森和希尔加德等研究者的广泛认可。

奥恩认为在催眠恍惚状态下，被催眠者能够容忍不符合逻辑的现象发生，但在清醒状态下会对此类现象感觉不舒服。比如，个体不能接受在意识清醒状态下"看见一个透明人"，除非他的精神出现问题，但在催眠恍惚状态下，他能接受透明人的真实存在。同样，在催眠状态下他也能接受与过世多年的父母交流，但在清醒状态下他则认为这根本不可能，除非真的转角遇见"鬼"。

催眠恍惚的重要功能之一是让被催眠者的主观体验变得更加真实。

奥恩甚至认为，在催眠恍惚状态下，只能用被催眠者的主观经验来描述催眠影响，因此对被催眠者过往经历及群体常模的深入了解是必需的。这也是奥恩在司法催眠和临床催眠中，能够精准判断真实催眠与伪装催眠的重要原因之一。他的秘密武器是：真实与伪装之催眠模型（Real-Simulating Model of Hypnosis）。

在此实验中，被试分为两组。一组是精心挑选的、准备伪装的被试，另一组是真实的、表现自然的被试。真实组不知道伪装组的存在，但是，伪装组知道真实组的存在。按照实验要求，伪装组要伪装成被催眠的样子，并且看起来一直处在催眠状态中，直到被实验者发现为止，而实验者事先也不知晓哪些是真正的被试，哪些是伪装的被试。另外，两组被试在接受催眠前，都未进行特殊训练。

从系列实验中，奥恩发现（Fromm，Shor，2009）：伪装者对幻觉暗示的反应比真实者的反应小；真实者更能忍受疼痛的刺激而不出现退缩反应，伪装者则相反；实验中断后，伪装者停止伪装而真实者则缓慢而自发地终止催眠状态；伪装者和真实者一样，都会出现心率、皮肤电等较为明显的生理改变。

此外，尚有诸多重要、连续的催眠表达。它们都是伪装催眠的最大克星，同时也是临床催眠的强大武器。

催眠治疗

与上述催眠和记忆研究等相比，奥恩的催眠治疗虽也很出色，但毕竟稍逊一筹。他的遗憾留在了对安妮（Anne Sexton）的治疗上。

与精神分析第一个案安娜之于弗洛伊德，诺奖得主黑塞之于荣格，安妮（Anne）传奇的一生自 1955 年遇见奥恩开始。

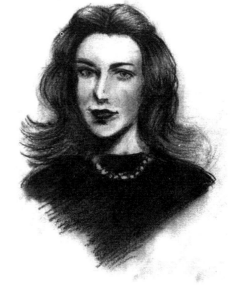

这位年轻、漂亮、忧郁、未受过大学教育的女病人在奥恩的鼓励下，以创作为治疗方式，勇敢地开始撰写诗歌，并于 10 年后当选英国皇家文学学会会员、后以《生或死亡》（*Live or Die*）获普利策奖（相当新闻界的诺贝尔奖）、再后来

获雪莱奖，并被授予多所大学荣誉博士学位等。

安妮的首部作品《去精神病院半途而返》（*To Bedlam and Part Way Back*）的第一首诗就是专门写给奥恩的，诗名是《你啊，马丁医生》（You, Dr. Martin），表达了她对奥恩及精神病院的复杂情感。本书作者全文翻译如下：

你啊，马丁医生
八月将央，从早餐到疯狂
我疾步穿过药水长廊
撞见行尸走肉们正恭候疗伤
而我，此夏旅店的女王
或是，秸秆上的恣笑蜂芒

关于死亡
横七竖八的队列里相望
等待他们前来开锁解放
等待冰冷餐厅门前的，细数罪状
只当陈词滥调的祈祷一响
罩着囚服继续奔向肉汤
吞咽，撕咬，在盘子上刮出声响
如同黑板上的粉笔一样

精神病院的学堂
无从找寻刀刃，割你喉嗓
我缝了一个早上，莫卡辛鞋样[1]
两手依旧空空荡荡
他们早已习惯奔忙

---

[1] Moccasin 直译为莫卡辛鞋，乃印第安人常穿的软皮平底鞋。

而我学会的愤怒都染在指上

之后，还要被折断一双

明天依然爱你无妨

塑料躺椅上的斜仰

马丁，你是这里的统掌

破碎的皇冠也似新装

马丁，你的三重眼光

在角落的箱盒上扫荡

那是我与她们，睡觉、哭泣的地方

我们都是你的巨婴在成长

而我最是身长如柳杨

疯人疯语是你的专属对象

狡黠的孩子没法不忧伤

即便你的神谕眼光还停留在这厢

一如生命的河流被冻霜

喧闹的孤独也将被窃窃私藏

只因我是自己罪孽的女王

遗忘，还要迷惘？

马丁医生，那时我很漂亮

而今守在捆捆鞋旁

等着架上的孤寂，无处安放

奥恩最终未能挽回安妮的自杀。1974 年，安妮通过吸入大量汽车尾气的方式告别这个世界。之后，奥恩在征得安妮女儿的同意后，将他与安妮的治疗录音转给安妮的传记作家。此举引发了很大争议，同行批评奥恩违反催眠治疗的职业道德。但法律专家、伦理学者和美国精神病学会却对此表示支持。

奥恩催眠手法之惊鸿一瞥

- 重视被催眠者的主观体验。
- 把握催眠互动中所隐含的博弈规则。
- 催眠者的积极预期应灵活转化成被催眠者改变或成长的动力。
- 谈笑间，嫌伪灰飞烟灭。

转角处

2000 年，72 岁的奥恩因肺炎并发结肠癌去世。

我们再来简要回顾他专业而创造性的催眠成长轨迹。1955 年，28 岁的奥恩获得美国塔夫茨大学医学博士学位。三年后，他获得哈佛大学心理学博士。博士论文主题为催眠结构的因素分析。1961 年，34 岁的奥恩担任《国际临床与实验催眠杂志》编辑。1967 年起，他担任宾夕法尼亚大学精神病学和心理学教授直到退休。这种双聘在宾夕法尼亚大学并不常见。他还创立非营利性质的"实验精神病学研究基金会"并担任执行主任。最后，因在催眠、暗示与记忆领域里的突出贡献，奥恩获得三个终生成就奖，分别来自美国心理学会、美国心理协会、美国精神病学和法学协会（Bloom，2000）。

截至本章，沿着催眠 500 年历史发展的轨迹，本书大致介绍了来自瑞士、奥地利、英国、法国、苏联和美国等国的催眠大师。他们的奋斗值得我们敬羡，也值得我们学习。

不过，当下这趟世界之旅，要暂告段落，我们要将目光收回，放到拥有灿烂文明与辽阔大地的中国，并尝试从传统文化的精髓中发现属于本土的催眠理论与实践。

请看，中国催眠三子。

写在中国催眠大师之前

一、科学催眠体系虽源自英美，但与中国传统文化不谋而合。二者你中有我，我中有你。

二、不能简单以科学催眠标准来评判中国古代催眠的发展，因中国古代早有丰富的催眠思想与催眠事实，只不过尚未单独成体系罢了。中国传统文化中的催眠思想未必不及外来的催眠，或有超越之实。

否定之否定后的、再回首的山，属于两看相不厌、只有敬亭山的山。此山非彼山，此山或彼山。

三、清末民初，受文化、思潮、科技等因素影响，催眠三子应运而生。以他们为代表的众多催眠人物，引领当时中国催眠的科学发展，乃至鼎盛时期，此后逐步走向低潮。

四、从催眠理论与实践来看，催眠三子较多引用南锡学派之催眠暗示理论，并融合传统文化之解读，有一定创新，但彼此间重复较多。

五、今后的催眠发展（或曰现代催眠），可尝试融合传统文化精髓与认知神经科学，从宏观艺术与微观大脑皮层等角度去探索催眠的发生机制及其积极心理学倾向的实践应用，进而为包括催眠者在内的每一个个体发展或创造出新的方法与理论，并让他们不断超越自我。

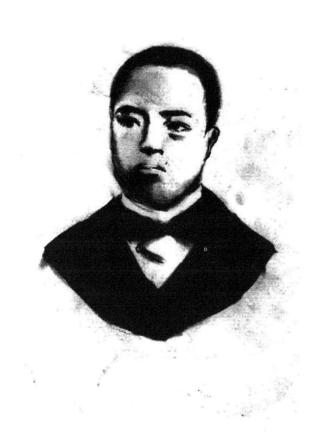

第十八章

陶成章 *：中国催眠先驱

鲁迅好友

20 世纪初，上海。

鲁迅偶遇陶成章（1878—1912）。当时，鲁迅得知好友自称会稽先生，教人催眠术以糊口。而陶成章也知鲁迅曾在日本仙台学过医，遂向他请教，有什么药能使人一嗅便睡去？鲁迅坦言自己不知道他所寻求的妙药，爱莫能助，因为在大众中试验催眠，本来是不容易成功的。这段描述记载在鲁迅为友人刘半农《何典》出版的序言中，时间是 1926 年 5 月 25 日。序言中，鲁迅饱含深情地写道：夜雨潇潇地下着，提起笔，忽而又想到，用麻绳做腰带的困苦的陶焕卿……想起来已经有二十多年了……

焕卿，即陶成章的字；会稽山人，则是他的号。当时他出版《催眠学讲义》（1917），署名者是会稽山人，而非陶成章，因为清政府正在通缉他。通缉的理由是鲁迅怎么也想不明白的"著中国权力史，学日本催眠术"。鲁迅所言的二十多年前，也就是 1905 年，陶成章受蔡元培的资助与委托，为民主革命理想前往日本学习军事。这是陶成章来去日本 12 次中的第 4 次（林文彪，2000）。

这才是清政府通缉他的真正原因。所谓的著书立说、催眠学习等都是托词。

开了先河

陶成章在《催眠学讲义·自序》中写道：壬寅夏季，东渡日本，旅居东京，偶于书肆中有所谓《催眠术自在》者，奇其名称，购归读之，读竟，益奇其说，复购他种，自习研究……

因好奇而接触催眠，陶成章由此开了中国催眠研究的先河。

这样的先河是有历史背景的。20 世纪初，欧美催眠术传入日本，备受民众欢迎。一时间，催眠影视、催眠文学和催眠游戏等大肆流行，其中有牟利者趁势添油加醋。此番种种必然影响深处其中的赴日留学生。与此同时，清朝末期，国内的百姓饥寒交迫，心灵空虚，迷信之风日益盛行，灵学、扶乩等亦暗潮涌动。因此，催眠自然而然成为神奇现象的"科学解读工具"，何况普通民众和研究者都能证明其可重复验证，包括断指不疼、胸口碎大石而无碍等。

所以，尽管催眠学习并非陶成章赴日初衷，但它的神秘和神奇无疑为陶成章带来不曾有的遐想。巧合的是，此前日本曾发生过一件"催眠致死"事件——此人虽被催眠过，但死因却是急性传染病——在一定程度上，让他相信催眠具备某些特殊用途。无论如何，陶成章对催眠的研究因此更加热情，自言与日本精通催眠术者"日夕讨论"，而且仔细观摩，益有心得。

1905 年，陶成章还约 19 岁的陈大齐一起在日本东京学习催眠。

陈大齐是中国现代心理学先驱，为中国科学心理学创建做出了重要贡献。1917 年，他在北京大学创建了中国第一个心理学实验室。当下较难考证的是，当年陈大齐的催眠学习怎样，以及他如何看待催眠现象，不过从他回国后的诸多著作和文章——《心理学大纲》《辟灵学》《迷信与心理》等都可以看出，他坚持用科学的观点来解读那些神秘的灵学和催眠现象。陈大齐把西方迷信手段大致分为三种：自动现象、远隔知觉和远隔移动。其中，自动现象可以科学解释，没什么神秘；远隔知觉，可解释为知觉过敏或思想暗合或偶然猜测等，但脱离感觉器官则不可能知晓他人思想；远隔移动则纯属骗术。这三种现象放在催眠里便是当时十分流行的"隔空催眠"。想必当年的少年大齐应该也是见过的，但同时也是质疑的。

陶成章对催眠的态度和思考，和陈大齐大致相同。这从他的催眠著作《催眠学讲义》看得出来。

1905 年夏，在催眠学方面颇有所成的陶成章回到上海创办催眠讲习所。前来讲习所学习的人不少，其中包括蔡元培和柳亚子等人。柳亚子在《纪念蔡元培先生》中这样写道，明年乙巳（1905 年）暑假中，我又到上海，就学于中国教育会所办的通学所，听陶焕卿先生讲催眠术；蔡（元培）先生自己也每天来听讲的。

催眠讲义

　　《催眠学讲义》是陶成章在讲习所讲授时所整理的，发表于 1905 年 5 月和 6 月的《大陆报》(1905.05.28，1905.06.12 等)。《大陆报》当时是这样介绍的：近日上海教育会通学所，延会稽陶氏讲授催眠学，是为催眠术输入中国之初期。

　　讲义是陶成章唯一的催眠著作，也是我们今天解读陶成章催眠思想与催眠手法的核心文本，内容主要包括催眠历史、催眠原理、催眠现象、催眠技术、催眠应用，以及超自然之天眼通等催眠现象批判等。讲义的写作时间大致在南锡学派和巴黎学派论战之后不久。

　　陶成章认为，暗示和催眠的关系密切。他说，时至今日属于巴黎学派的人已经甚少，而南锡学派的观点“在今日之学界，是说实占大胜利”。这个胜利指的就是巴黎召开的首次国际实验性和治疗性催眠大会上伯恩海姆的暗示观点击败沙可的病态观点（参阅第四章至第七章）。

　　陶成章（1917）引用“婆路多吾”[1]博士的话来解释暗示，暗示者自外部新的观念又或者现象于不经意之间侵入于其意识内……伴起心理的及生理的作用。比如，被催眠者醒来后听到陶成章的咳嗽，就会拿起桌上的苹果给友人。该被催眠者醒来后听见咳嗽，果然照做。陶成章指出，催眠学可视为暗示心理学……暗示是催眠之基础，无暗示则无所谓催眠学……今姑从之。暗示一般分为三个阶段，分别是“反对时期、容的时期和盛感时期”。这里，“容的时期”主要指代接受时期，而盛感时期主要指代深度催眠状态。

　　不过，在暗示前，陶成章认为感受性惹起（激发）很重要。它是人类之“观念、意思、思想、教训和暗示等”的自然容易倾向。陶成章认为催眠治疗应当尽量利用人类这种动力性质的感受性。他举了一个有趣的例子：突然对一个女士说“你脸红了”，尽管当时该女士脸并未红，但听到对方这样说了，

---

[1] 因讲义原文中直译其名，且未标注原名，故难以确定何人。

可能就要红起来了。而当对方的生理和心理反应被惹起以后，便可行心理矫正或治疗。

　　暗示可以说是陶成章催眠思想中的第一要点，即"催眠术之现象，可云暗示应用之结果"。

　　接着，陶成章给予催眠科学解释。比如对耶稣治疗的理解，陶成章认为这不仅因为患者处于催眠状态，同时因为耶稣强大的权威与榜样作用。比如对遥制催眠（相当于现在的"隔空催眠"）的解读，陶成章认为遥制催眠能实现的前提是此人曾接受过催眠，而且该人的感受性应较强。事实上，这就是一种不同形式的暗示。比如对天眼通的批判，陶成章认为这是迷信的结果。此外，他还罗列了其他学者列举的几种误谬原因：故意伪装欺骗、非故意伪装欺骗但有测心模仿之意、对错各半的概率、偶然性、知觉较常人发达，以及记忆错误等。

　　再往下，陶成章认为催眠是一种高暗示性的中性状态。虽然它可用于治疗，但不可把它和心理治疗混同。在这种中性状态下，给予积极暗示，可以调整身心往积极方向发展，给予消极暗示，则将让身心不堪重负。即盛感状态等于催眠状态，而心理治疗状态则等于催眠状态加上治疗矫正暗示（陶成章，1917）。

　　此外，陶成章意欲用"化人"二字取代催眠。虽然催眠有睡眠之意，但并不仅仅只有睡眠。

　　"化人"二字取自《列子》。其间记载，周穆王时期，西极之国有化人来。该化人能出水入火、穿岩越石、翻山倒河，还能改变事物形状以及人们思虑。按照陶成章的理解，"化人"可用来形容具有"幻化之术"的催眠师，而如果用之于普通大众则又多了教化之意。这符合陶成章一贯的思考和实践。当然，或许还有另外一层考虑，那便是"化人"在一定程度上具有控制之意。然而现实的情况是，一旦突破被催眠者的伦理道德底线，他们便会从催眠状态中醒来恢复正常，何况深度催眠状态的惹起也未如他所愿次次成功。所以，与他求助于鲁迅的药物一样，催眠更名最后也不了了之。

　　当然，更为重要的是，陶成章发现，催眠虽能医治身心却难以拯救灵魂，更难涤荡人间疾苦。所以，它自然而然被陶成章淡化了。

1912 年，年仅 34 岁的陶成章遇刺身亡。此时，国际上的催眠发展还处于自证自身是否科学的阶段，代表性人物如巴甫洛夫关于条件反射和大脑两半球的机能讲义尚未出版，赫尔的《催眠与暗示》也要 21 年后才出来，更别说后来者希尔加德等人。从这个角度来说，陶成章的科学催眠传播具备先驱影响力。虽然他对催眠的认识没有超越新旧南锡学派，但他在中国科学催眠发展的初期，为社会民众带来了科学催眠的曙光。

陶成章催眠手法之惊鸿一瞥

- 心理方法，核心是暗示，前提是惹（引）起感受性。
- 生理方法，包括刺激视觉的凝视催眠、刺激听觉的音乐催眠，以及刺激触觉的按压催眠等。
- 特殊方法，可适当辅助于药物。
- 光明磊落。

同道中人

1909 年，陶成章第 11 次赴日。同年，鲁迅成为他与爱妻孙晓云的证婚人。同年，余萍客与同窗好友创建"中国心灵俱乐部"。

这是中国早期催眠研究最重要的机构之一。

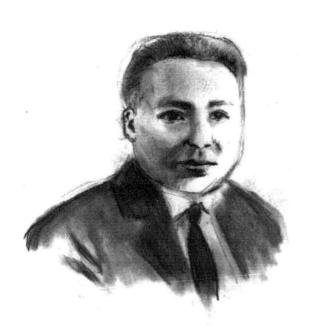

第十九章

余萍客*：中国催眠之父

中山故人

香山县，原为广东古县，1925 年为纪念孙中山先生，改名为中山县。现为中山市。1922 年 10 月 18 日，孙中山为老乡余萍客的中国心灵研究会题词背书："革心为本"（刘望龄，2000）。

所谓革心，除了医学角度的身心救治外，更多地寄托了孙中山先生关于灵魂唤醒的苦衷。只是，余萍客的努力是否达其心愿？

其他题词背书的人物还包括黎元洪、康有为、梁启超、章太炎、熊希龄、唐继尧、王宠惠等人……时任江苏省教育厅厅长的蒋维乔（近代著名教育家和哲学家）还专门为该机构撰写了《心灵业书序文》，赞扬其"潜心绝学，婆心济世"的精神（李欣，2009）。

这种背书为早期催眠研究扩大影响起到了十分重要的作用，来自世界各地的催眠爱好者、学习者和慕名者接踵而来，与此同时又提高了该研究会及催眠的名声与口碑。上述背书题词皆载于《心灵》之上。

《心灵》乃中国心灵研究会会刊。

更胜一筹

中国心灵研究会，是少年余萍客留日期间与好友刘钰墀、郑鹤眠、唐新雨和居中州等人于 1909 年在横滨所创建的，最初的名字是"中国心灵俱乐部"。

1921 年，中国心灵研究会由日本东京迁往中国上海，进一步推动中国催眠发展。此后，在科学强势勃兴的五四运动、新文化运动前后，学习催眠术的人员数量在 10 年内也基本居于上升趋势，且发展速度较快（中国心灵研究会，1931）。递至 1933 年，根据会长余萍客（2010）的描述，中国心灵研究会出版物已达 3000 余种，其中定期刊 3 种，书籍 60 余种，教授讲义 7 种……著者（余萍客）属笔的约 40 余种，另外培训学员多达 80000 余人。

这样浩大的规模，在当时的同类研究机构中，首屈一指。

固然，研究机构及其影响规模是衡量催眠人物催眠贡献的标志之一，但不应视为核心。核心应是催眠理论及其实践。否则，催眠影响将很可能昙花一现。当年麦斯麦及麦斯麦手法的影响足够大吧，但到今天，他与它几乎被历史遗忘，有时还成为不解真相的人们心中的完全巫术催眠人物与完全巫术催眠手法的代表。同样，李厄保与布雷德对待催眠理论的不同态度及其不同操作技术也在很大程度上决定了他们不同的催眠贡献。当然，有时候会存在这样一种情况，催眠理论与实践未必正确，甚至错误，但它们却有可能带来疗愈。理论及实践之后，判断催眠影响因子还包括科普、宣传和教育等。

中国催眠大师还有鲍芳洲，不妨来简单比较下他们三人。在催眠理论方面，三者似乎未有本质性差异，即未有代表性观点让人印象深刻，但若仔细比较起来，鲍芳洲的哲学思考与本土化解读稍深入一些（这是学者的优势，但并不必然），余萍客其次，陶成章在后。著作方面，虽然陶成章发表的催眠学讲义最早，但这只是他唯一的催眠著作。余萍客与鲍芳洲则著述不断。这与他们投入时间的长短有关。当催眠理念、理论等无较大差异时，催眠科普及其影响力便成为三人催眠贡献的重要分水岭。很显然，陶成章虽然最早建立催眠讲习所，但主要用于个人讲课之用，并无太多追随者，对专业领域的影响不及其他，而鲍芳洲的"华侨催眠术研究社"（后改名为"中国精神研究会"）虽然也有同样较大的影响，但在时间上落后余萍客的中国心灵研究会一年。在规模上，余萍客的中国心灵研究会当之无愧排在第一。

提纲挈领

余萍客认为，催眠术属于心灵科学的一部分，可用心灵说来阐释其原理。

心灵说分为新旧两种。旧的指灵魂活动，余萍客的心灵说属于新的。新旧两不相干。

按照余萍客的理解，心灵与精神，不为一体、不可混淆。精神是居于劳动的一方面，心灵是潜藏在静默的一方面。人们日常的动作，固然是被精神之力所驱使，但是指挥和操纵精神力的，还要依靠心灵（余萍客，2010）。那些灵能发展较好的，能成仙成佛、成大智成圣贤，因为他们不被环境物质所化、不受物欲所影响。在余萍客这里，精神相当于意识，而心灵相当于潜意识。当人们睡着后，精神（意识）算是休息了，但心灵（无意识）却还发挥着灵妙的作用，支配着身体器官的活动。

余萍客的这种解释，比其他灵学家们的"不可知论"更清晰。因为灵学家们的催眠状态是出于哲理的过程，无法将其中的奥妙简单地如物理那样全盘说出，只能以参悟的形式，坚定信仰，凭借个人信念去施行，才能丢不了他的利益（李声甫，1931）。

余萍客接着指出，心灵力也有深浅之分。

在浅度状态下，心灵力并不活跃，这时进行的催眠试验，往往容易失败，只有当心灵力逐渐活跃并达鼎盛时，催眠试验才能越发成功。但是，即便在深度状态下，心灵力也并非完全失去鉴别力。此时，如果施术者想要完全控制受术者，也非易事，因为心灵力并不盲从于那些无理的、重大妨害的暗示。即如果给予违背伦理道德的指令，受术者将会清醒（类似巴甫洛夫的警觉点）。

问题的关键就变成了：心灵力如何才能"十分发显"。

余萍客的回答是，通过催眠术。因为催眠术是一门高尚的、同自然科学一样、可以进行理化实验的精神科学；它的科学性早已被世界公认（中国心灵研究会，1916）。所以，想要发展心灵力，必须令精神静息，加以诱导的方法（即暗示），才使心灵力得到发展的机会，以完成催眠术的功用，这就是催眠术主要的理论了，而催眠的原理就应该认定最新的"心灵说"为主要的学理（余萍客，2010）。

从这里大致可以看出，余萍客在尝试融合中国传统文化，特别是儒释道等内容去构建自成一派的催眠体系，而暗示是这一体系的核心。余萍客将催眠术定义为：由施术者运用适于催眠的暗示及手段诱唤受术者的精神，呈现一种特殊的状态（余萍客，2010）。处于这种状态的人，平日里普通状态下的种种杂乱观念，通通沉静，受术者内心不仅毫无杂念而且完全放空，只与施术者保持特殊联系。在这种特殊状态下，适时给予暗示，效果将会比较明显，即便醒后的若干日里，也能够看出暗示影响的痕迹。所以，那能使人一时呈现这种精神的特殊状态的，即是催眠术（余萍客，2010）。

但余萍客（包括同时代的其他催眠研究者）似乎有点误解英文的"暗示（Suggestion）"。所谓暗示，主要指间接、不被知晓地或者朦朦胧胧地告知。比如告知 A，指向 B，目的在 B，过程是这样的：明示身体（A1）好，暗示神经系统（B）好起来，或者明示情绪（A2）好，暗示神经系统（B）跟着好起来等。从余萍客等人的催眠操作看，暗示基本等于直接告知，比如：

- 暗示身体康健，可以说"你的身体转强，全无病痛"；
- 暗示神经正常，可以说"你的精神充足，已痊愈"；
- 暗示抑郁消失，可以说"你的痛苦，已被催眠带走"，等等。

余萍客的暗示，显然不是"暗"示，乃明示，即 Suggestion 被理解成了跟"建议"差不多的意思。不过，即便如此，余萍客照样给暗示一个心灵科学角度的定义：暗示，是令催眠者精神统一和心灵发显的一种诱导力量（余萍客，2010）。这种诱导力量包括他发暗示、自发暗示、当时暗示、残续暗示、试验暗示和治疗暗示等。当然，它们也都是建立在暗示感受性基础上的。

那么，暗示怎么发生作用呢？

以洁癖好起来为例，余萍客认为暗示不仅影响被术者的神经系统和分泌系统，也影响其体温变化和血液循环，乃至身体的不自主状态，还影响心理层面的自然感觉、五官感觉、感情情欲、错觉幻觉、意志、记忆力、人格变换和心灵等。所以，治疗洁癖的常用方法，便是将被术者导入催眠状态，给予好起来的积极暗示即可。淫荡癖治疗，同理，虐待生物癖、懒癖、狼狈癖等，亦同理。除这些恶癖矫正外，余萍客还推出胃痛、肠炎、哮喘、阳痿、早漏、月经不调等催眠治疗。

余萍客的这些催眠术功能宣传反映了当时大部分人们心目中催眠术无所不能的预期。

- 1918 年 2 月 23 日，《申报》刊载大催眠学家章荫亭学士专门治疗医药难效之病癖，包括口吃、肺痨、花柳、梅毒、少年鸦片毒瘾、成人烟瘾、半身不遂、脚气，甚至癌症等。

- 1918 年 12 月 12 日，《大公报》刊载中国精神科学会直接教授催眠术。本次催眠术几乎包治百病。末了，还附上治疗地址：总会设在天津日界荣街新津里二号，支会设在保定王字街玄坛庙胡同。
- 1923 年第 26 期，"中国心灵学院"（中国心灵研究会下属机构）函授学员在毕业报告中声称催眠术能让烛香变铁条，让洋烛变雪糖，让白纸成钞票，还能透视物体，与过世祖母会面等。

此类宣传不胜枚举。余萍客对此的态度似乎表现得很矛盾：他认为"子不语怪力乱神"阻碍催眠发展，但他自己也有"卧游故乡、会晤远人、会见亡灵、物价升降卜占"等的自我催眠试验。可见，在整合西方科学催眠与中国传统文化方面，余萍客在立场上还不够坚定，在内容和形式方面也不够彻底。

余萍客对瞬间催眠也提出了自己的见解。瞬间催眠的时间长度一般控制在一拍手至一二分钟之间。如果受术者催眠感受性良好，那么只要喝一声，或再加丹田连喝两声"嘡"，即成。如果受术者略知催眠一二，那么可以事先说明催眠原理，然后左手托持后头、右手按压双眼，分秒实现。如果受术者不懂催眠，则必须大喝使其震惊，然后执电手灯直射其双眼。如果不成功的，需要多加尝试。

余萍客对不同气质类型者的催眠也提出看法。气质类型，源于体液区别。不同的体液对应不同的气质，古希腊医生希波克拉底将之分为：胆汁质、多血质、黏液质和抑郁质。我们假设以《西游记》师徒四人为样本，那么，催眠方法是这样的：对于孙悟空这类胆汁质者，余萍客认为可采用凝视催眠。不过，施术者首先自己要有信心，不能发怵。对于猪八戒这类多血质者，余萍客认为其性格开朗，但持续性较差，催眠时声响应较少，而且首先要安静其精神。对于沙和尚这类黏液质者，余萍客认为其灵活度不够，习惯于自制，因此随时可施以催眠。对于唐僧这类抑郁质者，余萍客认为可先讲道理，说通了，不必催眠，对方也容易进入催眠状态。

另外，余萍客还指出不能只按照字面意思去理解催眠，否则催眠就成了睡眠，这样就不能认识催眠术的真谛了。对此，他用形象的水冰比喻进行阐释：静水不扬波，冰也是不会扬波的；但水不扬波和冰不扬波的理由却不相同；然而，水之不扬波，是因没有诱发波浪兴起的风，倘使大风一来，波浪就涌起了；至于冰之不扬波，其理由是在冰的本身根本没有扬波的作用，并非没有风的缘故，即使吹起巨大的风，冰也不会成波；催眠譬如静水，睡眠是冰，前者是在"能为而不为"的状态，后者是在"不能为故不为"的状态（余萍客，2010）。这算是催眠与睡眠的区别。

末了，不妨听一听糅合祝由术和儒释道思想的催眠音乐：《催眠歌》，C调（余萍客，2010）。

催眠催眠·复催眠·君心其无·常悬悬……
古今神圣·收奇功·不外正心·与诚意……
除君痼疾·尤其余·治君劣性·亦复徐……
君其听我·施暗示·与参禅机·理一致……
催眠术外·无良媒·催眠术中·有奇趣……
我故歌兮·不厌长·慰君眠贴·休彷徨……
弱水三千·可飞渡·君身终到·仙蓬莱……
眠兮眠兮·众灵胞·心其快与·神明交。

当然，余萍客指出，为避免神道嫌疑或惹起误会，非到必要时不用催眠歌。读者如果自行脑补旋律，再把节奏打乱，或许会有几分现代乱语技术的味道。

余萍客催眠手法之惊鸿一瞥

• 催眠步骤。精神静息，心灵活跃，注意集中，排除杂念。

- 联想暗示，使观念连合逐次实现而形成催眠状态，或在此状态下进行残续暗示。
- 睡眠暗示，可于夜里熟睡时施予。
- 匠心独运，创业典范。

棋逢对手

抗日战争爆发后，中国心灵研究会迁往重庆，其他催眠机构或迁往其他地方，或就地解散。

催眠发展跌落谷底，从此一蹶不振。据说，余萍客后来辗转去了香港，不知所踪。

不知所踪的还有另位一位著名人物，他也是香山人，在催眠影响方面，堪与余萍客匹敌。

第二十章

鲍芳洲*：中国催眠巨擘

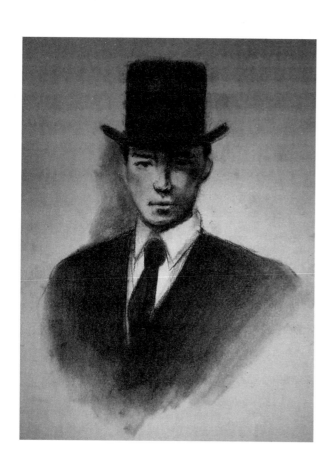

---

* 鲍芳洲（生卒不详），中国催眠巨擘。

鲍师祖

1918 年 4 月 10 日，浪奔浪流的上海滩。

著名媒体《时报》刊登一则引人注目的"函授催眠术"广告。

该广告宣称催眠术可以解决"精神之修养""身心之健康"，乃至"宇宙间一切奇奇妙妙不可思议之现象"。其中，也有众多名人为之背书。

刊登者乃"中国精神研究会"会长鲍芳洲，人称鲍师祖。按照当下所能找到的资料看，兼获精神学博士的鲍芳洲大概率是中国第一个催眠学博士。

博士有博士的思维，博士也有学者的风范，不仅著书立说、言传身教，培养的学生亦多有专业成就者，其中两位也很传奇。一位是出生于清末、现今依然健在的催眠大师徐鼎铭老先生，另外一位是传奇修行者、爱国佛学家、曾任美国佛教协会主席的陈健民。学生的传奇更增添老师的传奇。

遗憾的是，老师的生卒之年依然未知。本书作者曾拜访浙江图书馆古籍部，也曾向多位前辈请教，更让学生四下搜寻，依然不得其踪，遂作罢。对于本章的鲍芳洲肖像，也是历经多年后才被我的一个学生无意中发现。大概来说，鲍芳洲与余萍客等留日学生年纪相当。此虽无关大局，但多少留有遗憾。

今天，重读百年前的他，只能从其遗留的作品入手。这种方式的人物解读是最直接、也是最好的途径。本书催眠人物解读大都如此。

语重心长

鲍芳洲最初学习催眠这门"高尚学术"六个月后，以为大致了解了催眠为何物，但经过六七年专门研究后，似乎不得答案，乃"分解之问题，益见其多"。此或为谦虚之言，或为真诚之语。

从鲍芳洲著作及阐述来看，他的催眠体系毫无疑问是相对比较完善的，其中囊括了催眠定义、催眠历史、催眠原理、催眠状态、催眠鉴别、催眠关系、催眠方法以及催眠注意事项等。一般认为，高度凝练的催眠定义是催眠体系的核心，也是百年来两大催眠阵营争论的焦点：对它的认知，关系到催眠现象及其本质的认知。纵观鲍芳洲在这方面的努力，可以说是比较妥当的。

鲍芳洲（1916，1915）的催眠定义是这样的：暗示能行时，悉为催眠术；催眠术者使人之感受性强而易于感应暗示之方法也。

该定义首先强调暗示的重要性，其次强调感受性的重要性，因为"世岂有不感应催眠术者乎"（鲍芳洲，1916）。这两者的结合就是催眠术了。

接着，鲍芳洲认为这种与暗示高度相关的催眠术，与控制也是高度相关的。他（1915）说，催眠术为左右精神之术，而凡人为的事莫不依精神而发。如前所述，这一观点被包括中国催眠三子在内的当时大部分催眠研究者所默认，即便他们从实验或试验角度展开过为数不少的验证，但实验精神的不彻底（缺乏严谨设计、缺乏对照组等）以及长期以来封建糟粕的影响，特别是当时的降神附会流传甚广，使得他们或多或少相信催眠术与灵学及仙仙道道之间存在某种暂不为人知的联系。何况，催眠状态下产生的幻觉，本身具有较真实的体验感。当然，过分夸大的宣传也是一个重要推手。鲍芳洲用催眠深度的划分进一步表达了控制思想。催眠状态可分为浅睡、深睡、强直、睡游等阶段（鲍芳洲，1916）。程度越深，无念无想越明显。在"无念无想"状态下，受术者原则上不能自己思索，并不得支配其身（鲍芳洲，1915）。

催眠原理是鲍芳洲重点关注的内容。他将之分为哲学说和科学说。

对于哲学说，鲍芳洲提倡一元二面论。对于科学说，鲍芳洲认为包含生理说与心理说。其中，生理说主要指代脑少血说，而心理说则包含潜在精神说、联想作用说、暗示感应说和预期作用说。

哲学说是催眠原理的根基。在罗列其他哲学观点后，鲍芳洲认为它们虽各有要旨，但各有缺点，不能充分满足他的催眠思考，于是提出催眠之一元二面论：一言以蔽之曰，物心二者之间，不能认有因果关系（鲍芳洲，1915）。即物质与精神不是决定的关系，而是平行的关系。物质的过程与精神的过程，皆平行存在，决不相互制约为主眼，换言之，一切精神的过程必有物质的过程伴之而起，相与平行；一切物质的过程，亦必有精神的过程伴之而起相与平行（鲍芳洲，1915）。

如此一来，催眠现象似乎就能得到较好的解释。

那些常见的催眠现象自不必说。对于神乎其神的隔空看物（隔着数层木板看箱中物），按照鲍芳洲的逻辑，便是受术者的精神离开肉体从而看见，即"吾人之精神活动得离肉体活动而以其他物质为缘而存在（鲍芳洲，1915）"。

毫无疑问，与不彻底的实验精神一样，鲍芳洲的唯物观也表现得不够彻底。

哲学说之后是科学说。

科学说之一是生理说。生理说来自麦独孤（Mcdougall William，1871—1938）。麦独孤深受詹姆斯《心理学原理》的影响，崇尚以科学态度进行心灵和超心理学研究，因为"心理学的希腊词源，乃心灵与科学两个词组的组合（McDougall，1912）"。麦独孤认为处于催眠状态下的受术者，大脑中的血液会在一定程度上减少[1]，对此有三种方法可以判断：外部观察、脑波测量和催眠天平实验。其中，外部观察表现为受术者出现脸色苍白、冷汗、头痛、耳鸣、眩晕、失神和眼火闪发等外部症状；脑波测量表现为，受术者若进入越深的催眠状态，其脑波振幅越小，波形越规则，反之，受术者越清醒则波幅越大，波形也越不规则；催眠天平实验表现为，让受术者躺在催眠天平上，清醒时，天平平衡，进入催眠状态时，头部一端逐渐上抬，因为血液离开头部流向脚部，故天平失衡。

麦独孤的这三种方式，算是比较粗糙的验证，且与沙可的催眠病态说一样，当下的研究者已经不予讨论了。

科学说之二是心理说。心理说首推潜在精神说。按照此说逻辑，进入催眠状态后，受术者的显在精神消灭（抑制），而潜在精神则活动开来。相反，受术者清醒的时候，显在精神活跃，而潜在精神消灭（抑制）。有点催眠解离的味道。

---

[1] 麦独孤这一观点可能受布雷德等人影响。布雷德等人观察到催眠状态下的被催眠者出现血液流动加快、脉搏加速等现象，而当被催眠者从催眠状态中醒来的时候，他们的脉搏迅速恢复正常。

鲍芳洲比较赞同潜在精神说，认为此说能较为妥当地解释那些在催眠后难以回忆的心理现象，也能说明受术者在催眠状态下的种种神奇表现……能以潜在精神说解释之，皆得容易了然（鲍芳洲，1915）。

潜在精神说之后，则是联想作用说。鲍芳洲用耳熟能详的十八地狱为例：当被询问地狱状况如何，受术者绘声绘色描述道那里有烈火容颜的冥界阎王、龇牙咧嘴的犄角赤鬼、口裂至耳际的恐怖青鬼以及刀山血池、蒸笼铜柱等。对于催眠状态下的"手不能动"，鲍芳洲这样解释：虽然显在精神给予制止，但潜在精神能通暗示，继而加以联想，之后受术者想动也不能动了。同理，催眠状态下受术者对出现在面前的幽灵表现出凄凉悲惨状，亦为感觉与观念、运动、欲望等的联合。鲍芳洲认为联想作用说，对催眠"实有重大之价值"。

联想作用说之后，则是暗示感应说。鲍芳洲指出，这是来自南锡学派李厄保和伯恩海姆的高唱，属于人类的天然共性。若要催眠治疗头痛的，只要暗示头痛好起来即可，若要催眠治疗脚痛的，只要暗示脚痛好起来即可。当年大圣耶稣基督使的也是这种手法，暗示跛脚的好起来，他便好起来，告诉血漏的好起来，她也果然好起来。鲍芳洲还举了另一个生动的案例：一主人告诉一仆人，桶里装的是油漆（实际上是砂糖），结果散发出来的"恶气"让仆人出现漆毒小疹，但实情相告后，小疹很快消失。

最后一说是预期作用说。秋天深夜，思念丈夫的妻子，让家里的小狗踩踏落叶发出脚步声响，好催良人早点归来。鲍芳洲认为，盼望丈夫归来就是一种强烈的预期。在这种预期之下，妻子不仅容易进入催眠状态，而且容易出现良人归来的幻觉。换作平常时候的催眠与被催眠，也是如此。接着，鲍芳洲指出，需要区分预期与需求的差别。预期是催眠的动力，而需求则是催眠的妨害。那些病人所渴望治病的需求并不等于他们被治好的预期。所以，催眠时，应当追求预期，而非需求。

综上，利用单个观点去解释催眠现象，不够充分也未能尽兴，鲍芳洲认为最好是综合运用，且潜心研究，不争、不辩、不诽谤，因为"（施）术者之一言一语、一投一足皆不可无学理上之根据，若不知原理而漫然施术，危险实多（鲍芳洲，1915）"。

代表性人物及其代表性观点的归纳总结是一门学科发展的必需。从这一角度而言，以鲍芳洲为代表的早期中国催眠研究者在科学催眠体系创建方面起了一个很好的头。

再来看鲍芳洲关于催眠与睡眠的异同比较。鲍芳洲认为，两者相同点在于，催眠与睡眠皆无念无想，亦可视为大脑贫血。不同点在于，催眠状态下受术者不仅不觉疲劳，而且可接受暗示感应，而在睡眠状态下，受术者很疲劳，且对暗示不感应。另外，鲍芳洲还提出睡眠混入催眠与催眠混入睡眠法的鉴别方法等。

这里，我们能较为清晰地看到布雷德与南锡学派的身影，比如无念无想实际上就是"单一观念"的翻版，而催眠与睡眠之关系也与南锡学派相似。当然，这里似乎也有具身催眠的萌芽，比如，让受术者摆握拳之势则受术者将产生愤怒之感，而让受术者张口作喜悦状则受术者产生喜悦感等。

另外，鲍芳洲也十分重视催眠关系的处理。他所用的章节标题是"术者与被术者意思之联合拉卜"。依据上下文，这里的"拉卜"应为英文"Rapport"的直译，乃和谐之意。鲍芳洲强调施术者与受术者之间的关系融洽。"拉卜"还被重点标识。受术者为何只感应施术者的暗示，而不感应其他人的暗示？因为"拉卜"。这种"拉卜"，以感应暗示为原则，可以转让也可以泛化，并可随时取消。

另外，在催眠注意事项的其他方面，鲍芳洲例举催眠室布置，强调异性催眠时立会人（即证人，或第三者）的见证，要求施术者自重自尊、受术者信念坚定，以及催眠互动时应施予积极言语等。另外，鲍芳洲还提出鉴别催眠感受性高低之方法，常用如身体摇晃，以及如何提升感受性、认识感受性高低变化等。

面面俱到，苦口婆心。

最后，在署名为中国精神研究会发行的《催眠学函授讲义》最后一章，鲍芳洲依据催眠定义，提出了 61 种催眠方法，包括纯生理的接触、纯心理的干预，或者两者交叉的混合等，读者可自行翻阅。当然，这其中不乏变化多端的结指催眠法，比如催眠印、暗示手指印、精神统一印等，以及超自然之离抚法、心力法、隔地法、天眼通等。虽然唯心内容不少，但它们与中医、气功等民族特色相结合，在其所属的时代里发挥了本应有的作用。

鲍芳洲催眠手法之惊鸿一瞥

- 号令催眠法，语气语调很重要。
- 软硬催眠法，常先僵硬后舒展。
- 读书催眠法，可用报纸杂志等。
- 本土特色，学者风范。

新的起点

末了，回首中国催眠发展，虽古来有之，但直到清末民初才有系统性表述和专业化发展，除本书所述催眠三子，同期引领催眠高潮的催眠人物还有丁福保、唐新雨、庞靖、黄哲观和徐鼎铭等人，虽然他们的催眠思想也夹杂着超自然的精神灵学，但他们的贡献足以成为中国催眠发展史上的一盏明灯。

禅偈有言，千年暗室，一灯即明。

他们便是这一灯。

本书最后

不是所有的催眠人物都会被历史铭记。

参考文献

[1] 阿德勒.生活的科学 [M].苏克，周晓琪，译.北京：生活·读书·新知三联书店，1987.

[2] 艾伦伯格.发现无意识：动力精神医学的源流（第一册）[M].刘絮恺，等译.台北：远流出版事业股份有限公司，2004a.

[3] 艾伦伯格.发现无意识：理性主义动力精神医学（第二册）[M].刘絮恺，等译.台北：远流出版事业股份有限公司，2004b.

[4] 艾伦伯格.发现无意识：浪漫主义动力精神医学（第三册）[M].刘絮恺，等译.台北：远流出版事业股份有限公司，2004c.

[5] 艾伦伯格.发现无意识：新动力精神医学发展史（第四册）[M].刘絮恺，等译.台北：远流出版事业股份有限公司，2004d.

[6] 艾伦伯格.让内与阿德勒 [M].刘絮恺，等译，北京：世界图书出版公司北京公司，2015a.

[7] 艾伦伯格.弗洛伊德与荣格 [M].刘絮恺，等译，北京：世界图书出版公司北京公司，2015b.

[8] 波林.实验心理学史 [M].高觉敷，译.北京：商务印书馆，1982.

[9] Erickson M H, Rossi E L.催眠疗法：探索性案例集锦 [M].于收，译.北京：中国轻工业出版社，2015.

[10] Erickson M H, Rossi E L, Rossi S I.催眠实务：催眠诱导与间接暗示 [M].于收，译.北京：中国轻工业出版社，2015.

[11] Erickson M H, Rossi E L.体验催眠：催眠在心理治疗中的应用[M].于收，译.北京：中国轻工业出版社，2017.

[12] 芭芭拉·汉娜.猫、狗、马 [M].刘国彬，译.北京：东方出版社，1998a.

[13] 芭芭拉·汉娜.荣格的生活和工作：传记体回忆录 [M].李亦雄，译.北

京：东方出版社，1998b.

[14] 巴尔扎克.邦斯舅舅 [M].许钧，译.南京：译林出版社，2000.

[15] 巴甫洛夫.条件反射演讲集 [M].中国科学院心理研究室，译.北京：人民卫生出版社，1954.

[16] 巴甫洛夫.条件反射：动物高级神经活动 [M].周先庚，荆其诚，李美格，译.北京：北京大学出版社，2010.

[17] 巴甫洛夫.大脑两半球机能讲义 [M].戈绍龙，译.北京：北京大学出版社，2014.

[18] 鲍芳洲.催眠学函授讲义 [M].角丸欧文印刷所，1915.

[19] 鲍芳洲.催眠新法 [M].中华书局，1916.

[20] 贝蒂·艾瑞克森，齐尼.世界第一催眠大师——艾瑞克森 [M].吴秀洁，译.长沙：湖南人民出版社，2012.

[21] 伯恩海姆.暗示治疗学——催眠术的实质及其应用 [M].邱宏，译，天津：天津人民出版社，2012.

[22] 蔡克.跟大师学催眠——米尔顿·艾瑞克森治疗实录 [M].朱春林，等译.北京：化学工业出版社，2009.

[23] 蔡克.催眠大师艾瑞克森和他的催眠疗法 [M].陈厚恺，译.北京：化学工业出版社，2016.

[24] 车文博.弗洛伊德文集：癔症研究 [M].长春：长春出版社，2004.

[25] 车文博.弗洛伊德略传 [M].九州出版社，2014.

[26] 茨威格.精神疗法 [M].沈锡良，译.合肥：安徽文艺出版社，2000.

[27] 戴维·霍瑟萨尔，（中）郭本禹.心理学史（第 4 版）[M].郭本禹，魏宏波，朱兴国，等译，北京：人民邮电出版社，2011.

[28] 戴维·罗森.荣格之道 [M].申荷永，等译.北京：中国社会科学出版社，2003.

[29] 丹尼斯·布莱恩.爱因斯坦全传 [M].杨建邺，李香莲，译.北京：高等教育出版社，2008.

[30] 弗洛伊德.精神分析引论 [M].高觉敷，译.北京：商务印书馆，1984.

[31] 弗洛伊德. 弗洛伊德自传 [M]. 顾闻，译. 上海：上海人民出版社，
      1987.

[32] 弗洛伊德. 梦的解析 [M]. 丹宁，译. 北京：国际文化出版公司，1998.

[33] 弗洛伊德. 弗洛伊德自传 [M]. 廖运范译. 北京：东方出版社，2005.

[34] 郭祖仪，霍涌泉. 巴甫洛夫学说的逻辑漏洞和理论假设的片面性——
      从伦理学和现代神经科学看巴甫洛夫学说的终结 [J]. 自然辩证法研究，
      (05): 29-33, 2007.

[35] 杰弗瑞・芮夫. 荣格与炼金术 [M]. 廖世德，译，长沙：湖南人民出版社，
      2012.

[36] 杰・海利. 不寻常的治疗：催眠大师米尔顿・艾瑞克森的策略疗法 [M].
      苏晓波，焦玉梅，译. 台北：心灵工坊文化事业股份有限公司，2012.

[37] 荆其诚，傅小兰. 心・坐标：当代心理学大家 [M]. 北京：北京大学出
      版社，2009.

[38] 卡西亚诺夫等. 根据巴甫洛夫学说的观点看睡眠、梦和催眠 [M]. 余增
      寿，丁由，译. 北京：科学出版社，1954.

[39] 克莱尔・邓恩. 荣格传记 [M]. 王东东，宋小平，译. 西安：世界图书出
      版西安有限公司，2015.

[40] 库埃. 心理暗示力 [M]. 张艳华，译，北京：清华大学出版社，2016.

[41] 李北容，宋斌，申荷永. 积极想象的理解与应用 [J]. 心理科学进展，(4):
      608-615, 2012.

[42] 李声甫. 自己催眠的状态 [J]. 心灵文化（心灵创立二十年纪念号）：89,
      1931.

[43] 李欣. 中国灵学活动中的催眠术 [J]. 自然科学史研究，(01): 12-23, 2009.

[44] 林文彪. 陶成章赴日时间、次数考 [J]. 绍兴文理学院学报，(9): 24-27,
      2000.

[45] 刘望龄. 孙中山题词遗墨汇编 [M]. 武汉：华中师范大学出版社，2000.

[46] 骆大森，C. T. Morgan, R. A. King, N. M. Robinson. 希尔加德的意识分离
      理论 [J]. 心理科学通讯，(03): 49-50, 1983.

[47] 罗伯特·述恩顿.催眠术与法国启蒙运动的终结 [M].周小进，译，上海：华东师范出版社，2010.

[48] 罗森，艾瑞克森.催眠之声伴随你 [M].萧德兰，译.太原：希望出版社，2008.

[49] 乔治·米德.心灵、自我与社会 [M].赵月瑟，译.上海：上海译文出版社，1992.

[50] 荣格.回忆·梦·思考——荣格自传 [M].刘国彬，杨德友，译.辽宁：辽宁人民出版社，1988.

[51] 荣格.分析心理学的理论与实践 [M].成穷，王作虹，译.北京：生活·读书·新知三联书店，1991.

[52] 荣格.荣格文集第七卷：人、艺术与文学中的精神（帕拉塞尔苏斯）[M].北京：国际文化出版公司，2011.

[53] 桑迪拉纳.冒险的时代 [M].北京：光明日报出版社，1989.

[54] 申荷永.心理分析：理解与体验 [M].北京：生活·读书·新知三联书店，2004.

[55] 斯蒂芬·吉利根.艾瑞克森催眠治疗理论 [M].王峻，谭洪岗，吴薇莉，译.北京：世界图书出版公司，2007.

[56] 斯库斯.弗洛伊德与安娜·O[M].孙玲，张荣华，译.北京：中国轻工业出版社，2011.

[57] 孙时进.催眠和变更意识状态的探索与思考 [J].心理学探，(1): 60-62，1999.

[58] 陶成章.催眠学讲义.上海：商务印书馆，1917.

[59] 武晓艳，申荷永.荣格"积极想象"方法初探 [J].中国临床心理学杂志，17(06): 780-782, 2009.

[60] 希尔加德，阿特金森.心理学导论 [M].周先庚，等译.北京大学出版社，(6): 289-290, 1987.

[61] 萧灼基.恩格斯传 [M].北京：中国社会科学出版社，2008.

[62] 辛姆普肯斯.自我催眠术：激活你的大脑 [M].贾艳滨，王东，译.北京：

人民卫生出版社，2012.

[63] 杨足仪. 帕拉塞尔苏斯的宇宙观：文艺复兴时期合理的怪胎 [J]. 自然辩证法研究，(11): 15-21, 1994.

[64] 殷杰，张玉帅. 萨宾语境论心理学思想探析 [J]. 山西大学学报（哲学社会科学版），38(01): 132-137, 2015.

[65] 雅普克. 临床催眠实用教程 [M]. 高隽，译. 北京：中国轻工业出版社，2015.

[66] 余萍客. 催眠术与催眠疗法 [M]. 山西：山西科学技术出版社，2010.

[67] 约翰·克尔.. 危险方法：荣格、弗洛伊德和一个女病人的真实传奇 [M]. 成颢，译. 南京：译林出版社，2013.

[68] 张厚粲. 行为主义心理学 [M]. 杭州：浙江教育出版社，2003.

[69] 张伟诗. 催眠理论与实践 [M]. 北京：中国人民公安大学出版社，2018.

[70] 赵匡华编著. 化学通史 [M]. 北京：高等教育出版社，1990.

[71] 中国心灵研究会. 若入本会 [J]. 催眠术专门研究，(4): 54, 1916.

[72] 中国心灵研究会. 心灵学院历年学员人数比较成立一年至二十年 1911–1931[J]. 心灵文化，（心灵创立二十年纪念号）：1-14, 1931.

[73] 周雁翎. 帕拉塞尔苏斯：新科学运动的领袖与怪杰 [J]. 自然辩证法通讯，(05): 69-79, 1991.

[74] 周雁翎. 略论帕拉塞尔苏斯体系 [J]. 华中师范大学学报（研究生论文专辑），(S2): 3-43, 1990.

[75] 朱光潜. 朱光潜美学文集 [M]. 上海文艺出版社，1982.

[76] 朱光潜. 变态心理学派别 [M]. 商务印书馆，2015.

[77] Albert Moll. (1890). Hypnotism. LONDON: WALTER SCOTT.

[78] Alfred Binet. (1899). The Psychology of Reasoning: Based on Experimental Researches in Hypnotism. CHICAGO: THE OPEN COURT PUBLISHING COMPANY.

[79] Allen G. Debus. (1977), The Chemical Philosophy, Edinburg University Press.

[80] Alvarado C. S. (2009). Ambroise August Liébeault and Psychic Phenome-
      na[J]. American Journal of Clinical Hypnosis, 52(2): 111-121.

[81] Alvarado C S, Evrard R. (2013). Nineteenth Century Psychical Research in
      Mainstream Journals: The revue philosophique de la France et de l'Étrang-
      er[J]. Journal of Scientific Exploration, 27(4): 655-689.

[82] Ammons, R. B. (1962). Psychology of the scientist: IV. Passages from the
      Idea Books of Clark L. Hull. Perceptual and motor Skills.

[83] Anon. (1841). Mr. Braid's Lectures on Animal Magnetism-Extraordinary
      Scene at the Mechanics' Institution, The Manchester Times and Lancashire
      and Cheshire Examiner, No. 689, (Saturday, 11 December 1841), p. 3, col. D.

[84] Anon. (1842a). Mesmerism in Liverpool. Freeman's Journal and Daily Com-
      mercial Advertiser, (Thursday, 27 January 1842), p. 4, col. D.

[85] Anon. (1842b). Mr. Braid's Lecture on Neurypnology, The Manchester
      Guardian, No. 1375, (Wednesday, 16 March 1842), p. 4, col. D.

[86] Bachner-Melman R., Lichtenberg P. (2001). Freud's Relevance to Hypnosis:
      A Reevaluation[J]. American Journal of Clinical Hypnosis, 44(1): 37-50.

[87] Bailly J. S. (1784). Rapport Secret sur le Mesmérisme, in The Papers of
      Benjamin Franklin, the American Philosophical Society and Yale Universi-
      ty(unpublished volume).

[88] Barber, D. S. Calverley. (2011). Experimental studies in "Hypnotic"be-
      haviour: Suggested deafness evaluated by delayed auditory feedback[J].
      British Journal of Psychology, 55(4): 439-446.

[89] Barber, T. X., Glass, L. B. (1962). Significant factors in hypnotic behavior.
      Journal of Abnormal and Social Psychology, 64, 222-228.

[90] Barber, T. X., Calverley, D. S. (1964). Toward a theory of hypnotic behavior:
      Effects on suggestibility of task motivating instructions and attitudes toward
      hypnosis. Journal of Abnormal and Social Psychology, 67, 557-565.

[91] Barber T. X. (1975). Responding to "hypnotic suggestions": An introspective

report. American Journal of Clinical Hypnosis, 18, 6-22.

[92] Barber T. X., Dalal A. S., Calverley D. S. (1968). The Subjective Reports of Hypnotic Subjects[J]. American Journal of Clinical Hypnosis, 11(2): 74-88.

[93] Barber T. X. (1970). LSD, Marihuana, Yoga, and Hypnosis[M]. Aldine Publishing Company.

[94] Barber T X. (1971). Ascher L M, Mavroides M. Effects of practice on hypnotic suggestibility: a re-evaluation of Hull's postulates.[J]. American Journal of Clinical Hypnosis, 14(1): 48-53.

[95] Barber T. X. (1978). Hypnosis, suggestions, and psychosomatic phenomena: A new look from the standpoint of recent experimental studies. American Journal of Clinical Hypnosis, 21(1), 13-27.

[96] Bartolucci C , Lombardo G P. (2017). The Pioneering Work of Enrico Morselli (1852–1929) in Light of Modern Scientific Research on Hypnosis and Suggestion[J]. International Journal of Clinical and Experimental Hypnosis, 65(4): 398-428.

[97] Bernheim, H. (1885). L'hypnotisme chez les hystériques. Revue Philosophique de la France et de l'Étranger, 19, 311-316.

[98] Bernheim, H. (1888). De la Suggestion et de ses Applications à la Thérapeutique(2nd ed.). Paris: Octave Doin.

[99] Bernheim, H. (1889). Suggestive therapeutics: A treatise on the nature and uses of hypnotism. New York, NY: Putam.

[100] Bernheim H. (1916). De la suggestiÓn[About Suggestion]. Paris: AIbin Michel.

[101] Bernheim H. (1947). Suggestive Therapeutics-a treatise on the nature and uses of hypnotism, London Book Co. N. Y. (orig. 1889).

[102] Binswanger, L. (1958). The case of Ellen West. In R. May, E. Angel, & H. F. Ellenberger(Eds.), Existence: A new dimension in psychiatry and psychology. New York: Simon & Schuster.

[103] Bogousslavsky J , Walusinski O , Veyrunes D . (2009). Crime, Hysteria and Belle Époque Hypnotism: The Path Traced by Jean-Martin Charcot and Georges Gilles de la Tourette[J]. European Neurology, 62(4): 193-199.

[104] Braid, J. (1840). Lateral Curvature of the Spine-Strabismus [Letter to the Editor, written on 30 November 1840. The London Medical Gazette, Vol. 27, No. 680.

[105] Braid, J. (1843). Neurypnology; or, The Rationale of Nervous Sleep, Considered in Relation with Animal Magnetism, Illustrated by Numerous Cases of its Successful Application in the Relief and Cure of Disease, John Churchill, (London).

[106] Bramwell J. Milne. (1921). Hypnotism: Its History, Practice and Theory. LONDON: WILLIAM RIDER & SON, LTD.

[107] Burkhard P. (2005). Gassner's exorcism-not Mesmer's magnetism-is the real predecessor of morden hypnosis. Journal of Clinical and Experimental Hypnosis 53: 1-12.

[108] Carl I. (1952). HOVLAND. CLARK LEONARD HULL, 1884-1952[J]. Psychological Review, , 59(5): 347-350.

[109] Carpenter, W. B. (1853). Electro-Biology and Mesmerism. The Quarterly Review, Vol. 93, No. 186, pp. 501-557.

[110] Charcot J. M. (1887). leçons sur les maladies du système nerveux faites a la Salpêtrière, vol. 3. Paris: Bureau du Progrès Médical.

[111] Charcot J. M. (1890). Hypnotism and crime. Forum of New York, 9: 159-168.

[112] Charles Baudouin. (1921). Suggestion and Autosuggestion: A Psychological and Pedagogical Study Based upon the Investigations Made by the New Nancy School. New York: DODD, MEAD AND COMPANY.

[113] Chaves J. F., Sarbin T. R. (2005). In Memoriam: William C. Coe[J]. Journal of Clinical and Experimental Hypnosis, 53(3): 233-234.

[114] Chaves J. F. (2006). Theodore Xenophon Barber[J]. American Journal of Clinical Hypnosis, 48(4): 247-249.

[115] Cheek, D. B., LeCron, L. M. (1968). Clinical hypnotherapy. New York: Grune & Stratton.

[116] Chung M S., BS, Ko J M., Chamogeorgakis T. et al. (2013). The myth of the Bernheim syndrome[J]. Proc(Bayl Univ Med Cent), 26(4): 401-404.

[117] Crabtree A . (2019). 1784: The Marquis de Puységur and the psychological turn in the west[J]. Journal of the History of the Behavioral ences, 55(3). 199-215.

[118] David Hartman and Diane Zimberoff. (2013). Jung and Hypnotherapy. Journal of Heart-Centered Therapies, Vol. 16, No. 1, pp. 3-52.

[119] Debus Allen G. (1966), The English Paracelsians. Franklin Watts, Inc.

[120] Derek Forrest. (1999). The Evolution of Hypnotism: A Survey of Theory and Practice from Mesmer to the Present Day. Black Ace Books.

[121] Dinges D F, Whitehouse W G, Orne E C, et al. (1992). Evaluating hypnotic memory enhancement (hypermnesia and reminiscence) using multitrial forced recall[J]. Journal of Experimental Psychology Learning Memory & Cognition, 18(5): 1139-1147.

[122] DINGES D. F., KIHLSTROM J. F, MCCONKEY K. M(2017). IN MEMORIAM: Emily Carota Orne, 1938-2016[J]. Intl. Journal of Clinical and Experimental Hypnosis, 65(1): 1-3.

[123] Duveen, D. I., & Klickstein, H. S. (1955). Benjamin Franklin (1706–1790) and Antoine Laurent Lavoisier (1743–1794). Part II. Joint investigations. Annals of Science, 11, 271–302.

[124] Ellenberger, H. F. (1970). The discovery of the unconscious: The history and evolution of dynamic psychiatry. New York: Basic Books.

[125] Elman D. (1977). Hypnotherapy. Glendale CA: Westwood Publishing.

[126] Elwood, W. J. & Tuxford, A. F., J. (1984). Some Manchester Doctors: A

Biographical Collection to Mark the 150th Anniversary of the Manchester Medical Society, Manchester University Press, (Manchester).

[127] Erickson M. H., Rossi E. L., Rossi E. I. (1976). Hypnotic realities: the induction of clinical hypnosis and forms of indirect suggestion, Irvington Publ. Co., N. Y.

[128] Erika Fromm, Ronald E. Shor. (2009). Hypnosis: Developments in Rearch and New Perspectives. ALDINE TRANSACTION.

[129] Faria J. C. de. (1819). De la Cause du Sommeil Lucide, ou Etude de la Nature de l'Homme(On the action of lucid sleep, or a study of the nature of man). Paris: Horiac.

[130] Fletcher, G., (1929). James Braid of Manchester: An abstract of an address delivered to the History of Medicine Section at the Annual Meeting of the British Medical Association, Manchester. British Medical Journal, Vol. 2, No. 3590, pp. 776-777.

[131] Franklin, de Borey, Lavoisier, Bailley, Majault, Sallin, et al. (1784/2002). Secret report on mesmerism, or animal magnetism. International Journal of Clinical and Experimental Hypnosis, 50, 364–368.

[132] Franklin, B., Majault, le Roy, Salin, Bailly, J.-S., d'Arcet, et al. (1784/1997). The first scientific investigation of the paranormal ever conducted: Testing the claims of mesmerism: commissioned by King Louis XVI: designed, conducted, & written by Benjamin Franklin, Antoine Lavoisier, & others. [Translated by Salas, C., Salas, D.] Skeptic, 4, 66–83.

[133] Freud. S. (1910). Five Lecture on psychoanalysis. American Journal of Psychology 21(April), quoted by Chertok, 1979: 118-123.

[134] Freud, S. (1966). Preface to the Translation of Bernheim's De La Suggestion. In J. Strachey (Ed. and Trans.), The standard edition of the complete psychological works of Sigmund Freud (Vol. 1, pp. 71-85). London: Hogarth Press (Original work published in 1888).

[135] Freud, S. (1966). Review of August Forel's Hypnotism. In J. Strachey (Ed. and Trans.), The standard edition of the complete psychological works of Sigmund Freud (Vol. 1, pp. 91-102). London: Hogarth Press. (Original work published in 1889)

[136] Frischholz E. J. (2005). Remembering André Weitzenhoffer, Ph. D. American Journal of Clinical Hypnosis. (7). 48: 1, 5-27.

[137] Gantenbein U L. (2017). Poison and Its Dose: Paracelsus on Toxicology[J]. Toxicology in the Middle Ages and Renaissance, 1-10.

[138] Gary R. Elkins, Arreed F. Barabasz, James R. Council & David Spiegel. (2015). Advancing Research and Practice: The Revised APA Division 30 Definition of Hypnosis, International Journal of Clinical and Experimental Hypnosis, 63: 1, 1-9.

[139] Gezundhajt H. (2007). An evolution of the historical origins of hypnotism prior to the twentieth century: Between spirituality and subconscious[J]. Contemporary Hypnosis, 2007, 24(4): 178-194.

[140] Gravitz, Melvin A. (2004). The Historical Role of Hypnosis in the Theoretical Origins of Transference[J]. Int J Clin Exp Hypn, 52(2): 113-131.

[141] Guilloux C. (2008). The landscape of hypnosis in France in the twentieth century[J]. Contemporary Hypnosis, 25(1): 57-64.

[142] Haley J. (1967). Advanced Techniques of Hypnosis and Therapy. New York: Grune and Stratton.

[143] Haley J. (2015). An Interactional Explanation of Hypnosis[J]. Journal of Clinical and Experimental Hypnosis, 63(4): 422-443.

[144] Hartmann F. (1896). The Life of Philippus Theophrastus Bombast of Hohenheim(Known by the name of Paracelsus). KEGAN PAUL TRENCH TRÜBNER, London.

[145] Haule J. R. (1986). Pierre Janet And Dissociation: The First Transference Theory and Its Origins In Hypnosis[J]. American Journal of Clinical Hypno-

sis, 29(2): pp. 86-94.

[146] Havens R. A. (2003). The Wisdom of Milton H. Erickson. Crown House Publishing Ltd.

[147] Hilgard E. R. (1977). Didided consciousness: multiple controls in human thought and action. New York: Wiley.

[148] Hull, C. L. (1929). Quantitative methods of investigating waking suggestion. J. abnor. soc. Psychol., 24, 153-169.

[149] Hull, C. L. (1930). Quantitative methods of investigating hypnotic suggestion. J. abnor. soc. Psychol., 25, 200-223; 390-417.

[150] Hull, C. L. (1933). Hypnosis and suggestibility: an experimental approach, New York, Appleton Century.

[151] Hull, C. L. (1952). A History of Psychology in Autobiography. Worcester, MA: Clark University Press.

[152] INCE R. B. (1920). Franz Anton Mesmer: His life and Teaching. London: WILLIAM RIDER & SON, LTD.

[153] Janet P. (1930). Autobiography of Pierre Janet. History of Psychology in Autobiography of Pirrre Janet. First published in C Murchison(ed.). Republished by permission of Clark University Press, Worcester.

[154] Janet, P. (1968a). Report on some phenomena of somnambulism. Journal of the History of the Behavioral Sciences, 4, 124-131. (orig. 1886).

[155] Janet, P. (1968b). Second observation of sleep provoked from a distance and the mental suggestion during the somnambulistic state. Journal of the History of the Behavioral Sciences, 4, 258-267. (Original work published 1886).

[156] Janet P, Corson C R. (1901). The Mental State of Hystericals[M]. G P Putnam's Sons.

[157] Janet, P. (1976). Psychological Healing: A historical and clinical study. 2 vols. E.& C. Paul(Trans.). (Original work published in 1919).

[158] Jay Haley. (1985). Conversation with Milton H. Erickson, M. D. VOLUME 2,

Changing Couples[M]. Triangle Press.

[159] Jeffrey Masson. (2012). Against Therapy[M]. Ginny Glass and Untreed Reads.

[160] JOSEPH P. GREEN, ARREED F. BARABASZ, DEIRDRE BARRETT & GUY H. MONTGOMERY. (2005). Forging Ahead: The 2003 APA Division 30 Definition of Hypnosis, International Journal of Clinical and Experimental Hypnosis, 53: 3, 259-264.

[161] Jung C. (1907). The Psychology of Dementia Praecox. Halle: Carl Marhold.

[162] Jung C. (1913). The Theory of Psychoanalysis. Psychoanalytic Review. New York.

[163] Jung C. (1916). Some Crucial Points in Psychoanalysis: A Correspondence Between Dr. Loy. Collected Papers on Analytical Psychology. London.

[164] Jung C. (1939). Sigmund Freud: Ein Nachruf. Sonntagsblatt der Basler Nachrichten, XXXIII: 40.

[165] Jung C. (2014). The Collected Works of C. G. Jung: Complete Digital Edition. Princeton University Press.

[166] Karlin R A, Orne M T. (1996). Commentary on Borawick v. Shay: Hypnosis, social influence, incestuous child abuse, and satanic ritual abuse: The iatrogenic creation of horrific memories for the remote past.[J]. Cultic Studies Journal, 13(1): 42-94.

[167] Kihlstrom J. F. (2002). In memoriam: Ernest Ropiequet Hilgard, 1904-2001[J]. International Journal of Clinical & Experimental Hypnosis, 50(2): 95-103.

[168] Kluft, R. P. (2018b). Freud's rejection of hypnosis: Part Ⅰ :-The genesis of a rift. American Journal of Clinical Hypnosis, 60, 307-323.

[169] Kluft, R. P. (2018b). Freud's rejection of hypnosis: Part Ⅱ :-The genesis of a rift. American Journal of Clinical Hypnosis, 60, 324-347.

[170] Kluft, R. P. (2019). Freud's rejection of hypnosis: Perspectives Old and

New: Part Ⅲ of Ⅲ -Toward Healing the Rift: Enriching Both Hypnosis and Psychoanalysis. American Journal of Clinical Hypnosis, 61, 208-226.

[171] Kravis, N. M. (1988). James Braid's psychophysiology: a turning point in the history of dynamic psychiatry. Am J Psychiatry, 145(10), 1191-1206.

[172] Lafontaine, C. (1841). Animal Magnetism [Letter to the Editor]. The Times, No. 17742, (Friday, 6 August), p. 7, col. B.

[173] Lankton S. R., Lankton C. H. (1983). The Answer Within: A Clinical Framework of Ericksonian Hypnotherapy. New York: Bruner/Mazel. V.

[174] Lanska D J , Lanska J T . (2007). Franz Anton Mesmer and the Rise and Fall of Animal Magnetism: Dramatic Cures, Controversy, and Ultimately a Triumph for the Scientific Method[M]// Brain, Mind and Medicine: Essays in Eighteenth-Century Neuroscience.

[175] Lanska J T , Lanska D J . (2014). Mesmer, Franz[J]. Encyclopedia of the Neurological ences, 1106-1107.

[176] Laurence J. R., Perry C. (1983). Forensic Hypnosis in the Late Nineteenth Century, The International Journal of Clinical and Experimental Hypnosis, 31: 4, 266-283.

[177] Laurent Carrer. (2002). Ambroise-Auguste Liebeault: The Hypnological Legacy of a Secular Saint. College Station, TX: Virtualbookworm. com Piulishing.

[178] Lewis J. H., Sarbin T. R. (1943). Studies in Psychosomatics: Ⅰ. The Influence of Hypnotic Stimulation on Gastric Hunger Contractions[J]. Psychosomic Medicine, 5(2): 125-131.

[179] Liébeault, A. A. (1883). Étude sur le zoomagnétisme [Study of zoomagnetism]. Paris: GeorgesMasson.

[180] Liébeault, A. A. (1891). Suggestive therapeutics: Its mechanism: Various properties of induced sleep and analogous states. Paris: Octave Doin.

[181] Liébeault, A. A. (1895). Suggestions criminelles hypnotiques: Arguments et

faits à l'appui [Hypnotic criminal suggestions: Arguments and facts in their
support]. Revue de l'hypnotisme et de la psychologie physiologique.

[182] Liégeois, J. (1889). De la suggestion et du somnambulisme dans leurs rap-
ports avec la jurisprudence et la meìdecine leìgale [On suggestion and som-
nambulism in their relation with jurisprudence and legal medicine]. Paris:
Octave Doin.

[183] Ljubomir Radovancević. (2009). The tribute of the pioneer of hypnother-
apy—Franz Anton Mesmer, MD, PhD in the history of psychotherapy and
medicine[J]. Amha Acta Medico Historica Adriatica, 7(1): 49-60.

[184] Lockert O. (2001)Hypnose: Evolution Humaine, Qualité de Vie, Santé. Par-
is, France. IFHE.

[185] Maehle A. H. (2014). The power of suggestion: Albert Moll and the debate
on hypnosis[J]. History of Psychiatry, 25(1): 3-19.

[186] Marks R. W. (1947). The Story of Hypnotism. New York: Prentice-Hall.

[187] McDougall, W. (1912). Psychology, the Study of Behaviour[M]. New York,
Henry Holt and Company.

[188] Middleton P. (1978). A test of Sarbin's self-role congruency theory within a
role-playing therapy analogue situation.[J]. Journal of Clinical Psychology,
34(2): 505-511.

[189] Milton H. Erickson, Ernest L. Rossi, Sheila I. Rossi. (1976). Hypnotic Real-
ities: The Induction of Clinical Hypnosis and Forms of Indirect Suggestion.
New York: IRVGTON PUBLISHERS, Inc.

[190] Milton H. Erickson, Ernest L. Rossi. (1981). Experiencing Hypnosis: The
Rapeutic Approaches to Altered States. New York: IRVGTON PUBLISH-
ERS, Inc.

[191] Moll A. (1936). Ein Leben als Arzt der Seele. Erinnerungen. Dresden: Carl
Reissner Verlag.

[192] MORAND, J. S. (1889). Le magnétisme animal: Etude historitque et cri-

tique.[Animal magnetism: A critical and historical study.] Paris: Garnier et Frèhres.

[193] Myers, F. W. H. (1895). The subliminal self: Chapter IX: The relation of supernormal phenomena to time. Precognition. Proceedings of Society for Psychicala Research.

[194] Noemi Császár, Scholkmann, F. , Gabor Kapócs, & Istvan Bókkon. (2016). The "hidden observer" as the cognitive unconscious during hypnosis. Activitas Nervosa Superior, 58(3-4), 51-61.

[195] Oconnell D. N., Shor R. E., Orne M. T. (1970). Hypnotic age regression: An Eepirical and Methodological Analysis[J]. J Abnorm Psychol, 76(3): 1-32.

[196] O'Neil, J. (2018). Hypnosis and psychoanalysis: Undoing Freud's primal category mistake. American Journal of Clinical Hypnosis, 60, 262-278.

[197] Oon, Zhihao. (2008). A critical presentation of the life and work of Franz Anton Mesmer MD and its influence on the development of hypnosis.[J]. european journal of clinical hypnosis.

[198] Orne E C, Whitehouse W G, Dinges D F, et al. (1996). Memory liabilities associated with hypnosis: does low hypnotizability confer immunity?[J]. Int J Clin Exp Hypn, 44(4): 354-369.

[199] Orne. M. T. (1951). The mechanisms of hypnotic age regression: An experimental study [J] . Journal of Abnormal and Social Psychology, 46, 213-225.

[200] Orne M. T., Evans F. J. (1965). Social control in the psychological experiment: Antisocial behavior and hypnosis[J]. Journal of Personality and Social Psychology, 1(3): 189-200.

[201] Orne M. T. (1971). Can a hypnotized subject be compelled to carry out otherwise unacceptable behavior? a discussion[J]. International Journal of Clinical and Experimental Hypnosis, 101-117.

[202] Orne M. T. (1979). The use and misuse of hypnosis in court. [J] International Journal of Clinical and Experimental Hypnosis, 27, 311-341.

[203] Orne M. T, Dinges D. F., Orne E. C. (1984). On the differential diagnosis of multiple personality in the forensic context. International Journal of Clinical and Experimental Hypnosis, 32, 118-169.

[204] Page R. A. (1992). Clark Hull and his role in the study of hypnosis[J]. American Journal of Clinical Hypnosis, 34(3): 178-184.

[205] Pattie, F. A. (1994). Mesmer and animal magnetism: A chapter in the history of medicine. Hamilton, NY: Edmonston Publishing.

[206] Peter B. Bloom. (2000). Martin T. Orne, MD, PhD: A Celebration of Life and Friendship. American Journal of Clinical Hypnosis, 43(2): 103-104.

[207] Piechowski-Jozwiak B , Bogousslavsky J. (2014). Hypnosis and the Nancy quarrel.[J]. Frontiers of Neurology & Neuroence, 35: 56-64.

[208] Rossi E. L., Rossi K. L. (2008). The New Neuroscience of Psychotherapy, Therapeutic Hypnosis & Rehabilitation: A Creative Dialogue With Our Genes.

[209] Sarbin T R. (1950). Contributions to role-taking theory: I. Hypnotic behavior[J]. Psychological Review, 57(5): 255.

[210] Saul Marc Rosenfeld. (2008). A Critical History of Hypnotism. Xlibris Corporation.

[211] Scheibe K. E. (2006). In Memoriam: Theodore R. Sarbin[J]. International Journal of Clinical & Experimental Hypnosis, 54(4): 367-369.

[212] Scheibe K. E., Barrett F. J. (2017). The Storied Nature of Human: The Life and Work of Theodore R. Sarbin, Palgrave Macmillan.

[213] Sheehan P. W., Perry C. W. (1976). Methodologies of hypnosis: A Critical Appraisal of Contemporary Paradigms of Hypnosis. Routledge.

[214] Spanos N. P. (1991). A sociocognitive approach to hypnosis. In SJ Lynn, JW Rhue(eds). Theories of Hypnosis: Current Models and Perspectives. New York: Guilford.

[215] Spence K. W. (1952). Clark Leonard Hull, 1884-1952[J]. The American

Journal of Psychology, 65(4): 639-646.

[216] Tan S Y, Shigaki D, . (2007). Medicine in Stamps Jean-Martin Charcot (1825-1893): pathologist who shaped modern neurology [J]. Singapore Med J , 48 (5): 383-384.

[217] Triplet R. G. (1982). The relationship of Clark L. Hull's hypnosis research to his later learning theory: the continuity of his life's work.[J]. Journal of the History of the Behavioral Sciences, 18(1): 22-31.

[218] Tuckey C. L. (1921). Treatment by Hypnotism and Suggestion or, Psycho-therapeutics. Baillière, Tindall and Cox, London. (orig. 1889).

[219] van Renterghem A. W. (1898). Liébeault en zijne School. Amsterdam: Van Rossen.

[220] Vincent Di Stefano DO. (1994). PARACELSUS: Light of Europe[J]. The Australian Journal of Medical Herbalism, 1994, 6, p. 33-36.

[221] Völgyesi, F. A. (1966). Hypnosis Of Man And Animals. London: Baillière, Tindall & Cassell.

[222] Waite, A. E. (1899). Braid on Hypnotism: Neurypnology. A new Edition, Edited with an Introduction, Biographical and Bibliographical, Embodying the Author's Later Views and Further Evidence on the Subject by Arthur Edward Waite, London: George Redway.

[223] Waite A. E. (1967), The Hermetic and Alchemical Writings of "Paracelsus"the Great, vol. 2. (Reprint: Kila, MT: Kessinger, n. d.).

[224] Weeks A. (2008). Paracelus(Theophrastus Bombastus von Hohenheim, 1493-1541). Massachusetts, Boston.

[225] Weitzenhoffer A. M. (1957). General Techniques of Hypnotism. New York: Grune and Stratton.

[226] Weitzenhoffer A. M. (1989). The Practice of Hyonotism. New York: Wiley-Interscience.

[227] Weyant, R. G. (1980). Protoscience, Pseudoscience. Metaphors and Animal

Magnetism, pp. 77-114 in Hanen, M. P., Osler, M. J. & Weyant, R. G. (eds), Science, Pseudo-Science and Society, Wilfrid Laurier University Press.

[228] William C. Coe, Theodore R. Sarbin. (1977). Hypnosis from The Standpoint of A Contexualist[J]. Annals of New York Academy of Sciences, 296(10): 2-13.

[229] William C. Coe. (2009). Hypnosis as Role Enactment: The Role Demand Variable[J]. American Journal of Clinical Hypnosis, 51(4): 395-398.

[230] Williams G. W. (1953). Clark l. hull and his work on hypnosis[J]. International Journal of Clinical & Experimental Hypnosis, 1(2): 1-3.

[231] Yapko M. (1990)."How I Became Ernie Rossi"An Interview with Ernest Rossi, Ph. D. The 10th Anniversary of the Milton H. Erickson Foundation, Erickson Newsletter: 1990, Vol. 10(2). p. 1-12.

[232] Yeates L. B. (2013). James Braid: Surgeon, Gentleman Scientist, and Hypnotist[D]. University of New South Wales, Sydney Australia.

[233] Zeig J. K. (1985). Experiencing Erickson: An Introduction to the Man and His Work. New York: Brunner/Mazel.

[234] Zeig, J. K., Munion W. M. (1999). Milton H Erickson. SAGE Publications.